基层眼科临床基础与适宜技术指南

名誉主编 ◎ 迟 玮
主　编 ◎ 张少冲　于 莉

科学技术文献出版社
SCIENTIFIC AND TECHNICAL DOCUMENTATION PRESS
·北京·

图书在版编目（CIP）数据

基层眼科临床基础与适宜技术指南 / 张少冲，于莉主编． -- 北京 ： 科学技术文献出版社，2024.12.
ISBN 978-7-5235-2156-4

Ⅰ．R771-62

中国国家版本馆 CIP 数据核字第 2025CL8079 号

基层眼科临床基础与适宜技术指南

策划编辑：蔡 霞　　责任编辑：蔡 霞　　责任校对：彭 玉　　责任出版：张志平

出 版 者	科学技术文献出版社
地　　　址	北京市复兴路15号　邮编 100038
编 务 部	（010）58882938，58882087（传真）
发 行 部	（010）58882868，58882870（传真）
邮 购 部	（010）58882873
官 方 网 址	www.stdp.com.cn
发 行 者	科学技术文献出版社发行　全国各地新华书店经销
印 刷 者	北京地大彩印有限公司
版　　　次	2024 年 12 月第 1 版　2024 年 12 月第 1 次印刷
开　　　本	787×1092　1/16
字　　　数	547千
印　　　张	22.25
书　　　号	ISBN 978-7-5235-2156-4
定　　　价	189.00元

版权所有　违法必究

购买本社图书，凡字迹不清、缺页、倒页、脱页者，本社发行部负责调换

编委会

名誉主编 迟 玮

主　　编 张少冲　于　莉

副 主 编 汪建涛　刘美洲　张国明

秘　　书 罗　灏

编　　委（按姓氏笔画排序）

于　莉　王　媛　王亚萍　方　冬　龙　文
叶　琳　申晓丽　田汝银　伍小芳　刘　军
刘劲超　孙良南　牟敬锋　李　藁　李柏军
杨美娜　宋少刚　张　沛　张贵宁　张艳玲
陈　胜　陈　静　陈青山　郑　磊　秦　磊
窦晓燕　廖海兰　黎　明

主编简介

张少冲

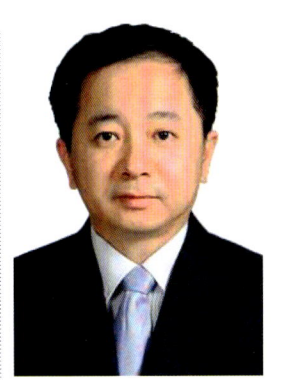

教授，主任医师，深圳市眼科医院（南方医科大学深圳眼科医学中心）原院长，博士研究生导师。中国医师协会眼科医师分会眼底病学组委员，广东省医学会眼科学分会副主任委员，广东省医师协会眼科医师分会副主任委员，深圳市医学会眼科专业委员会主任委员。中央保健会诊专家，哥伦比亚大学眼科研究所访问学者。《中华眼底病杂志》《中华实验眼科杂志》、Asia-Pacific Journal of Ophthalmology 编委，Advances in Therapy、GRAEF ARCH CLIN EXP 等特约审稿专家，Frontiers in Medicine 专刊客座编辑。

从事眼科临床、教学、科研工作40年，在国内率先使用微创玻璃体视网膜手术、非接触广角成像系统治疗视网膜疾病，并率先用360°视网膜切开术治疗重症年龄相关性黄斑变性、息肉状脉络膜血管病变等相关视网膜下出血。荣获全国眼底病会议手术视频比赛第一名。先后主持参与国家、省、市各级科研项目10余项；参与发表科技论文150余篇，其中SCI收录论文60余篇，近5年作为第一作者或通讯作者被SCI收录论文46篇；获授权国家专利9项。

研究成果获教育部提名国家科学技术进步奖一等奖、二等奖，以及广东省科学技术奖二等奖（第一完成人）、中华医学科技奖一等奖；2021年亚太眼科学会杰出防盲服务奖；2022年深圳市最美科技工作者；九三学社中央2021—2022年社会服务先进个人；2023年广东省五一劳动奖章；2024年国务院政府特殊津贴。

主编简介

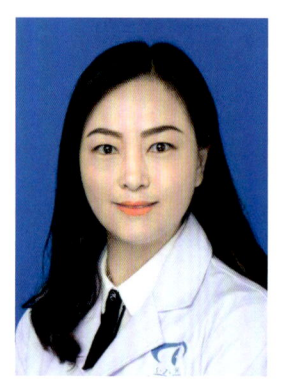

于莉

医学博士，深圳市眼科医院（南方医科大学深圳眼科医学中心）角膜病与眼表疾病科主任医师，深圳大学硕士研究生导师，美国亚利桑那大学眼视觉科学系访问学者。从事角膜与眼表病专科工作10余年，任深圳市眼科医院（南方医科大学深圳眼科医学中心）对外合作办主任，深圳市医防融合眼科学项目负责人，深圳市医师协会眼科医师分会常务理事、深圳市医学会显微外科学分会专业委员会委员，广东省医疗行业协会眼科学管理分会委员，《中华眼外伤职业眼病杂志》编委。发表SCI收录论文20余篇，主持省、市级科研项目6项，获授权国家专利13项，出版眼科专著5部。擅长干眼症、角膜及眼表病的诊治。

序 言

《基层眼科临床基础与适宜技术指南》（以下简称"《指南》"）的正式面世，是我们深圳市社区健康服务机构（以下简称"社康"）眼科医师的一大喜讯！

近年来，随着公众健康意识的提升和医疗技术的迅猛发展，眼科疾病的预防和治疗逐渐受到社会各界的广泛关注。为此，深圳市眼科医院牵头推进深圳市卫生健康委员会的"深圳市医防融合"眼科学项目。作为该项目的专业顾问、协助单位深圳市视光学会的会长，我见证了该项目在深圳市眼科医院张少冲院长鼎力支持下，由分管副院长刘美洲亲自带领项目组成员，走访了深圳市各社康，深入调查，了解其需求和痛点，整合了市区级医疗资源，构建了一个以医防融合为核心的眼科项目平台，将先进的眼科诊疗技术和临床经验引入基层，编制了《深圳市医防融合项目工作手册》，开展了一系列的眼科专业培训课程，继而制订了《指南》，为社康提供了眼科专业技术的支持和业务指导。本书的出版将有力推动深圳市基层眼科诊疗服务体系的完善，从而为广大市民带来更加优质、高效、便捷的眼科医疗服务！在此，我要为该项目工作组成员忘我的辛勤付出点赞！

《指南》共15章。其编写的主要目的是为社区基层医务人员提供有关常见眼病诊疗的常规、社区适宜眼科技术及眼科常用设备操作规范的权威指导，为社区基层眼科诊疗工作提供统一的标准性指导，为后续分级诊疗工作奠定坚实基础。值得一提的是，《指南》在编写过程中充分结合了"深圳市医防融合"眼科学项目的实践经验，兼具实用性和前瞻性；同时，注重理论与实践相结合，使读者能够更加直观地理解和掌握眼科技术的要点和精髓。

《指南》内容丰富、实用性强。我们从最常见的眼科疾病入手，结合实际案例和临床经验，为基层医务工作者提供了详细的诊断和治疗流程，并给出了科学合理的治疗建议。无论是眼部常见病还是疑难病症，无论是常规检查还是特殊检查，本指南都能为基层医务工作者提供必要的帮助和指导，帮助他们更加准确地诊断和治疗眼科疾病，保障患者的视力健康。

在编写本《指南》时，我们遵循了严谨、权威、实用的原则，多次邀请了眼科领域的大批专家和学者，针对社区基层的特点和需求进行了深入的研究和讨论，让该指南更加接地气。我相信这本《指南》将成为基层医务工作者实用、可靠、有参考价值的工具书，为他们的工作提供有力支持和指导。

在此，我要向参与本指南编写和审阅工作的专家、学者表示衷心的感谢。正是他们的辛勤付出和专业素养，才使得本指南具备了高度的可靠性和实用性。

最后，我们期待广大基层医务工作者在该指南的加持下不断提高自身眼科诊治水平，为保障患者的视力健康贡献自己的力量。让我们携手努力，共同推动基层眼科技术在深圳市乃至全国的广泛应用，人们的健康优质生活未来可期！

廖素华

深圳市视光学会会长

前 言

眼健康是国民健康的重要组成部分，涉及全年龄段人群的生命周期。《基层眼科临床基础与适宜技术指南》（以下简称"《指南》"）以习近平新时代中国特色社会主义思想为指导，深入贯彻以人民健康为中心的发展理念，依据《"健康中国2030"规划纲要》《"十四五"全国眼健康规划（2021—2025年）》的相关要求，致力于推动基层眼健康事业的高质量发展。在深圳市委、市政府的统筹领导下，深圳坚持医防协同、医防融合的战略布局，以深圳市眼科医院作为眼科重大疾病防治中心，充分发挥各医疗机构眼科的临床技术支撑作用，结合社康眼科健康管理平台功能，不断完善眼科疾病防治体系。《指南》的制订，旨在建立一套基层眼科技术标准和操作规范，同时构建眼疾病防控大数据平台，形成健康促进、预防保健、临床诊疗、康复管理的闭环管理体系。通过这一系列的举措，我们逐步形成有特色的眼科疾病医防融合的"深圳模式"。

现代医学眼科发展迅速，疾病种类繁多，症状复杂多变，对医师的诊疗技能提出了更高要求。因此，提高全科医师对眼科疾病的诊疗能力，加强其在眼病精准筛查和基层适宜眼科技术推广应用方面的能力，显得尤为重要。《指南》的出版，正是为了满足这一迫切需求。其也是深圳市医防融合全科医师眼科亚专长培训的指导用书。《指南》以基层眼科医疗服务为核心，结合现代眼科学的最新研究成果和临床实践经验，系统阐述了眼科疾病的临床基础理论、常用眼科设备实操、基层适宜眼科技术开展，以及眼健康漫画科普等。通过学习和应用本指南，全科医师能够进一步提升对眼科疾病的认识和理解，提高诊断的准确性和治疗的有效性，为患者提供更为精准、高效的眼病筛查，以及转诊和管理服务。同时，《指南》也有助于全科医师提升临床思维和解决问题的能力，为其职业发展创造更多机遇和空间。

随着社会的快速发展和人口老龄化趋势的加剧，眼科疾病的发病率逐年上升，已成为影响人民健康和生活质量的重要因素。基层医疗卫生机构作为医疗服务体系的重要组成部分，承担着为广大患者提供基本医疗服务的重任。因此，加强基层眼科医疗服务能力建设，关注社康"一老一小"眼健康，提高全科医师对眼科疾病的诊疗水平，已成为当前医疗卫生事业发展的重要任务。

总之，《指南》的出版和推广，对于提升基层眼科医疗服务水平、推动眼科医学事业的发展具有深远意义。我们期待通过这一指南的广泛应用，为更多全科医师提供眼科理论支持，为基层眼健康事业发展做出更大贡献。

张少冲
深圳市眼科医院

目 录

第一章　基础知识 1

第一节　眼的解剖和生理 1
第二节　视功能及眼部检查 37
第三节　常用眼科设备使用 50

第二章　常见角结膜眼表疾病的防治 65

第一节　常见结膜病 65
第二节　常见感染性角膜病 73
第三节　常见非感染性角膜病 78
第四节　干眼症 88

第三章　常见眼睑与泪器疾病的防治 92

第一节　眼睑疾病的防治 92
第二节　泪器疾病 103

第四章　视网膜眼底病的防治 109

第一节　玻璃体液化、后脱离与混浊 109
第二节　玻璃体积血 112
第三节　玻璃体变性 113
第四节　增生性玻璃体视网膜病变 114
第五节　玻璃体先天性异常 115
第六节　视网膜血管性疾病 117
第七节　黄斑病 136

第八节　视网膜脱离 146
  第九节　视网膜及脉络膜变性疾病 148
  第十节　视网膜脉络膜肿瘤 151

第五章　青光眼的防治 156

  第一节　可疑青光眼及青光眼排除检查 156
  第二节　原发性开角型青光眼 158
  第三节　正常眼压性青光眼 159
  第四节　高眼压症 161
  第五节　原发性急性闭角型青光眼 162
  第六节　继发性青光眼 165

第六章　小儿眼病的防治 168

  第一节　婴幼儿视力评估 168
  第二节　屈光不正 174
  第三节　弱视 180
  第四节　斜视 183
  第五节　眼球震颤 194

第七章　全身疾病相关眼病的防治 198

  第一节　甲状腺相关性眼病 198
  第二节　眼睑带状疱疹 200
  第三节　全身免疫异常相关疾病 201

第八章　眼外伤与眼科急重症的紧急救治与转诊 205

  第一节　眼球穿通伤 206
  第二节　角膜异物 209
  第三节　眼内异物 211
  第四节　眼眶异物 212
  第五节　眼睑裂伤 213
  第六节　结膜裂伤 214

第七节　泪道裂伤 215

第八节　眼球挫伤 216

第九节　眼爆炸伤 219

第十节　眼眶骨折 220

第十一节　化学性眼外伤 221

第十二节　热烧伤（烫伤）..222

第十三节　电光性眼炎 223

第九章　基层适宜青少年近视防控技术 225

第一节　近视的发生与发展 225

第二节　近视防治技术 228

第三节　基层眼视光的建立 239

第四节　近视防控初筛、复诊、转诊流程的深圳模式 242

第十章　基层适宜中医眼科技术 246

第一节　适宜中医眼科技术 246

第二节　适宜中医眼科技术操作规范 246

第十一章　基层适宜眼科护理技术 259

第一节　视力检查操作 259

第二节　滴眼药水、涂眼药膏技术 264

第三节　眼部绷带包扎技术 267

第四节　结膜囊冲洗术 269

第五节　倒睫拔除术 271

第六节　泪道冲洗技术 272

第七节　泪道探通术 274

第八节　眼部注射技术 276

第九节　结膜缝线拆除术 279

第十节　睑结膜结石剔除术 280

第十一节　浅层角膜异物剔除术 282

第十二节　泪液分泌试验 284

第十三节　眼压检查操作 285

第十二章　人工智能辅助慢性、致盲性眼底病筛查技术　289

　　第一节　社区筛查常见视网膜疾病　289
　　第二节　常用眼底检查技术　297
　　第三节　人工智能辅助眼底检查结果解读　300
　　第四节　人工智能辅助社区眼底疾病初筛、复诊、转诊流程（深圳模式）　302

第十三章　基层适宜干眼症防治技术　304

　　第一节　眼睑缘清洁　304
　　第二节　睑板腺按摩　305
　　第三节　强脉冲光治疗　307
　　第四节　睑板腺热脉动治疗　308

第十四章　社区眼科用药指南　311

　　第一节　抗感染药物　311
　　第二节　眼用抗炎药　314
　　第三节　散瞳药和睫状肌麻痹药　316
　　第四节　干眼症治疗药物　317
　　第五节　青光眼治疗药物　317
　　第六节　白内障治疗药物　319
　　第七节　抗变态反应药　319
　　第八节　抗疲劳及防止青少年假性近视　319
　　第九节　局部麻醉药　320
　　第十节　眼科专科全身用药　321
　　第十一节　眼用制剂使用注意事项　323
　　第十二节　药品禁忌证清单　324

第十五章　眼健康漫画科普　325

参考文献　340

第一章 基础知识

第一节 眼的解剖和生理

眼作为一个与人体其他器官具有相似性的生物学器官，由眼球、视路和眼附属器3个部分组成。同时，眼球又是一个具有光学特性的光学器官，它接受外界光线的适宜刺激，将视觉冲动经视路向视皮质传递，完成视觉功能，类似一部精密的照相机，但其功能远比照相机复杂。在学习眼的解剖和生理时，既要清楚眼的生物学特性，也要掌握眼的光学特性（图1-1-1）。

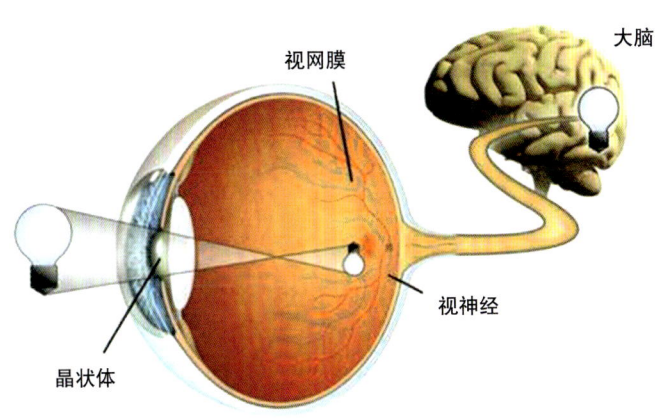

图1-1-1 眼的生物学与光学特性

眼球

眼球近似球形，其前面 1/6 是透明的角膜，其后面 5/6 是乳白色的巩膜，后面有视神经与颅内视路及视觉中枢连接。正常眼球前后径出生时约为 16 mm，3 岁时可达 23 mm，成年时为 24 mm，垂直径较水平径略短。

眼球位于眼眶前部，借眶筋膜、韧带与眶壁联系，周围有眶脂肪衬垫，其前面受眼睑保护，后部受眶骨壁保护。

眼球向前方平视时，一般突出于外侧眶缘 12～14 mm，受人种、颅骨发育和眼屈光状态等因素的影响，但两眼球突出度相差通常不超过 2 mm。眼球由眼球壁和眼球内容物两部分组成（图 1-1-2）。

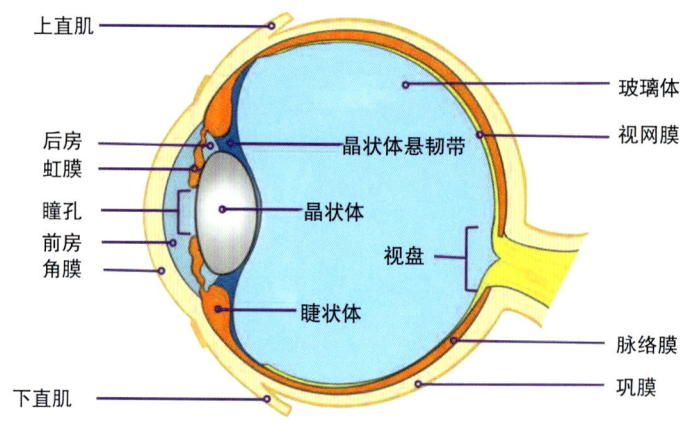

图 1-1-2　眼球矢状面

（一）眼球壁

眼球壁分为 3 层：外层为纤维膜，由角膜、巩膜及两者移行处的角膜缘构成，为坚韧致密的纤维组织；中层为葡萄膜（因颜色近似紫色而得名），因富含色素和血管，又称色素膜、血管膜，从前到后由虹膜、睫状体及脉络膜构成；内层为视网膜，是一层透明的薄膜。

1. 角膜

（1）角膜的解剖学结构

角膜位于眼球前部中央，构成眼球壁外层的前 1/6 部分，组织透明。从眼球正面看，角膜前表面为凸面，由于其上下方被球结膜遮盖，外观略呈横椭圆形，其直径因人而异，水平径为 11.5～12.0 mm，垂直径为 10.5～11.0 mm，角膜直径 < 10 mm 或 > 13 mm 者为异常；从眼球内面看，角膜后表面为凹面，呈正圆形，其直径约为 11.7 mm。角膜的厚度各部分不同，中央部厚度为 0.50～0.57 mm，周边部厚度约 1.00 mm（图 1-1-3）。角膜曲率各部分不相同，中央瞳孔区直径 3 mm 的圆形区可视为球形，称为光学区，各点的曲率半径差距很小，而中央区以外的角膜各点曲率半径不等。角膜前表面的曲率半径水平方向约为 7.8 mm，垂直方向约为 7.7 mm，后表面的曲率半径约为 6.8 mm。角膜垂直方向的曲率多较水平方向大。角膜是人眼主要的屈光间质，所占眼球总屈光力比率最高，约为 70%。角膜前表面的屈光力为 +48.80 D，后表面为 –5.80 D，总屈光力为 +43.00 D。改变角膜前表面曲率可以改变眼的屈光力，达到矫正屈光不正的目的，故临床上的屈光手术常以角膜作为手术部位。角膜的折射率为 1.337，其前方是折射率为 1.000 的空气，后方是折射率为 1.336 的房水，这是角膜产生很大屈光力的原因。

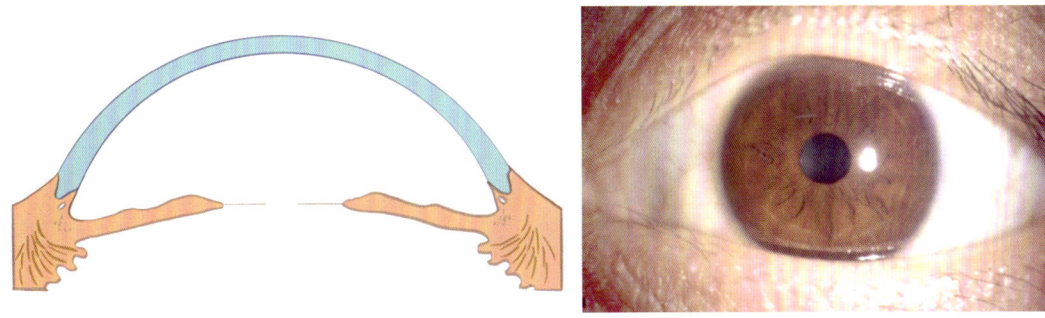

图 1-1-3　角膜的结构

（2）角膜的组织学结构

角膜从前到后分为 5 层，即上皮细胞层、前弹力层、基质层、后弹力层及内皮细胞层（图 1-1-4）。

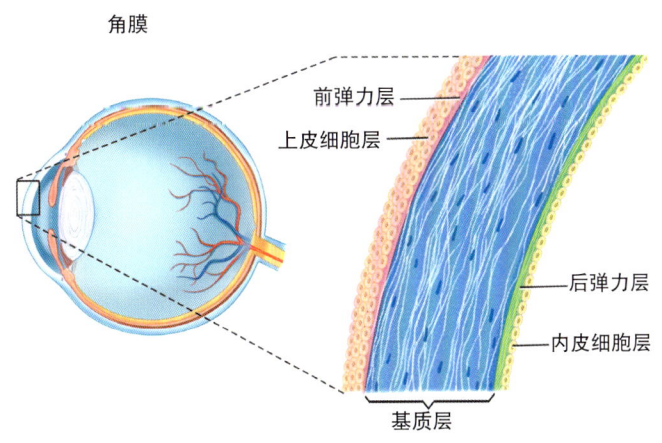

图 1-1-4　角膜的组织结构

上皮细胞层：角膜上皮细胞层厚 50 μm，由 5～6 层复层鳞状上皮细胞组成，在解剖学上与角膜缘上皮及结膜上皮相连续，但角膜上皮细胞来源于角膜缘上皮细胞。相邻的上皮细胞通过桥粒结构紧密连接，对细菌有较强的抵抗力，发挥上皮的屏障作用，且无角化，对维持角膜透明性起重要作用（图1-1-5）。角膜上皮细胞具有很强的再生能力，故一些小的缺损区在24小时内即可愈合，且愈合后一般不留下瘢痕。但如基底膜受到破坏，新生上皮会因无基底膜附着而容易脱落。临床上可表现为反复性上皮糜烂。角膜上皮细胞层的感觉神经纤维末梢分布十分丰富，故感觉很敏锐，这对角膜的防御反应有重要意义。

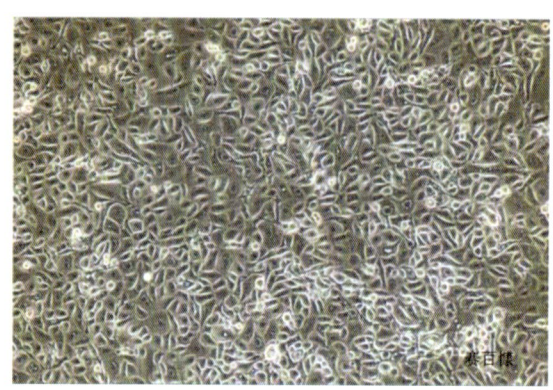

图1-1-5　角膜上皮细胞

前弹力层：是一层透明均质薄膜，不含细胞，厚度为8～12μm，是角膜浅基质层特殊分化的一部分，由一些胶原纤维互相交织构成，而非真正的弹力膜。前弹力层位于角膜上皮细胞基底膜之下，深层与基质层牢固连接，四周延伸至角膜缘终止。前弹力层对机械性损伤具有较强的抵抗力，而对化学性物质的抵抗力较弱。正常角膜上皮和前弹力层构成防护屏障，对阻止致病因素进入角膜深层起到一定的保护作用。此层一旦被损坏，损坏部分不能再生，愈合时即由不透明的瘢痕组织代替。

基质层：是角膜各层中最厚的一层，占整个角膜厚度的90%左右，由胶原纤维、角膜细胞和细胞外基质构成。200～250层胶原纤维结构组成了角膜板层，胶原纤维的走行方向均相同，与角膜表面平行，整齐重叠排列，且屈光指数相同。浅1/3实质层的纤维板层排列稍乱，深2/3实质层的胶原纤维排列一致，故临床上板层分离时较容易剥离（图1-1-6）。角膜细胞外基质主要由胶原和氨基葡聚糖构成。基质具有较强的亲水作用，可使胶原纤维互相黏合，有助于保持角膜实质层的透明性。若间质水肿，角膜将产生混浊。实质层损伤后不能再生，由瘢痕组织代替。

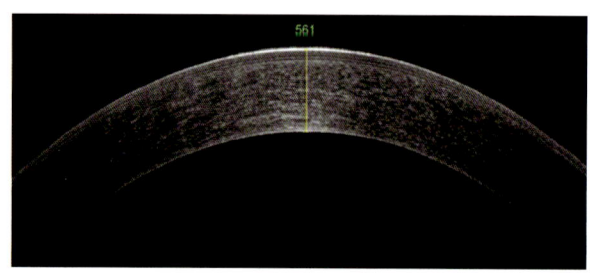

图1-1-6　眼前节光学相干断层扫描角膜基质层

后弹力层：位于基质层的后表面，与基质层界限明显，是内皮细胞分泌的弹力膜，实为内皮细胞层的基底膜。后弹力层与基质层连接不紧密，外伤和病理状态下可出现后弹力层脱离。后弹力层随年龄增长而变厚，中央较薄，周边较厚，质地均一，在角膜缘终止于 Schwalbe 线。后弹力层含有较细的胶原纤维，有一定的弹性，且较坚韧，它对外伤的抵抗力较弱，但对化学物质和细菌毒素的抵抗力较强。当角膜因炎症等病变基质破坏后，病变区后弹力层可向前膨出，该层损伤后可再生。

内皮细胞层：位于角膜最内层，为单层的六角形细胞，厚度约 5 μm，核位于细胞中央，为椭圆形（图 1-1-7）。出生以后角膜内皮细胞不再有分裂增殖能力，内皮细胞损伤后不能再生，只能依靠相邻细胞扩张和移行来填补缺损区。角膜内皮细胞密度随年龄增长而降低，出生时的内皮细胞密度为 3500～4000 个 /mm^2，成人时期降至 1400～2500 个 /mm^2，在角膜移植术后，大多只保持在 1000 个 /mm^2 左右，但仍可维持角膜透明。角膜内皮细胞之间通过紧密连接发挥屏障功能，形成角膜 - 房水屏障，从而限制房水进入角膜实质层，有助于控制角膜的含水量。临床上当内皮细胞受到损伤失代偿后，会导致角膜水肿及上皮水疱形成。

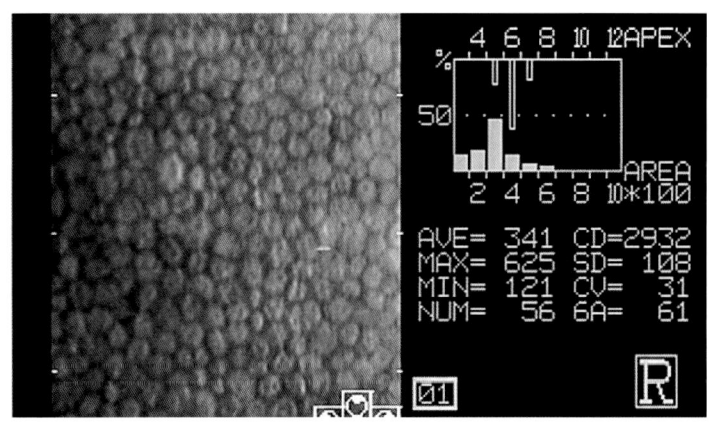

图 1-1-7　正常角膜内皮细胞

角膜的透明性与角膜本身解剖学的特殊性密切相关：①角膜不含血管和色素细胞；②角膜上皮无角化，各层细胞及胶原纤维排列规整且折光指数一致；③角膜内皮细胞的屏障功能使角膜保持相对的脱水状态。

角膜的神经支配非常丰富，感觉十分敏锐。来自三叉神经眼支的感觉神经纤维，其细胞体位于三叉神经节，通过睫状长神经到达角膜缘，在此分支形成环状神经丛，支配角膜缘周围的结膜及该处的角膜上皮，在进入角膜后神经干发出分支呈放射状分布于角膜实质层，神经纤维失去髓鞘并继续分支，向前穿行形成上皮下神经丛，终末分支穿过前弹力膜后进入上皮细胞层。角膜感觉以中央最敏感，周边部次之。

（3）角膜的生理

角膜是主要的眼屈光介质，相当于 43.00 D 的凸透镜。角膜组织结构排列非常规则有序，具有透明性,以及良好的自我保护和修复特性。角膜富含感觉神经,系三叉神经的眼支通过睫状后长神经支配,神经末梢在角膜内脱髓鞘,从前弹力层后分支进入上皮细胞层,因此感觉十分敏锐。角膜无血管,其营养代谢主要来自房水、泪膜和角膜缘血管网。上皮细胞的氧供来自泪膜,内皮细胞的氧供来自房水。能量物质主要是葡萄糖,大部分通过内皮细胞从房水中获取,约10%由泪膜和角膜缘血管供给。角膜上皮细胞再生能力强,损伤后较快修复且不遗留痕迹,如累及上皮细胞的基底膜,则损伤愈合时间将大大延长。角膜缘处角膜上皮的基底细胞层含有角膜缘干细胞,在角膜上皮的更新和修复过程中起重要作用。前弹力层是胚胎期由基质中角膜细胞分泌形成的,损伤后不能再生。角膜基质主要由Ⅰ型胶原纤维(直径24~30nm)和细胞外基质组成,其规则有序排列,可使98%的入射光线通透。通常认为,基质损伤后组织修复形成的胶原纤维,其直径和纤维之间间隙的改变使胶原纤维失去原先的交联结构,造成瘢痕。后弹力层由内皮细胞分泌形成,系Ⅳ型胶原纤维,富有弹性,抵抗力较强,损伤后可再生。出生时较薄,随年龄增长变厚。内皮细胞约100万个,随年龄增长而减少。细胞间形成紧密连接阻止房水进入细胞外间隙,具有角膜-房水屏障功能,以及主动泵出水分维持角膜相对脱水状态,保持角膜的透明性。内皮细胞几乎不进行有丝分裂,损伤后主要依靠邻近细胞的扩张和移行来填补缺损区。若角膜内皮细胞损伤较多,则失去代偿功能,可造成角膜水肿和大泡性角膜病变。

科 普

出生时角膜较扁平,各个方向的弯曲度几乎一致,故无明显角膜散光。至青少年时期,角膜垂直方向的弯曲度增加,出现顺规散光。随着年龄的增长,角膜又有逐渐变平的趋势,加之眼睑力的减退,出现逆规散光(图1-1-8)。

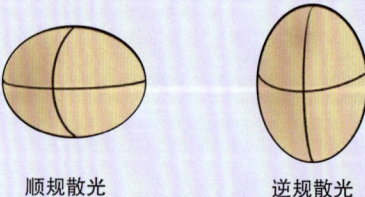

顺规散光　　　　逆规散光

图1-1-8　顺规散光和逆规散光

角膜上皮层脂溶性物质容易通过,而基质层和内皮层则水溶性物质容易通过,因此临床上选择滴眼液或眼膏时,必须选用既有水溶性又有脂溶性的局部用药制剂。

---

2. 巩膜

(1)巩膜的解剖学结构

巩膜(sclera)约占眼球壁外层的后5/6,由致密交错的纤维组织构成,质地坚韧,起到保护眼球内容物和维持眼球外形的作用。巩膜外观呈瓷白色、不透明,儿童由于巩膜较薄,能透见葡萄膜的色素而呈淡蓝色。巩膜前方与角膜相接，后部在视神经穿出眼球处，巩膜形成漏斗状短管，短管内1/3部分形成网眼状纤维结构，称巩膜筛板，视神经纤维穿过筛板的小孔后穿出眼球；短管外2/3部分与视神经鞘的硬脑膜相移行。巩膜表面被一层结缔组织膜眼球筋膜鞘包裹，并通过很多纤细的结缔组织相连，两者之间形成一个组织间隙，称为巩膜上腔。巩膜内面是脉络膜，巩膜前方又被球结膜覆盖，并于角膜缘处与二者密切结合（图1-1-9）。巩膜有很多神经与血管从中穿过，后部在视神经周围，有睫状后长动脉、后短动脉和神经穿入；中部在赤道部后4～6mm处有涡静脉穿出巩膜，它们在巩膜内的行程很长；前部距角膜缘2～4mm处有睫状前动静脉穿过眼球，它们在巩膜内的行程最短。

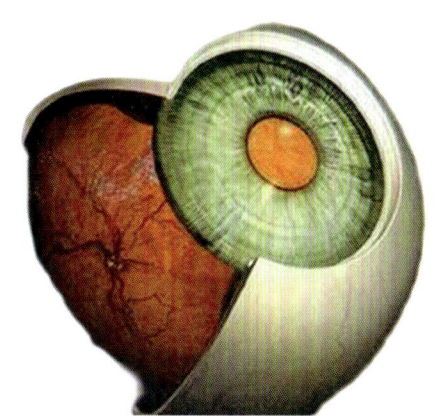

图1-1-9　巩膜示意

巩膜的厚度因部位不同而有所不同，后极部最厚，约1.0mm，向前逐渐变薄，赤道部为0.4～0.6mm，各直肌附着处最薄，仅为0.3mm，自此向前，巩膜厚度又逐渐增加，近角膜缘处，巩膜厚度为0.8mm。角膜缘和筛板及眼外肌止端附着处是巩膜壁最薄弱的部分，眼球顿挫伤时常于角膜缘或眼外肌止端附着处发生破裂，眼内压长期升高时，筛板可向后移位，出现视乳头凹陷。正常筛板的硬度和韧性存在个体差异，临床上眼压升高造成视盘凹陷的程度可不同。

（2）组织学结构

巩膜的结构从外向内分为3层，即表层巩膜、巩膜实质层和棕黑层。

表层巩膜：含有相对丰富的血管，炎症反应时可发生血管扩张，出现在角膜缘区的毛细血管扩张称为"睫状充血"。表层巩膜还富含感觉神经纤维，故表层巩膜炎时常伴有疼痛感（图1-1-10）。

巩膜实质层：由致密的纤维组织构成，基本不含血管。纤维组织含有大量弹性纤维，弹性纤维随年龄的增长而减少，到老年则逐渐消失。巩膜的胶原纤维束粗细不等，排列不规则，且缺少角膜基质中亲水性的氨基葡聚糖物质，这形成了巩膜的不透明性。

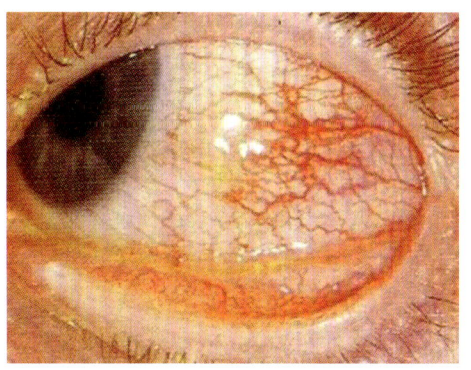

图1-1-10　表层巩膜炎

棕黑层：是巩膜的最内层，此层纤维束较细小，并含有很多弹性纤维及大量色素细胞，从而使巩膜内面呈淡棕色。此层组织的最内面有一层内皮细胞覆盖，它与脉络膜外表面之间存在潜在的腔隙，称为脉络膜上腔（suprachoroidal space，SCS）。棕黑层的纤维束分支与SCS及睫状体上腔的纤维束相连接，致使巩膜与脉络膜及睫状体之间分界不明显。

(3）巩膜的血液供应

巩膜的血管很少，仅分布于表层巩膜，在直肌附着处之后，巩膜由来自睫状后长、后短动脉的一些小分支供血，在直肌附着处之前，睫状前动脉构成致密的表层巩膜血管丛，此血管网可分为上巩膜浅层血管丛及上巩膜深层血管丛。此外，角膜缘附近有动静脉之间形成的角膜缘血管襻，视神经出口处有视神经动脉环（即 Zinn-Haller 动脉环）。

(4）巩膜的神经支配

巩膜受睫状神经（三叉神经眼支）支配。巩膜后部受睫状后短神经支配，睫状后长神经在视神经周围穿入巩膜，支配前部巩膜。

(5）巩膜的生理

巩膜与角膜、结膜等共同构成眼内容的外屏障，有保护功能；发挥避光作用，便于光线经过屈光系统于眼内成像；是眼外肌的附着点，利于眼球转动。

科 普

巩膜除表层富含血管外，深层血管、神经极少，代谢缓慢，因此出现炎症时不如其他组织急剧，但病程迁延较长。此外，在视神经穿过的筛板处巩膜组织薄弱，容易受到眼内压的影响（图1-1-11）。

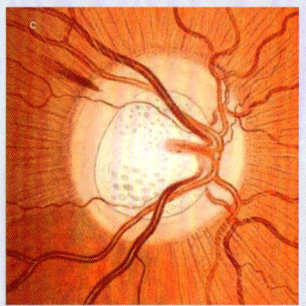

图 1-1-11 青光眼视盘凹陷

3. 角膜缘

角膜和巩膜的移行区，由于透明的角膜嵌入不透明的巩膜内，并逐渐过渡到巩膜，因此在组织学上，角膜和巩膜之间并没有一条明确的分界线。角膜缘是房角及房水引流系统所在部位，是内眼手术切口的标志部位，也是角膜缘干细胞所在之处，为角膜与巩膜的移行区形成的环带，旧称角巩膜缘。角膜缘宽 1.5～2.0 mm，上下方的角膜缘宽度大于内外侧。解剖学与临床上对角膜缘的定义有所不同。从解剖学上看，角膜缘的前界为前弹力层和后弹力层终端的连线，后界为一端起自巩膜突，向眼球表面做一垂直线，交汇于眼球外表面的切面。可以以角膜后弹力膜止端 Schwalbe 线为标志做一条垂直于眼球表面的直线，将角膜缘分为前、后两部，前部即前弹力层止端到 Schwalbe 线之间的部分，为角膜与巩膜交错的区域，在外观上相当于角膜缘的半透明蓝灰色区，此部分无房水滤过作用；后部即 Schwalbe 线至巩膜突之间，该部分完全由巩膜组织构成，外观呈不透明的瓷白色，此部分的外表面由于角膜与巩膜的曲率不同，形成一个浅沟，称为外巩膜沟，与其相应的内表面有一内巩膜沟，内含小梁网和巩膜静脉窦。内巩膜沟的后唇有一巩膜组织向内面形成的突起，称为巩膜突，此处为角膜缘的后界及小梁网和 Schlemm 管的后缘（图 1-1-12）。

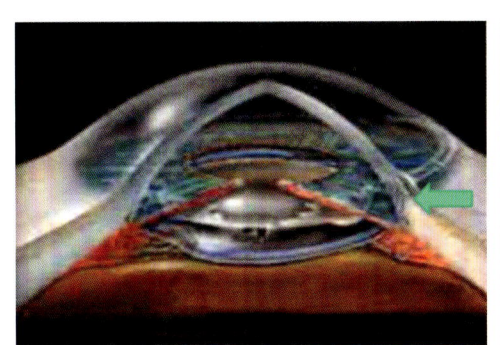
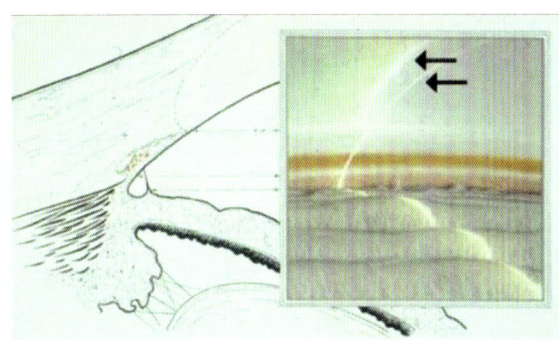

图 1-1-12　角膜缘示意（箭头部位）

角膜缘的上皮层为复层鳞状上皮细胞，多达 10 层以上，与球结膜上皮细胞相移行，在角膜缘形成呈放射状围绕角膜排列的索状结构，该结构与其间的白色巩膜界限清楚，称为 Vogt 栅栏。Vogt 栅栏内有血管与淋巴管分布，基底细胞层含有角膜缘干细胞，对于角膜上皮的更新及修复起着非常重要的作用，有色人种由于角膜缘基底细胞富含黑色素，而使 Vogt 栅栏区显而易见。角膜缘基底的栅栏结构增加了基底部细胞的面积，有利于提供充足的营养，对上皮的再生也有着重要的意义。前弹力层与结膜的实质层及眼球筋膜鞘相延续，角膜的实质层与巩膜实质层相连。后弹力层终止于 Schwalbe 线，其后是小梁网。角膜缘血管网供应角膜周边部、球结膜、表层巩膜和前部葡萄膜。来源于眼外直肌的睫状前动脉分支的终末小动脉以笔直的分支穿越结膜和角膜上皮交接处的 Vogt 栅栏区，终止于角膜周边部并供应血液。睫状前动脉离开直肌以后，在巩膜表面形成血管环，发出小动脉贯穿支，穿过巩膜，供养睫状肌和前葡萄膜。巩膜内静脉和巩膜深血管丛汇入上巩膜静脉。房水集合管可汇入巩膜深静脉，也可与房水静脉汇合。

科　普

> 角膜缘的 Vogt 栅栏中含有角膜缘干细胞，是角膜上皮再生的源泉，帮助角膜上皮成为眼部的第二个生物屏障。

4. 泪膜

角膜表面有一层泪膜，在解剖上既不属于角膜，也不属于结膜，但其对于眼表正常解剖结构和生理功能的维持起着重要的作用。泪液通过瞬目运动在眼球表面形成泪膜，覆盖于角膜和结膜上皮之上。泪膜厚 7～10 μm，共由 3 层构成（图 1-1-13）：表层为脂质层，由睑板腺分泌产生，有延缓泪膜蒸发的功效；中层为水样层，占泪膜的 99%，由泪腺或副泪腺分泌产生，主要含有水、蛋白质、溶菌酶、电解质及代谢产物等，其作用是使氧气弥散到角膜组织；内层为黏液层，主要由眼表上皮细胞（包括非杯状细胞和结膜杯状细胞）分泌产生，其主要成分是黏蛋白，稳固泪膜与疏水性角结膜表面的连接，使泪液均匀涂布。

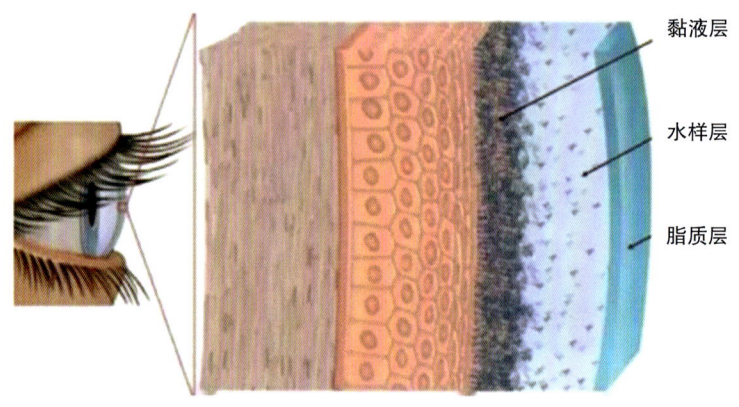

图 1-1-13　泪膜

科　普

泪膜是角膜和结膜的水润滋养层，是角结膜的有力支持者，它的存在且功能正常对于眼睛看清世界和接触镜配戴起着非常重要的作用。同时，泪液是人眼抵御化学、微生物等侵袭的第一个生物屏障，有很好地保护人眼的作用。

5. 虹膜

（1）虹膜的解剖学结构

虹膜（iris）是位于最前部的葡萄膜组织（图 1-1-14），位于晶状体前，为一圆盘状的色素隔膜，中央有一圆形小孔即瞳孔。虹膜周边附着于睫状体的前缘，称为虹膜根部，向中央延伸到晶状体前，将晶状体与角膜之间的空间分为前房和后房。瞳孔大小可随光线强弱变化，正常情况下瞳孔直径为 2.5～4.0 mm，平均直径为 3.0 mm。虹膜的颜色与虹膜内所含色素的多少有关。虹膜的前表面由于血管在实质内呈放射状排列而形成许多凹凸不平的皱褶，称为虹膜纹理和隐窝。近瞳孔缘约 2 mm 处有一环形锯齿状隆起的线，称为虹膜卷缩轮，又称虹膜小环。虹膜卷缩轮将虹膜前表面分为中央的瞳孔区和周边的睫状区。虹膜于虹膜小环处最厚，向内达瞳孔缘变薄，向外至虹膜根部为最薄，故眼球挫伤时易发生虹膜根部离断。虹膜小环附近可见大小不规则的陷凹，称为虹膜陷窝或 Fuchs 隐窝。睫状体内有许多放射状隆起，此为虹膜血管走行的路径。虹膜瞳孔缘的后面与晶状体紧邻而受支持，当晶状体位置异常或被摘除后，虹膜可因失去依托而发生震颤（图 1-1-15）。

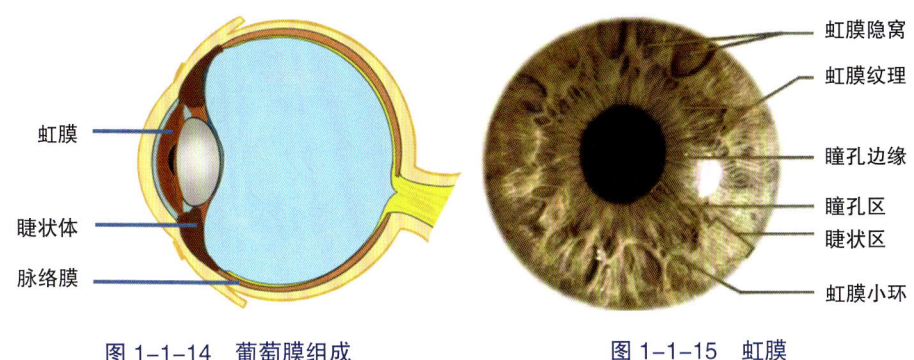

图 1-1-14　葡萄膜组成　　　　　图 1-1-15　虹膜

（2）虹膜的组织学结构

虹膜主要由前面的基质层和后面的色素上皮层构成。

基质层：由富含血管的疏松结缔组织构成，内含黑色素细胞、血管和神经。瞳孔括约肌和瞳孔开大肌也分布于此层。实质层内色素细胞内的色素含量因年龄和种族不同而有所差异，并决定虹膜的颜色。白种人虹膜所含色素甚少，故呈浅蓝色，有色人种虹膜含色素较多，故呈棕褐色。虹膜表面隐窝与虹膜内结缔组织之间的间隙相连通，可以吸收少量房水。瞳孔括约肌位于虹膜实质深层近瞳孔缘处，肌纤维呈环形走向，宽 0.5～1.0 mm，收缩时可使瞳孔缩小，受动眼神经的副交感纤维支配。瞳孔括约肌的各部借血管和放射状结缔组织束与邻近组织紧密相连，故此肌被剪去一小段后，瞳孔仍保留部分缩小能力，仍可出现对光反射。瞳孔开大肌则位于虹膜深层紧贴色素上皮层处，肌纤维呈放射状排列，从虹膜根部一直延伸到瞳孔缘，收缩时瞳孔变大，受交感神经支配。正常情况下，瞳孔括约肌与瞳孔开大肌协同控制瞳孔的大小。

色素上皮层：位于虹膜的内面，向后与睫状体的色素上皮层相连续。此层包括两层上皮细胞，分别为前层上皮细胞和后层上皮细胞。两层细胞在胚胎时期存在一潜在的间隙，故连接不是很紧密，容易分离或充满液体。两层细胞均含有致密黑色素，故虹膜后面呈现黑色。前层色素上皮与虹膜实质层相接，并分化出平滑肌纤维，汇成瞳孔开大肌；后层色素上皮面向后房，可在瞳孔缘处向前延伸使瞳孔缘出现一条黑边，称为色素膜外翻或瞳孔领，可为生理性或病理性改变。

（3）虹膜的血液供应

虹膜的动脉位于实质层内，呈放射状排列。虹膜根部和睫状体前部有一粗大的血管环称为虹膜动脉大环，该血管环由睫状后长动脉和来自 4 条眼外直肌的睫状前动脉交汇而成。虹膜大环从虹膜周边发出放射状分支走向中央，在虹膜卷缩轮处发出许多小支并改变方向呈环形走行，形成虹膜动脉小环。虹膜的血管壁相对较厚，内皮细胞紧密连接在一起，所以虹膜血管的渗透性较低。

（4）虹膜的神经支配

虹膜受睫状长、短神经的支配。睫状长神经含有来自三叉神经眼支的感觉神经纤维，还含有来自上颈交感神经节的节后交感神经纤维，后者支配瞳孔开大肌和血管的舒缩运动。睫状短神经含有来自动眼神经的副交感节后纤维，支配瞳孔括约肌。

（5）虹膜的生理

虹膜的主要功能是根据外界光线的强弱，通过瞳孔对光反射通路使瞳孔缩小或扩大，以调节进入眼内的光线，保证视网膜成像清晰。瞳孔大小与年龄、屈光状态、精神状态等因素有关。虹膜组织血管丰富，出现炎症时以渗出反应为主。

瞳孔对光反射为光线照射一侧眼时，引起两侧瞳孔缩小的反射。光照侧的瞳孔缩小称瞳孔直接对光反射，对侧的瞳孔缩小称瞳孔间接对光反射。光反射路径分传入和传出两部分。传入路径的光反射纤维开始与视觉纤维伴行，在外侧膝状体前离开视束，经四叠体上丘臂至中脑顶盖前核，在核内交换神经元后，一部分纤维绕中脑导水管到同侧 Edinger-Westphal 核（E-W 核）；另一部分经后联合交叉到对侧 E-W 核。传出路为两侧 E-W 核发出的纤维，随动眼神经入眶至睫状神经节，交换神经元后，由节后纤维随睫状短神经到眼球内瞳孔括约肌。

科　普

> 瞳孔是主要的光学窗口，其变化可以调节眼睛里面光线的数量，同时还可以调节角膜、晶状体等光学元件的像差，进而改善成像质量，使人们看东西更清晰。瞳孔的大小也受神经的影响，其大小的异常也可为神经疾病敲响警钟。

---

6. 睫状体

（1）睫状体的解剖学结构

睫状体位于葡萄膜的中部，前接虹膜根部，后部移行于脉络膜，连接处呈锯齿状，称锯齿缘（ora serrata），两者之间以此为分界标志。整个睫状体为一宽 6～7 mm 的环状组织，横切面略呈三角形，顶端向后延伸指向锯齿缘，基底部指向虹膜，前外侧角附着于巩膜突，内侧朝向晶状体赤道部和玻璃体。睫状体由前部 1/3 较为肥厚的睫状冠（pars plicata）和后部 2/3 薄而平的平坦部（pars plana）构成。睫状冠长约 2 mm，血管较丰富，内表面有 70～80 条纵行嵴状隆起，称为睫状突（ciliary processes），可使房水分泌细胞表面积大大增加。在睫状突之间的间隙中，有晶状体悬韧带的纤维附着在睫状冠的表面。平坦部从睫状冠向后延伸至锯齿缘之前，表面光滑、平坦，长约 4 mm（图 1-1-16）。睫状体在不同方位，宽度不一，一般在颞侧宽为 6.7 mm，在鼻侧宽为 5.9 mm。在眼球的外表面，睫状体的前界为角膜缘后 1.5 mm，睫状冠在角膜缘后 2～3 mm，扁平部在角膜缘后 3.5～6.0 mm，鼻侧稍前，颞侧稍偏后。睫状体平坦部是一个重要的解剖结构，此处血管相对较少，从此处做玻璃体切割手术切口可避免出血、损伤晶状体和视网膜。因此，熟悉睫状体的解剖定位对眼后段手术很重要。

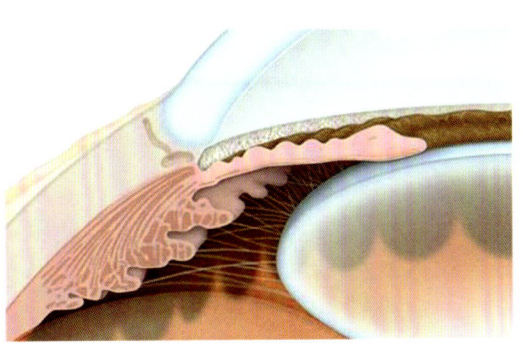

图 1-1-16　睫状体剖面

（2）睫状体的组织结构

睫状体从外向内分为睫状肌、实质层和睫状上皮层。

睫状肌：是睫状体最厚的结构，由平滑肌纤维构成，在横切面上呈三角形，基底朝前，顶端向后，依其肌纤维走向的不同，可将其分为以下几种。①纵行纤维：位于最外层，前端附着于巩膜突及小梁网，后部止于脉络膜实质层，肌束平行排列；②放射状纤维：位于睫状体的中部，肌纤维向内、向后呈放射状排列，形似扇形；③环形纤维：又称米勒肌，位于最内层，在睫状体的晶状体边缘附近，平行于角膜缘呈环形走向。睫状肌受副交感神经支配，收缩时，主要依靠纵行和环行肌的收缩，一方面，将睫状体向前、向内拉，晶状体悬韧带松弛，晶状体依靠自身弹性回缩，变圆、变厚，使眼的屈光力增加，发挥调节作用以看清近物；另一方面，使脉络膜前部前移，同时把巩膜突向后拉，使前房角和小梁网开放，有利于房水引流。

实质层：为富含血管的疏松结缔组织。此层内的血管有睫状动脉、睫状静脉和毛细血管网，实质层的基底部有虹膜大动脉环。睫状突由睫状体血管层的突起形成，其内含有丰富的毛细血管网，睫状肌不参与睫状突的构成。

睫状上皮层：该层覆盖睫状体内表面，由两层细胞构成，外层为色素上皮细胞，内层为无色素上皮细胞。色素上皮为视网膜色素上皮细胞层的延续部分，为柱状上皮细胞所形成的单层细胞，内含大量色素；无色素上皮为视网膜神经上皮层的延续部分，由单层立方上皮细胞构成，不含色素，该层细胞有分泌房水的作用。两层细胞呈顶部相对排列，色素上皮细胞和其基底膜面向实质层，无色素上皮细胞和其基底膜朝向眼球内部。无色素上皮与色素上皮的连接较为牢固。电子显微镜下见无色素细胞底部和侧面胞膜有很多广泛的皱褶，与邻近细胞的胞膜相互交错；细胞质内有高度发达的高尔基体及丰富的粗面内质网和滑面内质网，还有很多线粒体，其超微结构与上皮细胞非常类似。血-房水屏障由无色素上皮细胞近顶端的细胞紧密连接构成。色素细胞的细胞质内充满了大量的黑色素颗粒，含有一个小高尔基体和丰富的线粒体，基底部胞膜有显著的内褶，提示这种细胞参与离子的转运。睫状体上皮细胞层内的这两层细胞的结构提示这两层细胞的活动是相互协调的。

（3）睫状体的血液供应

睫状体的动脉位于实质层内，主要为虹膜动脉大环。

（4）睫状体的神经支配

睫状肌由来源于动眼神经的副交感神经节后纤维支配，这些神经纤维通过睫状短神经到达睫状肌，睫状体与晶状体的悬挂和调节有关。

（5）睫状体的生理

睫状体的主要功能为睫状上皮细胞分泌和睫状突超滤过、弥散形成房水，房水协助维持眼内压并营养角膜后部和晶状体；睫状肌舒缩，通过晶状体起调节作用；平坦部的无色素上皮分泌酸性黏多糖，是玻璃体的主要成分之一；睫状上皮细胞间的紧密连接是构成血-房水屏障的重要部分。此外，还具有葡萄膜巩膜途径的房水外流作用。

科　普

> 虹膜睫状体均含有感觉神经（三叉神经的眼支），通过睫状后长和后短神经发出分支，发生炎症时可引起疼痛，是虹膜睫状体炎与"红眼病"的主要区别。睫状肌是参与晶状体调节的重要组织结构，其舒缩会改变人眼的屈光力，影响人眼的验光结果，特别是影响调节力强的儿童验光结果的准确性。因此，12岁以下，尤其是初次验光，或有远视、斜弱视和较大散光的儿童，一定要应用药物进行睫状肌麻痹验光。

---

7. 脉络膜

（1）脉络膜的解剖学结构（图1-1-17）

脉络膜是葡萄膜的后部，是一个色素丰富的棕黑色血管性结构。它位于巩膜和视网膜之间，前界起于锯齿缘，后部止于视盘周围。脉络膜因主要由血管组成，故其厚度随血管充盈程度而有很大差异，一般在黄斑部最厚，约为0.22mm；前部较薄，约0.10mm。脉络膜内面凭借光滑的布鲁赫膜（Bruch's membrane）与视网膜的色素上皮层紧密联系，外侧面与巩膜之间有一潜在的腔隙，称为脉络膜上腔，借助于此腔与巩膜棕黑层相连，在此腔隙有睫状长、短动脉和睫状长、短神经通过，还有一些疏松结缔组织形成的纤维薄板填充于其中。脉络膜是眼部血管最丰富的组织，为视网膜外层和黄斑区提供血液。由于血管丰富因而容易受到全身系统性疾病及血管性疾病的影响。

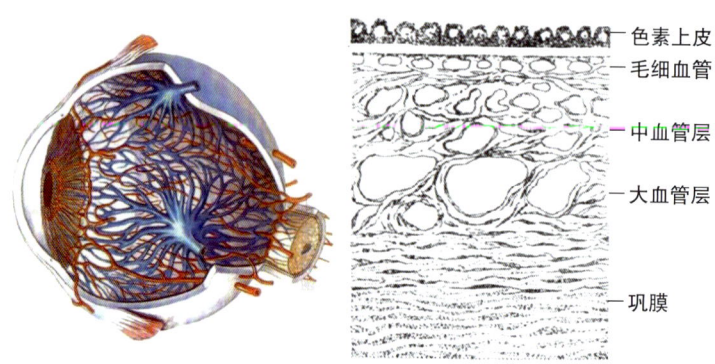

图1-1-17　脉络膜示意

（2）脉络膜的组织结构

脉络膜从外向内分为2层，即血管层和布鲁赫膜。

血管层：由疏松结缔组织构成，由3个血管层组成，但无明显分界。大血管层又称为Haller管层，位于脉络膜的外层，接近巩膜；中血管层又称为Satter层，与大血管层无明显分界，仅血管渐渐变小；毛细血管层为一层由单层内皮细胞构成的密集毛细血管网，供给视网膜外层及黄斑部营养。毛细血管的管腔较其他部位毛细血管网管腔大，血流速度也是人体中最快的。此层除血管外，还含有黑色素细胞、弹性纤维和平滑肌等。此层的动脉主要是睫状后短动脉，静脉汇入4~5条涡静脉，穿出巩膜后汇入眼上、下静脉。

布鲁赫膜：为脉络膜最内层，为一层均质性透明玻璃样薄膜，厚2~4 μm，该膜在周边部较薄，在后极部较厚。在电镜下观察，布鲁赫膜由外向内分为5层：①脉络膜毛细血管基底膜；②外胶原纤维层；③弹力纤维层；④内胶原纤维层；⑤视网膜色素上皮基底膜。

（3）脉络膜的血液供应

脉络膜的血液供应很丰富，但与正常血管不同，动脉不与静脉伴行。眼动脉分为睫状后长、短动脉。脉络膜的血供主要来源于睫状后动脉，还有一些来源于睫状前动脉。脉络膜的静脉血主要通过眼静脉系统，穿过巩膜注入眼静脉。

（4）脉络膜的神经支配

脉络膜由睫状长、短神经支配。睫状长、短神经于脉络膜上腔内行走，沿途发出分支到脉络膜构成神经丛。脉络膜血管受来自睫状后短神经的自主神经支配。

（5）脉络膜的生理

脉络膜血管丰富，血容量大，约占眼球血液总量的65%，主要在脉络膜毛细血管层。其内层的毛细血管通透性高，供应视网膜外层及视神经一部分的营养，通常是黄斑中心凹的唯一营养来源。脉络膜含有大量色素细胞，可吸收穿过视网膜的过量光线，防止光线在眼内反射并起暗房作用。此外，脉络膜通过血管内血流量的变化，可调节与视网膜之间的热量交换。

科 普

脉络膜毛细血管的通透性使小分子的荧光素易于渗漏，而大分子的吲哚菁绿血管造影（indocyanine green angiography，ICGA）剂不易渗漏，临床上能较好显示脉络膜血管的改变（图1-1-18）。

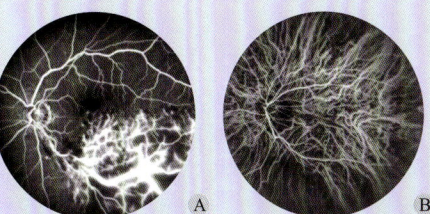

图1-1-18 眼底荧光素钠造影（A）与吲哚菁绿血管造影（B）

8. 视网膜

（1）视网膜的解剖学结构

视网膜是眼球壁的最内层，为一层由神经组织构成的透明薄膜。前端向前延伸并覆盖睫状体和虹膜后表面，后界止于视盘，外侧与脉络膜的布鲁赫膜相连接，内侧包绕玻璃体。活体视网膜因血流及视杆细胞内视紫红质的影响而显红色。视盘附近的视网膜较厚，约为 0.56 mm；锯齿缘处的视网膜较薄，仅为 0.10 mm，中心凹处视网膜最薄。视网膜在两处附着较紧，一处为视盘周围，另一处为锯齿缘（图 1-1-19）。

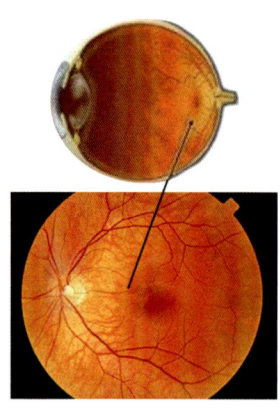

图 1-1-19 视网膜的分布

视网膜可分为感受部和非感受部两部分。从视神经向前延伸至锯齿缘之间的视网膜可感受光线的刺激，称为感受部，也称为视网膜视部；从锯齿缘处向前延伸并覆盖睫状体和虹膜后表面部分的视网膜不含神经组织，不能感受光线的刺激，因而称为非感受部，也称为视网膜盲部。

视网膜上重要的标志有黄斑和视盘（图 1-1-20）。眼球后极鼻侧约 3.0 mm 处有一约 1.50 mm×1.75 mm 边界清楚的橙红色盘状结构，称为视盘或视乳头，是视网膜神经纤维汇集穿出眼球壁的部位，也是视网膜中央动静脉出入的地方。视盘中央有一小凹陷区称为视杯（optic cup），色泽稍淡，凹陷部隐约可见暗灰色小点，为巩膜筛板。视杯的位置、形状、大小和深度有个体差异，正常眼视杯的大小与视盘的面积有关，即视盘越大，视杯也越大，临床上经常需要估算视杯与视盘的直径比值（C/D）。正常人杯盘比多在 0.3 以下，若超过 0.6 或两眼 C/D 相差超过 0.2 都应行青光眼排除检查。视盘处有大量视神经纤维通过但没有视细胞，故无感受光线刺激的能力，称为"生理性盲点"。视盘中心有视网膜中央动静脉伴行穿过，分为鼻上、鼻下、颞上和颞下 4 支，分布于视网膜内，供应视网膜内层所需的营养。

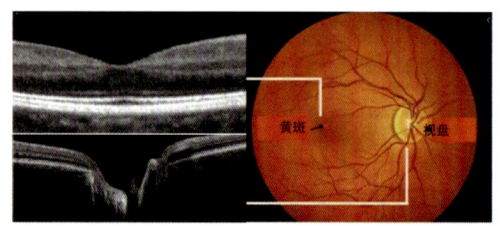

图 1-1-20 视网膜上的黄斑和视盘

视网膜后极部上、下血管弓之间，视盘颞侧约 3 mm 处有一直径约 1.5 mm 的椭圆形无血管的浅凹陷区，色泽淡黄色，称为黄斑（图 1-1-21），黄斑中央有一小凹，称为中心凹，位于视盘颞侧缘外 3.5～4.0 mm 处略偏下，此处是视力最敏锐的区域。在眼底镜检查时可见中心凹有一针尖大小的反光点，称为中心凹光反射。黄斑部高度透明，此处的视网膜极薄，中心凹的底部只有视锥细胞，且密度高达 385 000 个 /mm^2。每个细胞与相连的双极细胞和神经节细胞是一对一的传导方式，所以中心凹是视觉最敏锐和分辨颜色能力最强的部位。

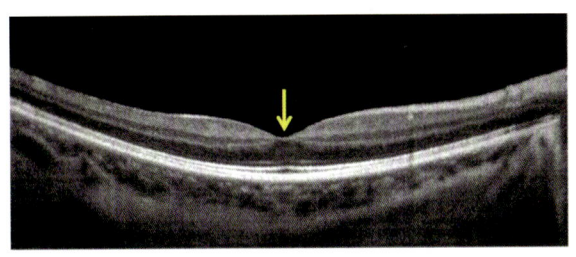

图 1-1-21　高清光学相干断层扫描视网膜图像（箭头所指为黄斑区）

（2）视网膜的组织学结构和神经生理

视网膜由色素上皮层和神经感觉层组成，两者均来源于胚胎时期的神经外胚层。色素上皮层由胚胎视杯的外层发育而成，神经感觉层则来源于胚胎视杯的内层。从组织学结构上，可将视网膜从外向内分为 10 层（图 1-1-22），依次为：①色素上皮层；②视杆、视锥细胞层；③外界膜；④外核层；⑤外丛状层；⑥内核层；⑦内丛状层；⑧神经节细胞层；⑨神经纤维层；⑩内界膜。其中第 2 至第 10 层构成神经感觉层。

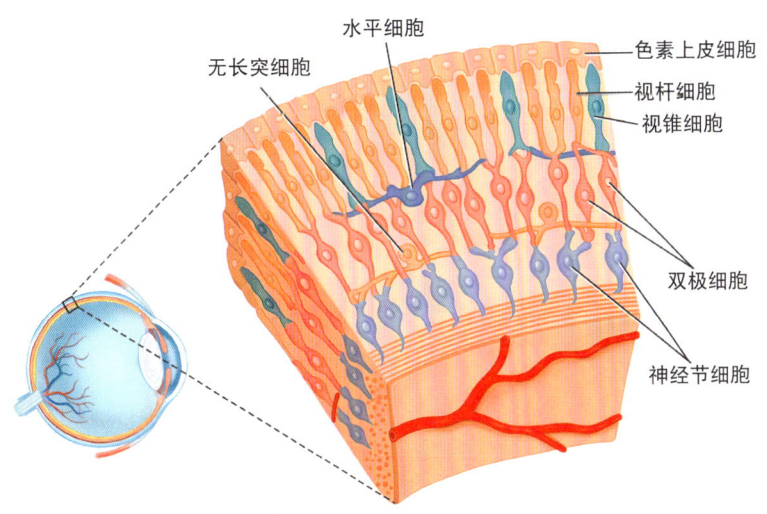

图 1-1-22　视网膜的组织结构

色素上皮层（pigment epithelium，PE）：视网膜色素上皮位于视网膜的最外层，由单层排列整齐的六角形细胞组成，细胞核位于胞质底部，其胞质内充满色素颗粒，主要分布在细胞的顶部和中段，顶部朝着视杆、视锥细胞的方向发出许多微绒毛，可伸入视杆和视锥细胞之间。黄斑部色素上皮细胞较窄而高，故此处颜色较深，在锯齿缘部的细胞则体积较大，且排列紊乱。色素上皮细胞之间，以及色素上皮层与神经上皮层之间由酸性黏多糖填充。色素细胞之间的紧密连接构成了血-视网膜屏障，可阻止大分子物质进入视网膜。视网膜色素上皮层和神经上皮层之间有一潜在的间隙，视网膜脱离时色素上皮层和神经上皮层常从此处分离。视网膜色素上皮细胞可以吸收光线，保护视锥、视杆细胞，还能储存维生素 A，参与视紫红质的形成。顶部微绒毛可吞噬脱落视细胞的外节膜盘末端，与视细胞的代谢相关。

视杆、视锥细胞层：视杆、视锥细胞是视觉感受器（图 1-1-23），可以感受光线的刺激。视杆细胞感弱光，视锥细胞感强光和色觉。视杆细胞较多，约有 1.25 亿个，而视锥细胞约为 700 万个。视杆细胞和视锥细胞的分布部位不同，视杆细胞从距中心凹 0.13 mm 处开始出现，距中心凹 5~6 mm 处最多，再往周边逐渐减少；视锥细胞主要分布在黄斑部，在距中心凹 10° 处开始迅速减少，视网膜周边部很少。中心凹处没有视杆细胞，只有视锥细胞。每一视锥或视杆细胞都有内节和外节，只有外节可以感光，视杆细胞的外节呈圆柱状，而视锥细胞的外节呈圆锥状，因而得名。视杆细胞的外节由 600~1000 个扁平膜盘形似一叠硬币般互相堆叠而成。含有视紫红质的微小颗粒位于膜盘的膜内，膜盘与外部的胞膜彼此分离。视杆细胞外节膜盘不断脱落更新，被色素上皮细胞吞噬。视锥细胞的结构与视杆细胞相似，但外节较短，底部比视杆细胞宽，尖端较细。视锥细胞内不含有视紫红质，但含有视紫蓝质，其也位于膜盘的膜内。与视杆细胞不同的是，视锥细胞膜盘与外部的胞膜相延续，视锥细胞的外节不会被色素上皮细胞吞噬。

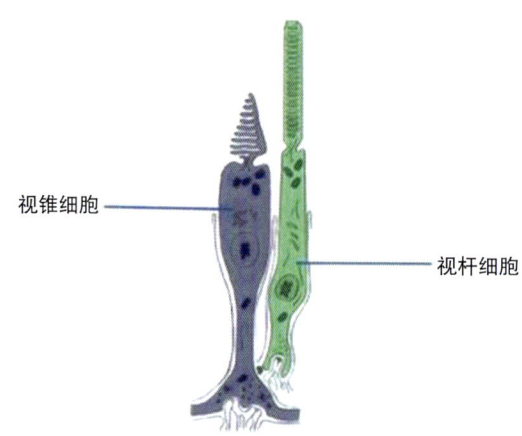

图 1-1-23　视网膜光感受器

外界膜：为一层薄网状膜，它从视盘开始，延伸至锯齿缘。视杆、视锥细胞从其中穿过，形成大小不一的网眼。该层由邻近的光感受器和 Müller 细胞的结合所形成，因此外界膜并不是一层真正意义上的膜。

外核层：由视杆和视锥细胞的细胞核构成。

外丛状层：由光感受器视杆和视锥细胞的轴突与双极细胞的树突及水平细胞的突起相连接而成，外丛状层在黄斑部最厚，到周边部变薄。

内核层：由水平细胞、双极细胞、Müller 细胞及无长突细胞的细胞体等层次排列组成。

内丛状层：主要由双极细胞的轴突与神经节细胞的树突组成，还有无长突细胞的胞突、Müller 细胞纤维、视网膜血管分支等。

神经节细胞层：主要由神经节细胞的胞体组成，还含有一些神经胶质细胞、视网膜血管的分支等，视网膜的神经节细胞一般为单层，接近黄斑区时，神经节细胞层数可增至10层，然后逐渐减少，到中心凹处消失。

神经纤维层：主要由神经节细胞的轴突组成，还有 Müller 纤维、神经胶质细胞和视网膜血管等。

内界膜：为位于视网膜内面和玻璃体表面的一层薄膜，为 Müller 纤维终止于玻璃体后界膜所致。此膜为无细胞性膜，厚 1～2 μm。

（3）视网膜的血液供应

视网膜的血液供应有两个来源：视网膜的外5层，由脉络膜毛细血管供血；视网膜的内5层，由视网膜中央动脉供血。这两个供血系统缺一不可。视网膜中央动脉是供应视网膜内层的主要血管，属终末动脉。少数人后极部视网膜还由睫状后短动脉发出的睫状视网膜动脉供应。视网膜中央动脉从眼动脉发出后，于眼球后 9～11 mm 处穿入视神经中央，被交感神经丛环绕并由视网膜中央静脉伴行，穿过筛板进入眼球，从视盘穿出后，再分为鼻上、鼻下、颞上和颞下 4 支，分布于视网膜内。视网膜中央动脉的分支在内界膜下的神经纤维层内走行，分布于视网膜内 5 层的不同层次，在视网膜的表面和深层形成毛细血管网。毛细血管网在黄斑区最密集，但中心凹处为一无血管区。视网膜动脉接受交感神经节后纤维的支配。

睫状后短动脉在视神经周围穿进巩膜，在视盘四周的巩膜内形成一个吻合的血管环，称为视神经动脉环，又称为 Zinn-Haller 动脉环。筛板和筛板前视神经的血供由此环提供，此环与视网膜中央动脉之间有很多细小的吻合支。视盘表面的神经纤维层则由视网膜中央动脉供应。

科 普

视网膜属神经组织，损伤后不能再生。视网膜既要捕捉外界的光，又要对光线刺激进行处理，功能复杂且十分重要。光线、化学或机械性损伤视网膜均会造成不可逆的视力下降。

（二）眼球内容物

眼球内容物包括房水、晶状体和玻璃体（图 1-1-24）。它们与角膜一起组成了眼球的透明屈光系统，对于维持正常视力起着重要的作用。

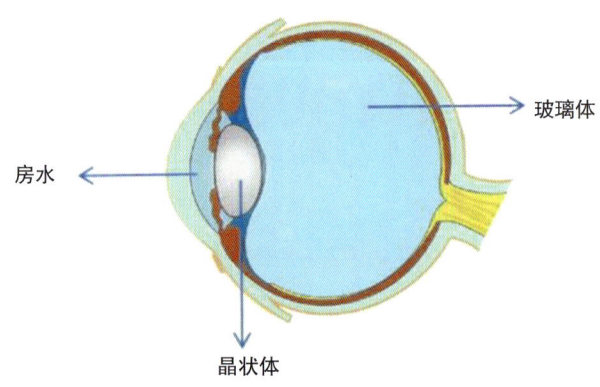

图 1-1-24 眼球内容物

1. 前房与后房

（1）前房

前房是由角膜、虹膜、瞳孔区晶状体和睫状体前部围成的一个空间，其内充满房水，容积约为 0.25 mL。其前界是角膜的后面和一小部分巩膜，后界为虹膜前表面、睫状体的一部分及瞳孔区晶状体的前表面。前房瞳孔处最深，正常成人深 2.5～3.0 mm，向周边逐渐变浅，前房深度随屈光状态和年龄等发生改变。年轻人和近视眼者前房较深，老年人和远视眼者则前房较浅（图 1-1-25）。

前房的周边部分是由角膜缘后面和虹膜根部前面构成的隐窝，称为前房角（图 1-1-26）。前房角的前外侧壁为角膜缘，后壁内侧壁为虹膜根部和睫状体的前端，两壁相互移行，组成前房角，略呈钝圆形，故非真正的几何角。前房角的前外侧壁后部的巩膜内沟中包藏小梁网和巩膜静脉窦，是房水引流的重要通道，与青光眼的发生密切相关。前房角的前界线，也是小梁网的前界，为角膜后弹力层的终止端，即 Schwalbe 线。后界为巩膜突，此处为小梁网后缘巩膜组织向内面突出的部分，巩膜突形成向后凹陷的内巩膜沟，Schlemm 管即位于此沟内，小梁网的大部分纤维及睫状肌的部分肌纤维都嵌在巩膜突上，故睫状体的活动可通过巩膜突影响小梁网从而影响房水引流。前房角镜检查可见色素小梁起始于虹膜，跨越前房角，终止于巩膜突部位，也有一部分终止于小梁网的中部，状如梳齿，故名梳状韧带，又名虹膜突，可见于大多数成人。

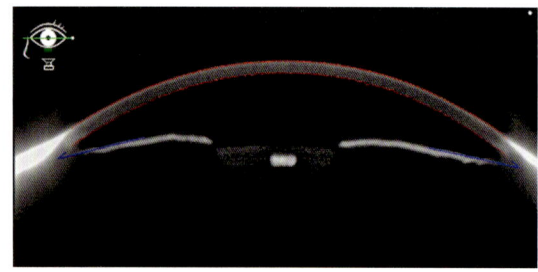

图 1-1-25 三维眼前节分析系统前房所见

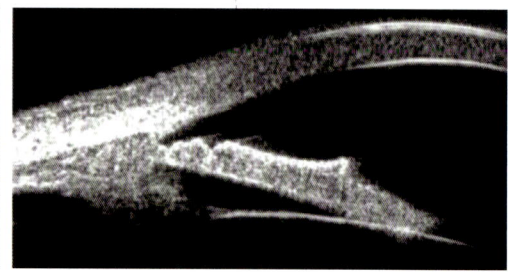

图 1-1-26 超声生物显微镜所见前房角

小梁网为疏松海绵样网状结构，前部的小梁网为 3～5 层，到后部小梁网增至 15～20 层，这种网架结构构成丰富的间隙和网眼，可以允许房水通过且不可反流。大部分房水引流是从前房穿过小梁网间隙进入巩膜静脉窦，房水引流的阻力主要位于小梁网，小梁的网眼间隙大小自内层葡萄膜小梁向外层邻管区逐渐变小，因此邻管区的房水流出阻力最大。小梁网的细胞可以通过改变形状和网眼的大小，调整通过小梁网的房水排出速度，如临床上小梁硬化、变性或小梁网阻塞，均可影响房水排出而引起眼压升高，导致青光眼。

房水由睫状体的睫状突上皮细胞产生，充满眼球前房和后房。房水的总量为 0.15～0.3 mL，呈弱碱性，pH 为 7.3～7.6，其主要成分是水，约占 98.1%，还含有少量的氯化物、葡萄糖、蛋白质、尿素、无机盐、氨基酸、维生素 C 等。房水的渗透压稍高于血浆，化学成分与血浆不同，房水中含有蛋白质和抗体。当眼内炎症、手术或眼外伤时，蛋白含量可显著增高。房水的作用是维持眼内压，为角膜、晶状体和玻璃体提供营养，并起到支持眼球壁和屈光的作用。房水处于动态循环中，其流出主要通过小梁网 Schlemm 管途径（图 1-1-27）。具体途径为房水由睫状体产生后进入后房，经由瞳孔到达前房，再从前房角的小梁网进入巩膜静脉窦，然后通过集合管和房水静脉汇入巩膜表面的睫状前静脉，回流到体循环。此途径的房水外流为压力依赖式的，即随着眼压的升高，流出量增大。

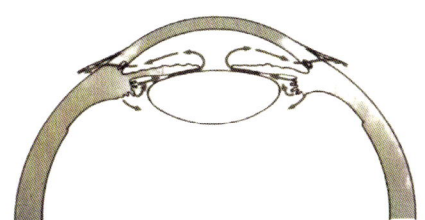

图 1-1-27　房水流出主要途径

另有 10%～20% 的房水从前房角的葡萄膜小梁网，经睫状肌间隙进入睫状体和脉络膜上腔，通过巩膜间隙或神经血管间隙排出眼外到体循环，此为葡萄膜巩膜途径。其特点是前房与睫状肌间无上皮屏障，房水经睫状肌束间隙进入睫状体和脉络膜上腔的阻力很小，眼压的变化对葡萄膜巩膜房水引流量无明显影响，故此途径为非压力依赖式。房水中的大分子物质可经此途径排出。约 5% 的房水可经虹膜表面隐窝吸收，此外还有很少量可经玻璃体和视网膜排出。

（2）后房

为虹膜后面、睫状体前端、晶状体悬韧带前面和晶状体前面之间形成的不规则腔隙，容积约为 0.06 mL。后房内充满房水，通过瞳孔与前房相连通。

2. 晶状体

（1）晶状体的解剖学结构

晶状体形如双凸透镜，位于眼后房，处于瞳孔和虹膜后面、玻璃体前面，由晶状体悬韧带与睫状体联系固定。晶状体前面的曲率半径约 10 mm，后面的约 6 mm，前、后两面交界处称为晶状体赤道部,两面的顶点分别称晶状体前极和后极。晶状体直径约 9 mm,厚度随年龄增长而缓慢增加,中央厚度一般约为 4 mm。晶状体由晶状体囊和晶状体纤维组成。囊为一层具有弹性的均质基底膜,前囊比后囊厚约 1 倍,后极部最薄处约为 4 μm,赤道部最厚达 23 μm。前囊和赤道部囊下有一层立方上皮,后囊下缺如。晶状体纤维为赤道部上皮细胞向前后极伸展、延长而成。在人的一生中,晶状体纤维不断生成并将原先的纤维挤向中心,逐渐硬化而形成晶状体核,晶状体核外较新的纤维称为晶状体皮质。晶状体富有弹性,但随年龄增长,晶状体核逐渐浓缩、增大,弹性逐渐减弱(图 1-1-28)。

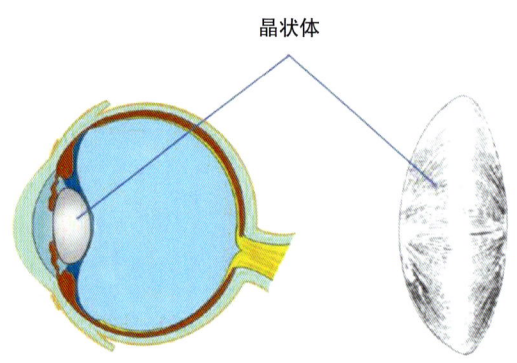

图 1-1-28 晶状体示意

(2)晶状体的生理作用

屈光:晶状体是主要的眼屈光间质之一,正常眼在无调节状态下的晶状体屈光度约为 +19.00 D,良好的透明性使光线的散射非常少,年轻人的晶状体透光率可达 90%。

调节:晶状体悬韧带与睫状体相连,睫状肌的收缩与松弛通过悬韧带带动晶状体增厚或变薄,从而改变晶状体的屈光力。

吸收紫外线,保护视网膜:晶状体紫外线透过率较低,减少紫外线对视网膜的损伤。

科 普

随着年龄的增长,晶状体的弹性逐渐下降,睫状肌功能减退,从而导致眼的调节力下降。看近处的书报和物体等会变得不清晰,这就是人们常说的"老视"。随着年龄的增加,人们都会出现"老视",这是不可避免的,并不是有些人认为的近视眼就不会出现"老视"。

3. 玻璃体

玻璃体为无色透明胶体,充满于晶状体后面的玻璃体腔内,占眼球总容积的 4/5,成人玻璃体约 4.5 mL(图 1-1-29)。玻璃体前面有一凹面称玻璃体凹,以容纳晶状体,其他部分附着于视网膜和睫状体内表面,其间以视盘边缘、黄斑中心凹周围及玻璃体基底部,即锯齿缘前 2 mm 和后 4 mm 区域粘连紧密。玻璃体前表面和晶状体后囊间有圆环形粘连,在青少年时粘连较紧密，老年时变松弛。玻璃体中部有一光学密度较低的中央管，称为 Cloquet 管，从晶状体后极至视盘前，为原始玻璃体退化的遗留，在胚胎时曾通过玻璃体血管。

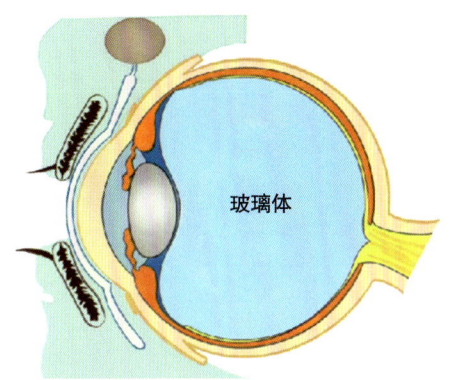

图 1-1-29　玻璃体示意

玻璃体的生理功能：玻璃体是眼屈光间质的组成部分，具有黏弹性、渗透性和透明性，对光线的散射极少；对晶状体和视网膜等周围组织有支持和减震作用。

科　普

玻璃体代谢缓慢，不能再生。中年以后，玻璃体的支架逐渐塌陷或收缩，水分被析出。玻璃体由原来的果冻状变成液体状态，会使人感觉眼前有蚊子飞，这是玻璃体老化的现象，若液化不明显、对视力无明显影响则不需要到医院治疗。

眼附属器

眼附属器包括眼睑、结膜、泪器、眼外肌和眼眶。

（一）眼睑

1. 眼睑的解剖学结构

眼睑位于眼眶前部，覆盖于眼球表面，分上睑和下睑，其游离缘称睑缘。上、下睑缘间的裂隙称睑裂，睑裂高度因年龄、性别及种族等不同而有差异，成人睑裂高约 8 mm，上睑覆盖角膜上部 1～2 mm，下睑缘与角膜下缘相切（图 1-1-30）。上、下睑缘内、外联结处分别称内眦和外眦。内眦处有椭圆形肉样隆起称泪阜，为变态的皮肤组织。睑缘宽 2 mm，分前、后唇。前唇钝圆，有 2～3 行排列整齐的睫毛，毛囊周围有皮脂腺（Zeis 腺）及变态汗腺（Moll 腺）开口于毛囊。后唇呈直角，与眼球表面紧密接触。两唇间有一条灰色线为皮肤与结膜的交界处。灰线与后唇之间有一排细孔，为睑板腺的开口。上、下睑缘的内侧端各有一乳头状突起，其上有一小孔称泪小点。

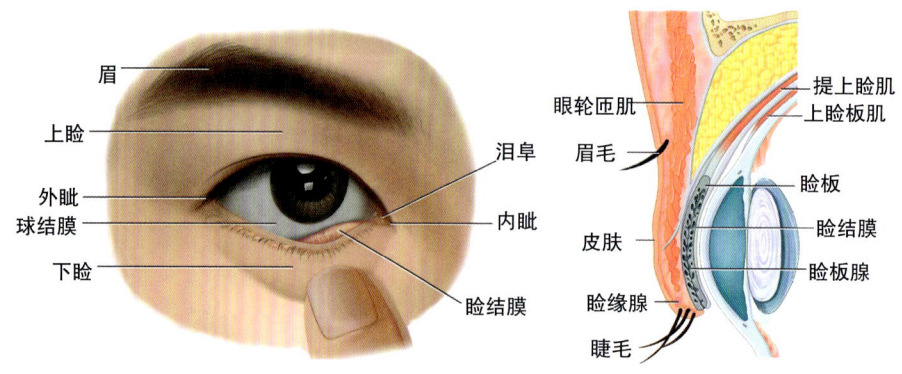

图 1-1-30　眼睑外观及组织结构

2. 眼睑的组织结构

眼睑从外向内分为以下 5 层。

（1）皮肤层

皮肤层是全身皮肤最薄的部位，易形成皱褶。

（2）皮下组织层

皮下组织层为疏松结缔组织和少量脂肪。肾病和局部炎症时容易发生水肿。

（3）肌层

肌层包括眼轮匝肌和提上睑肌。眼轮匝肌是横纹肌，分睑部、眶部和泪囊部 3 部分，肌纤维走行与睑裂平行呈环形，由面神经支配，使眼睑闭合。泪囊部眼轮匝肌也称 Horner 肌，正常情况下，泪液的排出依赖泪囊部眼轮匝肌的泪液泵作用（图 1-1-31）。提上睑肌（图 1-1-32）是眼睑的主要收缩肌，由动眼神经支配，发挥提起上睑、开启睑裂的作用。此肌起自眶尖视神经孔周围的总腱环，沿眶上壁至眶缘呈扇形分成前、中、后 3 部分：前部为薄宽的腱膜穿过眶隔，止于睑板前面，部分纤维穿过眼轮匝肌止于上睑皮肤下，形成重睑；中部为一层平滑肌纤维（Müller 肌），受交感神经支配，附着于睑板上缘（下睑 Müller 肌起于下直肌，附着于睑板下缘），在交感神经兴奋时使睑裂开大；后部为一腱膜，止于穹隆部结膜。

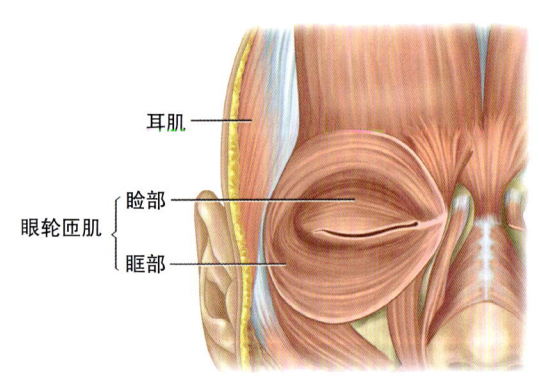

图 1-1-31　眼轮匝肌示意

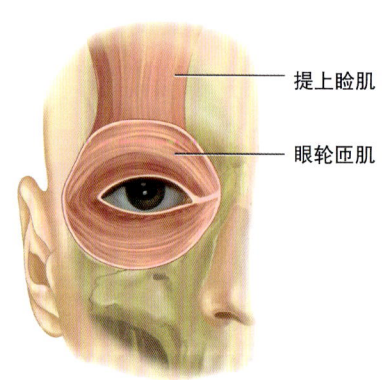

图 1-1-32　提上睑肌示意

（4）睑板层

睑板层是由致密结缔组织、丰富的弹力纤维和大量睑板腺形成的半月状结构，两端借内、外眦韧带固定于眼眶内、外侧眶缘上，上睑板较大。睑板腺（Meibom 腺）与睑缘呈垂直方向排列，是全身最大的皮脂腺，开口于睑缘，分泌类脂质，参与泪膜的构成并对眼表面起润滑作用。临床上进行睑板腺囊肿手术时，手术切口应垂直于睑缘，以避免损伤大量睑板腺。

（5）睑结膜层

紧贴睑板后面的透明黏膜称为睑结膜（详见结膜部分内容）。

3. 眼睑的血供

眼睑是体内血液供应最好的组织之一，有浅部和深部 2 个动脉血管丛，分别来自颈外动脉的面动脉分支和颈内动脉的眼动脉分支。离睑缘约 3 mm 处形成睑缘动脉弓，睑板上缘处形成较小的周围动脉弓。浅部（睑板前）静脉回流到颈内和颈外静脉，深部静脉最终汇入海绵窦。眼睑静脉没有静脉瓣，因此化脓性炎症处理不当有可能蔓延到海绵窦，而导致严重的后果。

4. 眼睑的淋巴

与静脉回流平行，眼睑外侧回流到耳前淋巴结和腮腺淋巴结，眼睑内侧回流至颌下淋巴结。

5. 眼睑的神经

眼睑的神经包括运动神经（面神经、动眼神经）、感觉神经（三叉神经第一支和第二支）和交感神经。面神经支配部分眼轮匝肌，麻痹时出现眼睑闭合不全；动眼神经上支支配提上睑肌；感觉神经司上睑和下睑的感觉；交感神经分布于眼睑腺体。

科 普

眼睑的静脉血管因为没有静脉瓣这个"阀门"，血流可以通过静脉血管和海绵窦进入颅内，当眼睑化脓感染时，一定不要自己动手挤压或切开，否则会引发颅内感染，就会小病酿成大祸。

（二）结膜

1. 结膜的解剖学结构

结膜为一连续眼睑与眼球的薄的半透明黏膜，柔软光滑且富有弹性，覆盖于眼睑后面（睑结膜）、部分眼球表面（球结膜），以及睑部到球部的反折部分（穹隆结膜），见图 1-1-33。这 3 部分结膜形成一个以睑裂为开口、以角膜为底的囊状间隙，即结膜囊。近年的研究认为穹隆部结膜及睑缘部结膜可能是结膜干细胞所在之处。

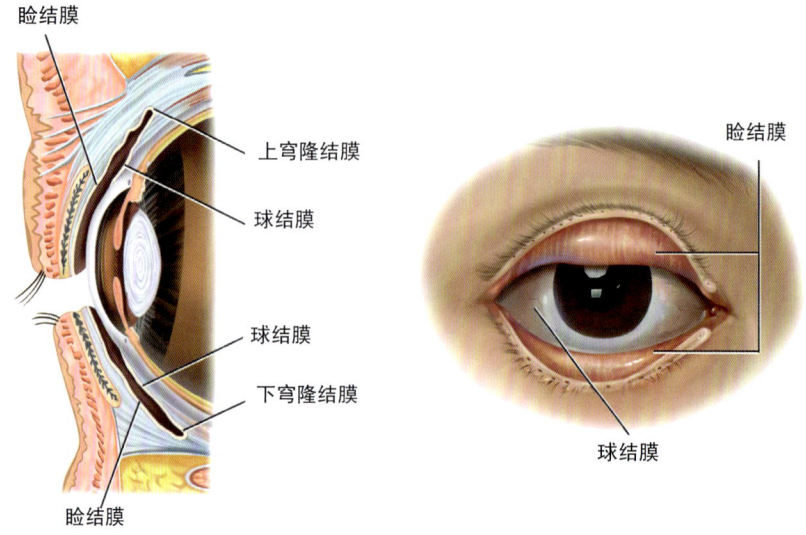

图 1-1-33　结膜囊及结膜分布

（1）睑结膜

覆盖睑板内面与睑板牢固粘连不能被推动。正常情况下，可见小血管走行和部分睑板腺管。上睑结膜距睑缘后唇约 2 mm 处，有一与睑缘平行的睑板下沟较易存留异物。

（2）球结膜

覆盖于眼球前部巩膜表面，止于角膜缘，是结膜组织中最薄的部分，可被推动。球结膜与巩膜间有眼球筋膜疏松相连，在角膜缘附近 3 mm 以内与球筋膜、巩膜融合。角膜缘部结膜上皮细胞移行为角膜上皮细胞，因此结膜疾病容易累及角膜浅层。在泪阜的外侧有一半月形球结膜皱褶称半月皱襞，相当于低等动物的第三眼睑（图 1-1-34）。

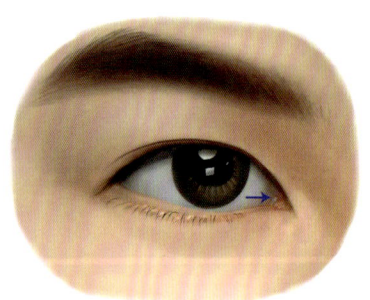

图 1-1-34　结膜半月皱襞

（3）穹隆结膜

介于睑结膜和球结膜之间，此部分结膜组织疏松，多皱褶，便于眼球活动。

2. 结膜的组织学和生理作用

组织结构由不角化的鳞状上皮和杯状细胞组成，分上皮层和固有层。上皮层为 2～5 层，各部位的厚度和细胞形态不尽相同。睑缘部为扁平上皮，睑板到穹隆部由立方上皮逐渐过渡成圆柱形，球结膜上皮呈扁平形，角膜缘部渐变为复层鳞状上皮，然后过渡到角膜上皮。杯状细胞是单细胞黏液腺，多分布于睑结膜和穹隆结膜的上皮细胞层内，分泌黏液湿润角膜和结膜，有保护作用。固有层含有血管和淋巴管，分为腺样层和纤维层。腺样层较薄，穹隆部发育较好，含 Krause 腺、Wolfring 腺，分泌浆液。该层由纤细的结缔组织网构成，其间有大量淋巴细胞，炎症时易形成滤泡。纤维层由胶原纤维和弹力纤维交织而成。

3. 结膜的血管和神经

结膜血管来自眼睑动脉弓及睫状前动脉。睑动脉弓穿过睑板分布于睑结膜、穹隆结膜和距角结膜缘 4 mm 以外的球结膜，充血时称为结膜充血；睫状前动脉在角膜缘 3～5 mm 处分出细小的巩膜上支组成角膜缘周围血管网并分布于球结膜，充血时称为睫状充血（图 1-1-35）。两种不同充血对眼部病变部位的判断有重要意义。第 Ⅴ 对颅神经分支支配结膜。

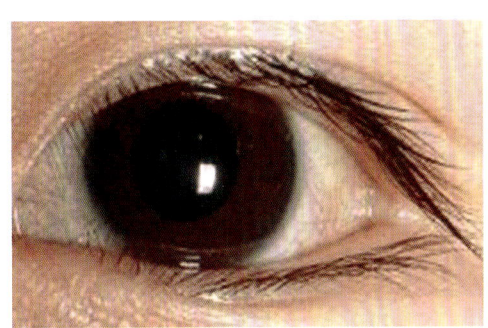
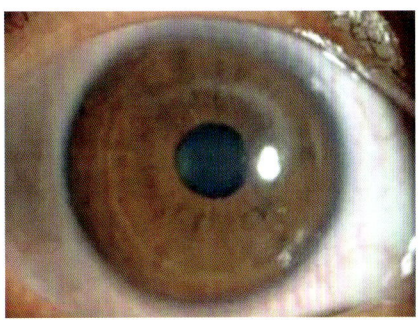

图 1-1-35 结膜充血和睫状充血

（三）泪器

泪器包括泪腺（分泌部）和泪道（排出部）两部分（图 1-1-36）。

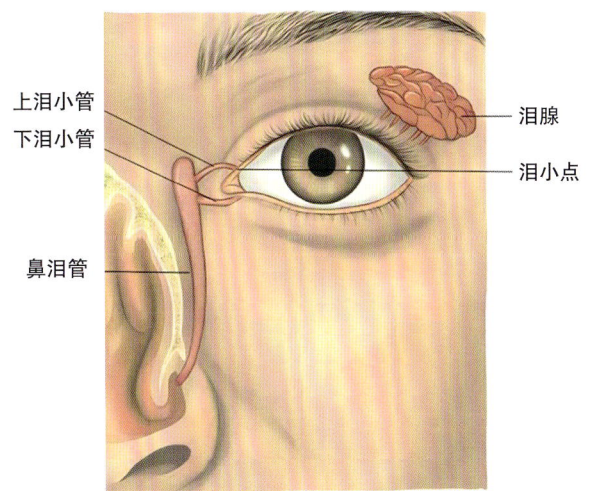

图 1-1-36 泪器解剖示意

1. 泪腺

泪腺位于眼眶外上方的泪腺窝内，长约 20 mm，宽约 12 mm，借结缔组织固定于眶骨膜上，提上睑肌外侧肌腱从中通过，将其分隔成较大的眶部泪腺和较小的睑部泪腺，正常时其从眼睑不能触及。泪腺的排出管有 10～20 个，开口于外侧上穹隆结膜颞侧部。泪腺是外分泌腺，为葡萄状浆液腺，每一腺体含腺细胞和肌上皮细胞。血液供应来自眼动脉分支泪腺动脉。

泪腺神经为混合神经，其中第Ⅴ对颅神经眼支的分支为感觉纤维；来自面神经中的副交感神经纤维和颅内动脉丛的交感神经纤维为分泌纤维，司泪腺分泌。

此外尚有位于穹隆结膜的 Krause 腺和 Wolfring 腺，分泌浆液，称副泪腺。

2. 泪道

泪道是泪液的排出通道，由上下睑的泪点、泪小管、泪囊和鼻泪管组成。

（1）泪点

泪点是泪液引流的起点，位于上下睑缘后唇，距内眦 6.0～6.5 mm 的乳头状突起上，直径为 0.2～0.3 mm 的小孔，正常情况下贴附于眼球表面。

（2）泪小管

泪小管为连接泪点与泪囊的小管。从泪点开始后的 1～2 mm 泪小管与睑缘垂直，然后呈一直角转为水平位，长约 8 mm。到达泪囊前，上下泪小管多先汇合成泪总管后进入泪囊中上部，亦有直接进入泪囊的。

（3）泪囊

泪囊位于内眦韧带后面，泪骨的泪囊窝内。其上方为盲端，下方与鼻泪管相连接，长约 12 mm，宽 4～7 mm。

（4）鼻泪管

鼻泪管位于骨性鼻泪管管道内，上接泪囊，向下后稍外走行，开口于下鼻道，全长约 18 mm。鼻泪管下端的开口处有一半月形瓣膜称 Hasner 瓣，为胚胎期残留物，有阀门作用。

泪液排出到结膜囊后，经眼睑瞬目运动分布于眼球的表面，并汇聚于内眦处的泪湖，依赖眼轮匝肌的"泪液泵"作用，由泪点和泪小管虹吸进入泪囊、鼻泪管到鼻腔。正常状态下，泪液每分钟分泌 0.9～2.2 μL，如超过 100 倍，即使泪道正常亦会出现泪溢。当眼部遭到外来有害物质刺激时，泪腺则反射性地分泌大量泪液，以冲洗和稀释有害物质。泪液除有湿润眼球的作用外，还有清洁和杀菌作用。

泪道的血液供应来自眼动脉分支、面动脉分支和颌内动脉分支。其神经支配为感觉纤维来自三叉神经眼支、上颌支和鼻睫状神经的滑车下神经分支，运动神经来自面神经分支。

科　普

> 鼻泪管下端的 Hasner 瓣膜如果在出生后仍未开放就会发生新生儿泪囊炎，导致新生儿流泪，分泌物增多，看起来总是眼泪汪汪，但可以经常用手指向下按压小儿鼻根部的泪囊处，借助泪囊内的液体冲破 Hasner 瓣的力量使症状缓解。

（四）眼外肌

眼外肌起源于胚胎组织的中胚层，在妊娠 6 个月时，所有的眼外肌及其周围组织都已经形成，以后仅仅是体积的逐渐增大。

眼外肌司眼球运动，每只眼有 6 条眼外肌，即 4 条直肌和 2 条斜肌。4 条直肌为上直肌、下直肌、内直肌和外直肌，它们均起自眶尖部视神经孔周围的总腱环，向前展开越过眼球赤道部，分别附着于眼球前部的巩膜上。直肌止端距角膜缘的距离不同，内直肌（最近）为 5.5 mm，下直肌为 6.5 mm，外直肌为 6.9 mm，上直肌（最远）为 7.7 mm。内、外直肌的主要功能是使眼球向肌肉收缩的方向转动。上、下直肌走向与视轴成 23°角，收缩时除具有使眼球上、下转动的主要功能外，还有内转内旋、内转外旋的作用。2 条斜肌是上斜肌和下斜肌。上斜肌起自总腱环，沿眼眶上壁向前至眶内上缘，穿过滑车向后转折，经上直肌下面到达眼球赤道部后方，附着于眼球的外上巩膜处。下斜肌起自眼眶下壁前内侧上颌骨眶板近泪窝处，经下直肌与眶下壁之间，向后外上伸展附着于赤道部后外侧的巩膜上（图 1-1-37）。一般斜肌的附着点比直肌更容易变异。上、下斜肌的作用力方向与视轴成 51°角，收缩时主要功能是分别使眼球内旋和外旋；其次要作用上斜肌为下转、外转，作用于下斜肌为上转、外转。

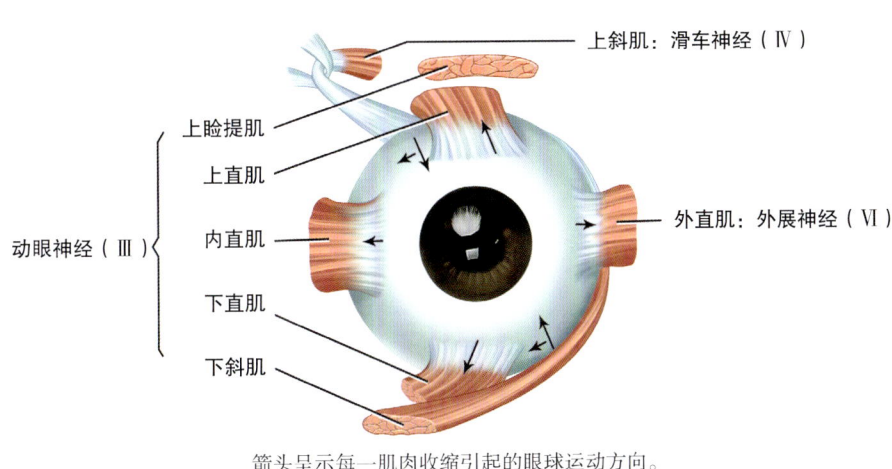

箭头呈示每一肌肉收缩引起的眼球运动方向。
图 1-1-37　眼外肌

1. 内直肌

肌长 40.8 mm，腱长 3.7 mm，与眼球巩膜接触弧长 6 mm，是眼外肌中最短的，且力量最强大。内直肌是唯一没有筋膜与斜肌相连接的肌肉，故眼眶或斜视手术时易滑脱。

2. 外直肌

肌长 40.6 mm，腱长 8.8 mm，与眼球巩膜接触弧长 12 mm，是眼外肌中最长的。

3. 上直肌

肌长 40.8 mm，腱长 5.8 mm，与眼球巩膜接触弧长 6.5 mm。上直肌腱膜与提上睑肌筋膜相连接，若眼肌手术时不注意此连接关系，可能导致睑裂大小发生变化。

4. 下直肌

肌长 40.0 mm，腱长 5.5 mm，与眼球巩膜接触弧长 6.5 mm。下直肌、下斜肌及下睑的收缩之间存在筋膜相互连接关系，故手术量不宜超过 5 mm，以免影响下斜肌或下睑功能。

5. 上斜肌

全长 60 mm，总腱环至滑车 40 mm，由滑车折回至附着点 20 mm。其功能起点为滑车。

6. 下斜肌

下斜肌在附着处几乎没有肌腱，附着线靠近黄斑和涡静脉。

眼外肌为横纹肌。外直肌受第Ⅵ对颅神经（外展神经）、上斜肌受第Ⅳ对颅神经（滑车神经）支配，其余眼外肌皆受第Ⅲ对颅神经（动眼神经）支配。眼外肌的血液供应来自眼动脉分出的上、下肌支泪腺动脉和眶下动脉。除外直肌由泪腺动脉分出的一支血管供给外，其余直肌均由两条睫状前动脉供血，并与睫状体内的动脉大环交通。

（五）眼眶

1. 眼眶的解剖学结构

眼眶为四边锥形的骨窝（图 1-1-38）。其开口向前，锥朝向后略偏内侧，由 7 块颅骨构成，即额骨、蝶骨、筛骨、腭骨、泪骨、上颌骨和颧骨。成人眶深为 40～50 mm，容积为 25～28 mL。眼眶有上、下、内和外四壁。眼眶外侧壁较厚，其前缘稍偏后，眼球暴露较多，有利于外侧视野开阔，但也增加了外伤机会。其他 3 个壁骨质较薄，较易受外力作用而发生骨折，且与额窦、筛窦和上颌窦毗邻，这些鼻窦的病变有时可累及眶内。眼眶骨壁有以下重要结构。

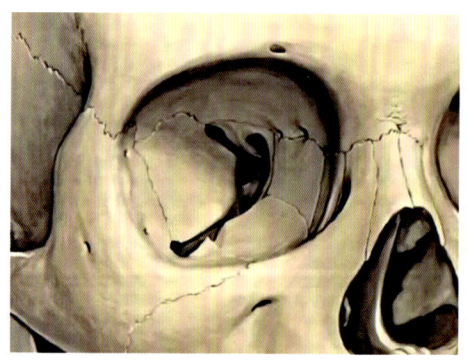

图 1-1-38　眼眶前面观

（1）视神经孔和视神经管

视神经孔为位于眶尖部的圆孔，直径 4～6 mm。视神经管由此孔向后内侧，略向上方通入颅腔，长 4～9 mm，管中有视神经、眼动脉及交感神经纤维通过。

（2）眶上裂

眶上裂位于视神经孔外侧，长约 22 mm，与颅中窝相通。第Ⅲ、第Ⅳ、第Ⅵ对颅神经和第Ⅴ对颅神经第一支（眼支）、眼上静脉和部分交感神经纤维通过眶上裂。此处受损则累及通过的神经（不累及视神经）、血管，出现眶上裂综合征，如累及视神经且有临床表现，则考虑为眶尖综合征。

2. 眼眶的生理作用

眼眶对眼球具有容纳和保护作用。

科　普

眼眶的静脉与面部、颅内和鼻腔相通，且眼眶的静脉系统没有静脉瓣。当面部皮肤或鼻窦的感染扩散到眼眶，进入颅内时，易造成颅内感染，甚至危及生命。因此，面部的疖、痤疮等感染千万不能挤压，尤其是位于危险三角区域的感染（图1-1-39）。此外，若发现有鼻窦炎症，应及时前往医院就诊，避免发生颅内逆行感染。

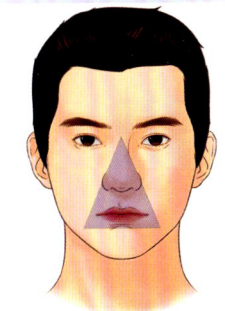

图1-1-39　面部危险三角区

视路

视路是视觉信息从视网膜光感受器开始到大脑枕叶皮质视觉中枢的传导路径，包括六部分：视神经、视交叉、视束、外侧膝状体、视放射和视皮质（图1-1-40）。

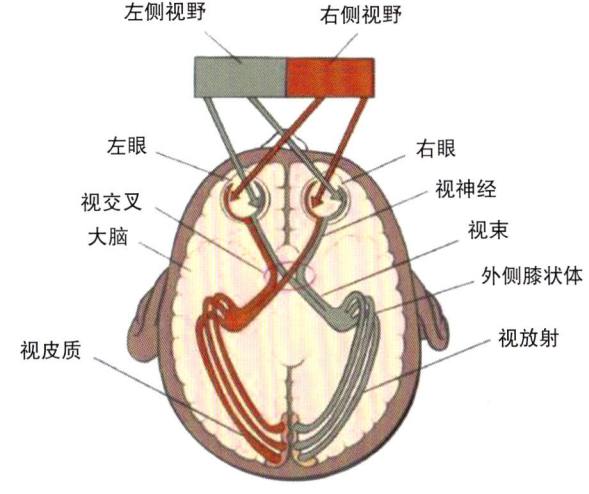

图1-1-40　视路示意

(一)视神经

视神经是中枢神经系统的一部分。从视盘起至视交叉前脚,称为视神经,全长约 40 mm。按其部位划分为眼内段、眶内段、管内段和颅内段 4 部分。

1. 眼内段

自视盘起至巩膜后孔出口处,由 100 万~120 万个神经节细胞的轴突组成神经纤维,成束穿过巩膜筛板出眼球,长约 1 mm。可分为神经纤维层、筛板前层、筛板和筛板后区。临床上可从眼底见神经纤维层(橙红色)、筛板前层中央部分(杯凹),有时可见到视杯底部的小灰点状筛孔,即筛板。筛板前的神经纤维无髓鞘(直径 1.5 mm),发生变异时也可有髓鞘包裹,眼底可见白色的有髓神经纤维(图 1-1-41)。筛板以后开始有髓鞘包裹(直径 3.0 mm)。眼内段视神经的血液供应来自视网膜中央动脉分支和睫状后短动脉分支。

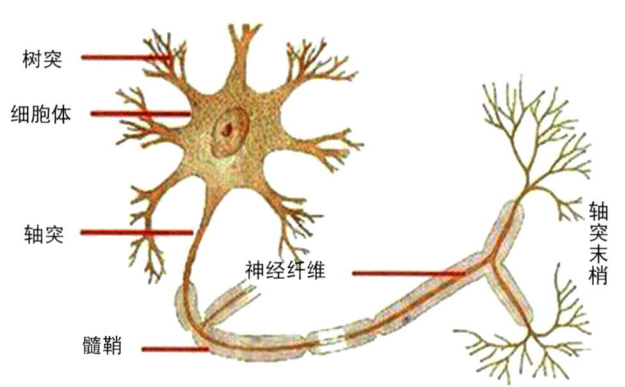
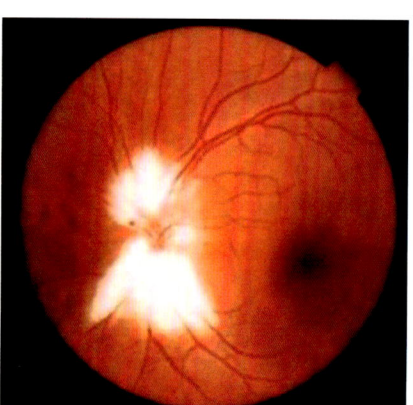

图 1-1-41 有髓神经纤维

2. 眶内段

自巩膜后孔至视神经管的眶口,长约 25 mm,位于肌锥内,呈"S"形弯曲,以利于眼球转动。视神经外有视神经鞘膜包裹,此鞘膜是 3 层脑膜的延续。鞘膜间隙与颅内同名间隙连通,有脑脊液填充。眶内段视神经血液供应主要来自眼动脉分支和视网膜中央动脉分支。

3. 管内段

管内段即视神经通过颅骨视神经管的部分,长 4~9 mm。鞘膜与骨膜紧密相连以固定视神经。该段视神经与蝶窦、筛窦、上颌窦和额窦的关系密切,因此鼻旁窦疾病可导致视神经受累。此段视神经与眼动脉伴行并由其供血。

4. 颅内段

颅内段为视神经出视神经骨管后进入颅内到达视交叉前脚的部分,长约 10 mm,直径 4~7 mm。由颈内动脉和眼动脉供血。

（二）视交叉

视交叉是两侧视神经交汇处，位于蝶鞍之上。视交叉呈椭圆形，横径约 12 mm、前后径约 8 mm、厚约 4 mm。此处的神经纤维分为两组：来自两眼视网膜的鼻侧纤维交叉至对侧，来自颞侧的纤维不交叉。黄斑部纤维占据视神经和视交叉中轴部的 80%～90%，亦分交叉纤维和不交叉纤维。视交叉与周围组织的解剖关系：视交叉的下方为脑垂体，因此垂体肿瘤向上生长可对视交叉产生压迫，引起不同程度的视野缺损（图 1-1-42）。其前上方为大脑前动脉及前交通动脉，两侧为颈内动脉，后上方为第三脑室。这些部位的病变都可侵及视交叉而表现出特征性的视野损害。

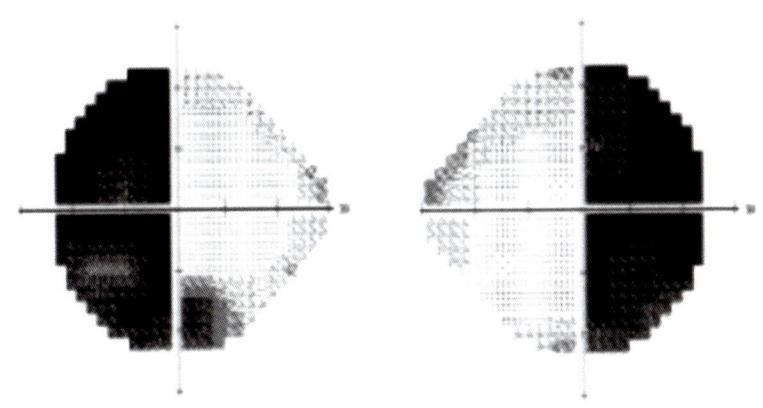

图 1-1-42　垂体瘤导致的双颞侧偏盲

（三）视束

视束为视神经纤维经视交叉后位置重新排列的一段神经束，长 40～50 mm。离开视交叉后，分为两束绕大脑脚至外侧膝状体。来自下半部视网膜的神经纤维（包括交叉和不交叉）位于视束的外侧，来自上半部视网膜的神经纤维（包括交叉和不交叉）位于视束的内侧，黄斑部神经纤维起初位于中央，以后移向视束的背外侧。

（四）外侧膝状体

外侧膝状体属于间脑的一部分（图 1-1-43），位于大脑脚外侧，为卵圆形。视网膜神经节细胞发出的神经纤维中约 70% 在此与外侧膝状体的节细胞形成突触，换神经元后进入视放射。在外侧膝状体中，灰质和白质交替排列，白质将灰质细胞分为 6 层，由对侧视网膜而来的交叉纤维止于第 1、第 4、第 6 层，由同侧视网膜而来的不交叉纤维止于第 2、第 3、第 5 层。

（五）视放射

视放射是联系外侧膝状体和枕叶皮质的神经纤维结构（图 1-1-43）。换元后的神经纤维通过内囊和豆状核的后下方呈扇形散开，分成背侧、外侧及腹侧 3 束，绕侧脑室颞侧角形成 Meyer 襻，到达枕叶。

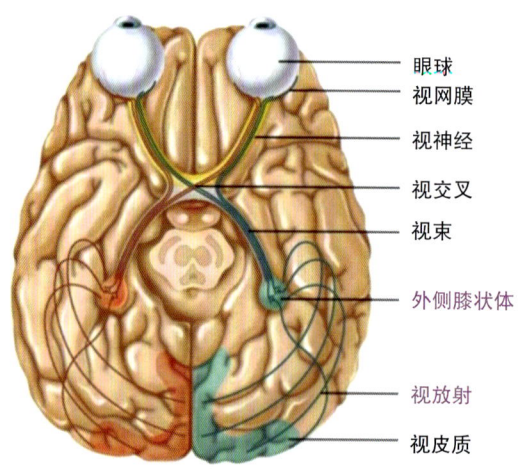

图 1-1-43　外侧膝状体和视放射

（六）视皮质

视皮质位于大脑枕叶皮质，相当于 Brodmann 分区的 17、18 和 19 区，即距状裂上、下唇和枕叶后内侧的纹状区，是大脑皮质中最薄的区域。每侧与双眼同侧一半的视网膜相关联，如左侧视皮质与左眼颞侧和右眼鼻侧视网膜相关联。视网膜上部的神经纤维终止于距状裂上唇，下部的纤维终止于下唇，黄斑部纤维终止于枕叶纹状区后极部。交叉纤维在深内颗粒层，不交叉纤维在浅内颗粒层。

> **科 普**
>
> 由于视觉纤维在视路各段排列不同，所以在神经系统某部位发生病变或损害时对视觉的损害不同，表现为特定的视野异常。因此，清楚这些视野缺损的特征性改变，对中枢神经系统病变的定位诊断具有重要意义。

眼部血管和神经

（一）血管

1. 眼球的血供

眼球的血供来自眼动脉。眼动脉自颈内动脉分出后经视神经管入眶，分成两个独立的系统。一个是视网膜中央血管系统，供给视网膜内数层；另一个是睫状血管系统，供应除视网膜中央动脉供给外的眼球其他部分。

（1）视网膜中央血管系统

视网膜中央动脉：从眼动脉发出，于球后 9～11 mm 处穿入视神经中央，从视盘穿出。

营养供应内核层以内的视网膜。

视网膜中央静脉：血管及分支与同名动脉伴行，但不平行，分支间不吻合。经眼上静脉回流，最后汇入海绵窦。

（2）睫状血管系统

睫状后短动脉：在球后视神经周围发出10～20条小分支穿过巩膜，形成脉络膜血管网，供应视网膜外4层、黄斑及视盘营养。

睫状后长动脉：自眼动脉分出，有2支，在视神经鼻侧和颞侧穿入巩膜，至睫状体，形成虹膜大环和虹膜小环。供应虹膜、睫状体和脉络膜前部。

睫状前动脉：由眼动脉4条直肌的肌动脉而来，供应眼前节。除外直肌仅有1支，其他3条直肌均有2条肌动脉。因此眼外肌手术时，每只眼最多手术2条直肌，以避免引起眼前节缺血。

涡静脉：4～6条，收集部分虹膜、睫状体和全部脉络膜回流的血液，经眼上、下静脉汇入海绵窦。

睫状前静脉：收集部分虹膜、睫状体的血液及巩膜静脉窦流出的房水，经巩膜表层静脉丛进入眼上、下静脉汇入海绵窦。

2. 眼附属器及眼眶的血供

眼附属器及眼眶除了由来自颈内动脉的眼动脉供应外，尚有颈外动脉分支面动脉、颞浅动脉和眶下动脉供应。眼动脉经视神经管进入眼眶后的主要分支如图1-1-44所示。

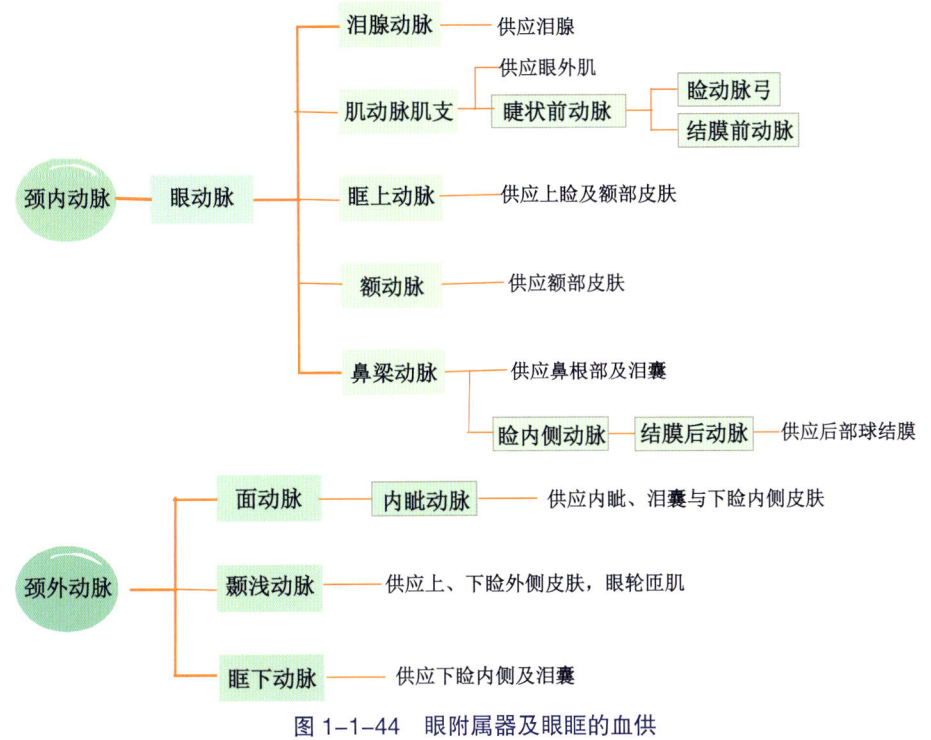

图1-1-44　眼附属器及眼眶的血供

（二）神经

眼部的神经支配丰富，与眼相关的颅神经（图 1-1-45）共有 6 对。第Ⅱ对颅神经——视神经；第Ⅲ对颅神经——动眼神经，支配睫状肌、瞳孔括约肌和提上睑肌，以及除外直肌和上斜肌的眼外肌；第Ⅳ对颅神经——滑车神经，支配上斜肌；第Ⅴ对颅神经——三叉神经，司眼部感觉；第Ⅵ对颅神经——外展神经，支配外直肌；第Ⅶ对颅神经——面神经，支配眼轮匝肌。第Ⅲ对和第Ⅴ对颅神经与自主神经在眼眶内还形成特殊的神经结构。

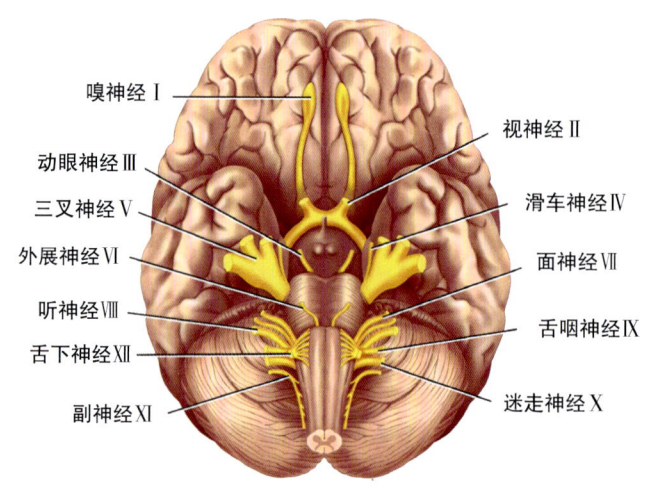

图 1-1-45　颅神经

1. 运动神经

动眼神经：经眶上裂入眶，一般分为 2 支：上支到达上直肌和提上睑肌；下支到达内直肌、下直肌和下斜肌。此外，下支还向睫状神经节发出分支，经睫状短神经支配瞳孔括约肌和睫状肌。

滑车神经：经眶上裂外侧入眶，支配上斜肌运动，除运动纤维外，可能还有本体感觉纤维。

外展神经：通过眶上裂，在动眼神经外侧入眶，支配外直肌。

面神经的颞支和颧支：支配眼轮匝肌，以完成闭睑动作。

2. 感觉神经

眼神经：三叉神经第一支，是眼球的主要感觉神经。自颅内的半月神经节发出后进入海绵窦，分为泪腺神经、鼻睫状神经和额神经 3 支进入眶上裂，司眼球、上睑及泪腺等部感觉。

上颌神经：三叉神经第二支，司下睑感觉。

3. 睫状神经及睫状神经节

睫状神经：含有感觉、交感和副交感纤维，分睫状长神经和睫状短神经。支配虹膜、睫状体、角膜、巩膜和角膜缘部结膜的知觉及瞳孔开大肌、瞳孔括约肌和睫状肌的运动。

睫状神经节：是周边神经节，位于外直肌和视神经之间，呈扁平长方形，前后径 2 mm，垂直径 1 mm，距眶尖约 10 mm。睫状神经节的节前纤维由感觉根（长根）、运动根（短根）和交感根组成，分别司眼球的感觉、瞳孔括约肌、睫状肌运动及眼内血管的舒缩和瞳孔开大肌的运动。睫状神经节的节后纤维组成睫状短神经。睫状神经节内含有支配眼球组织的感觉纤维，临床上内眼手术时常麻醉抑制此神经节，以达到镇痛作用。

第二节 视功能及眼部检查

眼科检查是眼部疾病诊断的主要依据和病情评估的基础，包括形态和功能 2 个方面的检查，根据检查的内容一般分为常规检查和特殊检查。常规检查是针对眼科患者必须实施的基本检查项目；而特殊检查则是在常规检查的基础上进行的针对某些特定诊断或鉴别诊断所需而采用的检查，下面将主要介绍常规检查。视功能检查分为视觉心理物理学检查和视觉电生理检查两大类，临床上视功能评估的方法较多，需分辨其检测含义。

视功能检查

（一）视力检查

视力即视敏度（visual acuity，VA），是眼睛分辨最小物像的能力，即眼对二维物体形状和位置的分辨能力。它反映黄斑中心凹的功能，又称中心视力，分为远视力和近视力（阅读视力）。视力直接影响人的工作和生活能力，视力检查是眼科的首要检查，每位眼部异常患者均应进行视力检测。

1. 远视力检查

视力检测一般采用视力表法。常用的视力表有标准对数视力表、Snellen 视力表和 logMAR 视力表等（图 1-2-1）。

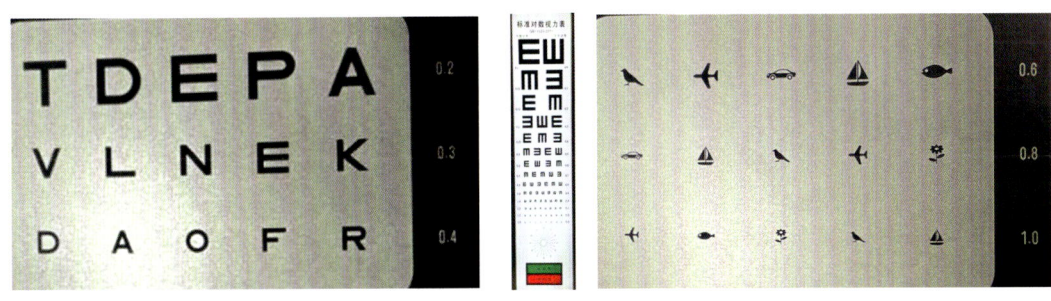

图 1-2-1　常用视力表

【目的】

衡量远距离视觉清晰度或视觉系统辨别精细视觉的能力。

【准备】

环境准备：自然光线或低照度检查室。

用物准备：视力表、遮盖板、指示杆、笔灯。

检查者准备：穿工作服、戴口罩、双手及遮盖板清洁消毒。

被检者准备：告知检查目的，教会被检者检查视力，如有屈光不正，应准备矫正眼镜；先测裸眼视力，再测戴镜视力。

对被检者宣教：不眯眼、不压眼睛、不歪头。

【操作步骤】

检查顺序：单眼检测、先检查右眼后检查左眼、先裸眼后戴镜。

检查距离：被检查者距视力表于标准检查距离（一般为 5 m），眼睛高度与 1.0 行视标等高，嘱被检者遮盖一眼，检查者从最大视标开始指示并要求被检者读出所指视标，自上而下，逐行检查。检查过程中注意观察被检者辨识情况，被检者正确判读的最后一行视标所对应的视力即被检者该眼视力。

视标视力值：检查过程中鼓励被检者努力读出尽可能小的视标，应在 3 秒钟内指出，直至一行中出现视标读错。①如果有半数以上视标读错，则上一行视力为被检者视力，"+"为该行读对的视标数量。例如，4.8 行视标读错超半数，仅读对 1 个，则记录为 4.7^{+1}。②如果有少于半数视标读错该行就是被测者的视力，"-"为该行读错的视标数量。例如，4.8 行视标读错少于半数，仅读错 1 个，则记录为 4.8^{-1}。

移近法视力测量：如果最大视标于标准距离看不清，让被检者慢慢走近，直到刚能看清最大视标（0.1）为止，测量实际距离，根据公式计算该眼的视力：视力 = 实际距离 ÷ 规定距离 × 最大视标视力值（图 1-2-2）。例如，视力 = 4 m/5 m × 0.1 = 0.08。

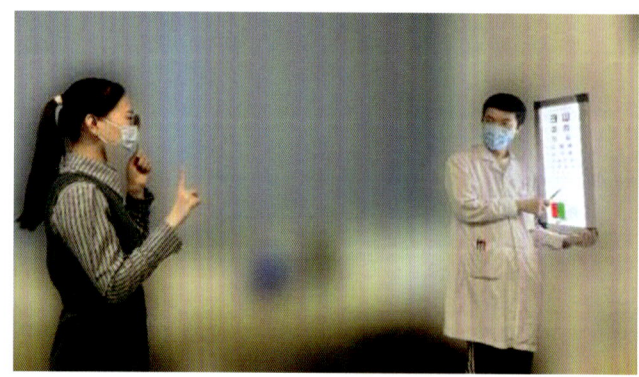

图 1-2-2　移近法视力测量

指数视力测量：如果移近到视力表前 1 m 仍看不到最大视标，则测指数（counting fingers，CF）视力。被检者背光而坐，检查者在其眼前伸出不同数目手指，手指间距约 1 个手指宽度，由 40 cm 开始，让被检者辨认手指数目。若能准确辨认，则逐渐增加测量距离；若不能准确辨认，逐渐减小测量距离，直至能准确判断指数的最大距离，记录该距离（图 1-2-3）。例如，CF/30 cm。

手动视力测量：如果被检者眼前 5 cm 看不到指数，则测手动（hand motions，HM）视力，40 cm 开始，同指数检查一样进行远近调整，确定可以准确看到手动的最远距离（图 1-2-4）。例如，HM@40 cm。

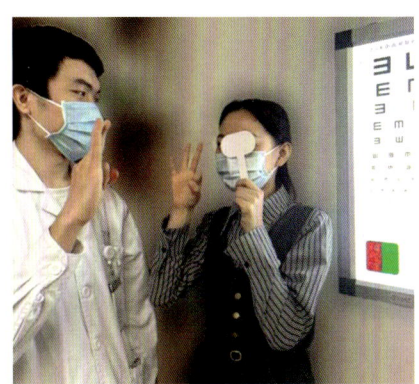 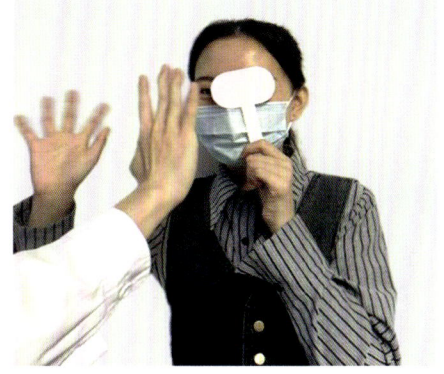

图 1-2-3　指数视力测量　　　　　图 1-2-4　手动视力测量

光感及光定位：①如果被检者眼前不能正确判断手动，则检查光感。在暗室内将笔灯置于眼前 50 cm 处照射被检眼，问被检者有无看到光，有则记录光感（light perception，LP），无则记录无光感（no light perception，NLP）。检查时对侧眼完全遮盖，不能漏光。例如，右眼 LP，左眼 NLP。②如果有光感，则检查光定位。将光源（笔灯或蜡烛）置于眼前 1 m 处。被检者头部固定，眼睛平视正前方，将光源在 9 个方位等距移动，询问被检者能否判断光源方向，记录各方位光定位能力是否存在，正确则记录"+"，错误则记录"-"。检查过程中应确保被检者眼睛不能跟随灯移动。

【记录说明】

V 或 VA 代表视力检查，D 代表远距离；CC 代表矫正视力，SC 代表裸眼，CL 代表角膜接触镜；如果被检者反应异常，应记录，如慢。

【注意事项】

远视力检查可以在自然光线下进行，光线须充足。如果在暗室进行，则须人工照明。两者均应避免产生眩光。

视力检查原则：单眼测量，先右后左，先健后患，先裸眼后戴镜，自上而下。

指示杆头端不能太细，应漆成黑色；应选择小遮盖板，避免压迫眼球。

2. 近视力检查

【目的】

衡量在阅读距离视觉系统辨别最小视标的能力。

【工具】

近视力表（图1-2-5），遮盖板，照明系统。

【准备】

同远视力检查。

【操作步骤】

应用标准近视力表，在充足照明下，将视力表置于眼前标准检测距离（一般30 cm）处，检查顺序同远视力检查。若近视力很差可改变检测距离，直至获得最佳测量结果，记录视力水平并标明实际测量距离。例如，1.0/20 cm。

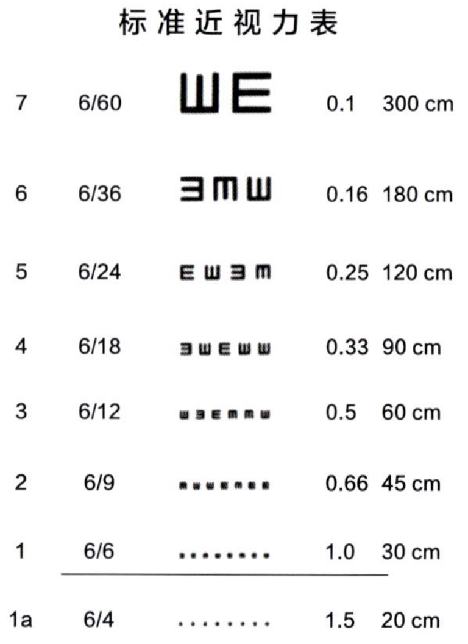

标准近视力表				
7	6/60	ШE	0.1	300 cm
6	6/36	ЭmШ	0.16	180 cm
5	6/24	EωЭm	0.25	120 cm
4	6/18	ЭmEшш	0.33	90 cm
3	6/12	шЭEmш	0.5	60 cm
2	6/9	………	0.66	45 cm
1	6/6	………	1.0	30 cm
1a	6/4	………	1.5	20 cm

图1-2-5 常用近视力表

3. 婴幼儿视力检查

婴幼儿难以合作，检查视力需要与婴幼儿的行为相结合。可检查注视反射和跟随反射是否存在，大致了解婴幼儿的视力情况。例如，将光源或者色泽鲜亮的玩具置于婴幼儿眼前，观察婴幼儿是否注视目标并随之移动。

【目的】

筛查婴幼儿的视力情况。

【工具】

注视视标、转鼓、优选注视卡等。

【操作步骤】

遮盖厌恶试验：让婴幼儿坐于母亲膝上，给予感兴趣的注视视标。当其注视时，分别遮盖单眼。若被遮盖眼为视力较差眼，则婴幼儿无异常表现。当遮盖眼为视力好的眼时，婴幼儿则表现烦躁、哭闹或用手推开遮挡物。

追随试验：给予感兴趣的注视视标，当其注视时，缓慢移动视标，婴幼儿的眼或头能追随转动，表明至少有眼前指数视力。对可疑双眼视力丧失者，可观察婴幼儿对周围事物有无反应或行瞬目反射（检查者用一物体做快速移近眼球的假动作观察有无瞬目反应）。

注视反应：检查者右手持其感兴趣视标，左手固定婴幼儿头部并以左大拇指分别挡住婴幼儿右眼或左眼。观察另一眼能否跟随和注视眼前目标。提示不能注视的眼视力差，应当散瞳做眼底及屈光检查。

视动性眼球震颤：让家长抱婴幼儿呈坐位，注视视鼓，视鼓上有不同空间频率的条纹，转动视鼓，观察是否产生眼球震颤，如有眼震提示可注视并分辨条纹（图1-2-6）。

视觉诱发电位（visual evoked potential，VEP）：检查时最好在屏蔽隔离室中进行。采用电视反转棋盘图像或反转黑白条方波光栅作为刺激源，记录视觉诱发电位阈值。根据空间频率推算出单眼或双眼的斯内伦（Snellen）视力值。

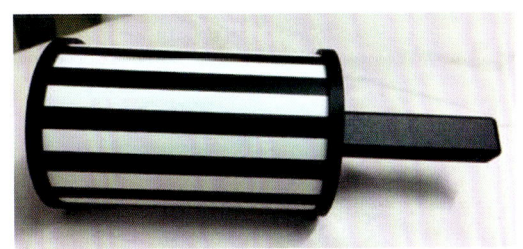

图 1-2-6　视动性眼震转鼓

选择观看法：以大的灰色纸作为屏幕，置于婴幼儿前方，中央开一窥视孔，在窥视孔两侧分别装有黑白条栅画面及灰色无图像卡片，可随机在一侧呈现条栅，另一侧呈灰色卡片。婴幼儿坐在家长或医务人员的腿上距窥视孔 31 cm，固定婴幼儿头部。检查者由幕后经窥视孔观察并记录婴幼儿注视反应，如注视黑白条栅卡则提示婴幼儿具有分辨该空间频率的视力。可重复检查以明确检查结果的准确性。

【注意事项】

开始时先对双眼进行测试，待婴幼儿逐渐配合后再分别检查左右眼。对眼进行遮盖时应完全，不能让婴幼儿偷看。

视动性眼球震颤检测法难以维持婴幼儿一直固视目标，且刺激物占据视野的比例小。因此，若未能诱发出现视动性眼球震颤，并不等于婴幼儿没有接受刺激，也许是婴幼儿缺乏兴趣，有假阴性的可能。另外，存在眼球运动障碍时，此法可能得出视力缺损的错误解释。

选择观看法适于 18 个月龄以下的婴幼儿，年长幼儿因注意力分散，影响检查效果。应注意环境需要安静、无干扰。

全身状况不允许检查或因精神或智力状态不能配合检查的成人可用此类方法检测视力。

4. 学龄前及学龄期儿童的视力检查

【目的】

评价婴幼儿的视力情况。

【工具】

各种视力表。

【操作步骤】

图形视力表检查法：根据视角的原理设计，常以手指、鱼、蝴蝶、伞、小动物和小果实等图形代替各种文字视标，检查条件及方法与国际标准视力表相同（图 1-2-7）。

点状视力检查仪：适用于 2～3 岁的婴幼儿。该表是将一系列大小不等的黑色圆点排列在乳白色的圆盘上，有一背景灯照明，圆盘表面有一遮板，开一观察孔。转动圆盘，让圆点视标出现在观察孔，让患儿识别，再根据可识别的圆点大小，查出设计时相应 Snellen 值做出估算。

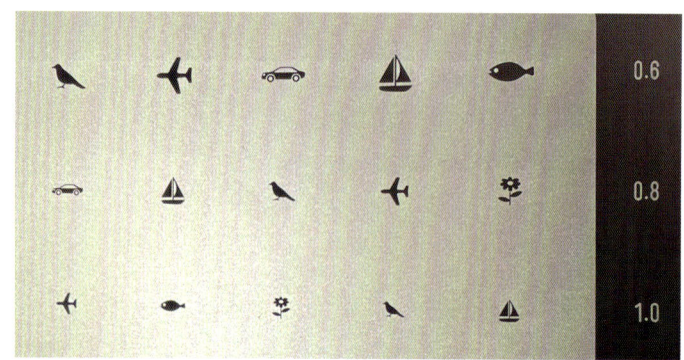

图 1-2-7 图形视力表

E 字视力表检测：检查操作方法如前所述。

激光干涉条纹视力计检查：受检者取坐位，头部固定在颌架上，用单眼向激光干涉测试仪的窥视孔内注视。检查者旋转旋钮，改变条纹的空间频率，受检者可见粗细不等、黑白相间的条纹，最粗条纹相当于视力 0.05，最细条纹相当于视力 2.0，条纹每档间隔视力为 0.05。干涉条纹可以改变为竖、横、左斜、右斜。根据被检者能分辨的最细条纹换算出视力。

【注意事项】

检查标准距离为 5 m，如果采用平面镜反射法（图 1-2-8），则检查距离可缩短一半。其中 1.0 视标应与被检儿童的眼保持同高。

检查时要坐姿端正，不能眯眼。用消毒遮眼板遮挡非受检眼，通常先查右眼，后查左眼。弱视儿童先查健眼，后查弱视眼。

对弱视儿童应分别记录单个视标检查的视力及单行视标检查的视力，判断是否有拥挤现象。因为一般情况下，弱视儿童容易辨认单个视标，单行视标视力常较单个视标视力差 1～3 行，而且在弱视训练中单个视标视力也比单行视标视力提升得快。

对眼球震颤儿童进行视力检查。①隐性眼震：遮盖单眼会诱发眼震，可以用 +5.00 D 的球镜代替遮盖板置于非检查眼前，行单眼视力检查。

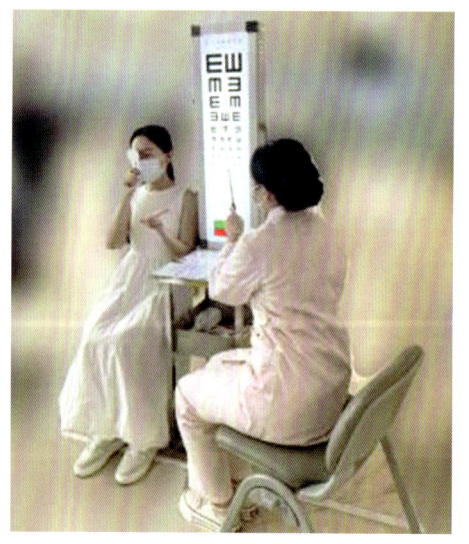

图 1-2-8 平面镜反射法

②伴代偿头位的冲动型眼球震颤：应该检查头位正直时的视力和代偿头位时的视力。这种检查结果对诊断和处理这类儿童的疾病有重要意义。

（二）色觉检查

色觉是眼辨别颜色的能力，正常的色觉需要有健康的黄斑和视神经。色觉障碍按照程度分为色盲和色弱两类。色盲指辨别颜色的能力丧失，色弱则指辨别颜色的能力减弱。无论色盲还是色弱都不能很好辨别颜色,不能胜任涉及颜色的工作。色觉检查是一种主观检查,包括假同色图法、彩色绒线挑选法、色相排列法和色觉镜法等,其中最常用的为假同色图法,即色盲本检查。

【目的】

评估黄斑视锥细胞、视神经及视觉皮层的功能。

【工具】

遮盖板、色盲本、特殊色盲检查本所需的特殊镜片等(图1-2-9)。

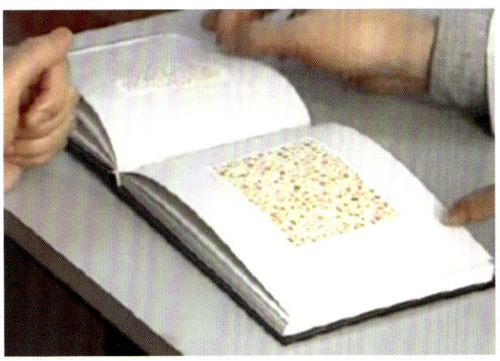

图1-2-9　色盲本检查色觉

【准备】

被检者行屈光矫正,老视者戴近用矫正眼镜,但不能戴有色眼镜;自然光照明。

【检查步骤】

①被检者与检查图相距50 cm,视线与检查图表面垂直。②遮盖单眼(先右后左),也可双眼检查。③用示教图向被检者说明如何辨识图片,该示教图因正常人及色觉障碍者均能正确辨读,故不具有检出意义(图1-2-10)。④逐步翻动检出图,嘱被检者读出色盲本一组图片的每一页,辨认其中的数字、图形或字母。⑤在5秒内读出为正常,否则为色觉异常,根据色盲本说明判断是何种色觉异常。

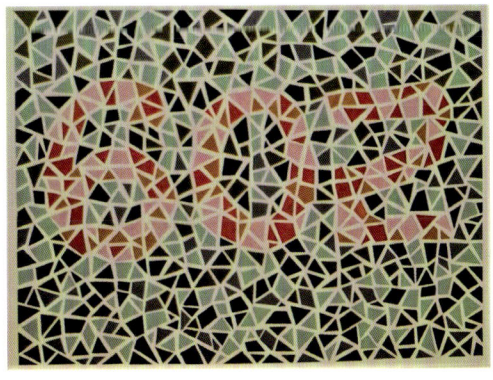

图1-2-10　色盲本示教图

【记录】

记录内容包括眼别、能辨认的图片数/色盲本图片总数和色盲本版本。例如，OD 12/12；OS 12/12 Ishihara。色盲本检查结果一般不会出现全对或全错。

【注意事项】

检查室不应有红绿色背景，以免影响检查结果。

先天性色觉异常和后天性色觉异常应使用不同的色盲检查图。

检查时注意保持图片清洁、完好，不用手指触碰图片。不用时色盲本应避光保存，若有污染或褪色则不能用于检查。

眼部检查

眼部检查要养成先右后左、从外到内的习惯，注重两侧对照。当患有传染病时，应先查健眼，再查患眼。

（一）外眼检查

【目的】

评价外眼健康情况。

【工具】

笔式手电筒、放大镜。

【准备】

告知患者检查的目的和配合事项；嘱患者摘掉眼镜。

【检查步骤】

（1）眼睑：①观察双眼裂大小是否对称；有无睑裂缺损、内眦赘皮、眼睑内翻、眼睑外翻，以及闭合不全。②观察睑缘表面是否光滑、是否充血、是否附着鳞屑；睫毛是否缺损、其位置与排列方向是否正常、有无睫毛乱生或倒睫，抑或有双行睫毛等先天异常。

（2）结膜：①检查顺序依次为上睑结膜→上穹隆部结膜→下睑结膜→下穹隆部结膜→球结膜→半月皱襞。②检查时注意结膜组织的结构是否清楚、颜色、透明度，有无干燥、充血、出血、结节、滤泡、乳头、色素沉着、肿块、瘢痕，以及肉芽组织增生，结膜囊的深浅，有无睑球粘连、异物等。

（3）检查方法：①睑结膜检查方法。检查上睑结膜时，嘱被检者放松眼睑，向下方注视，将示指放在眉下上半部睑板皮肤处，拇指放在睑缘上方，轻轻捏住眼睑皮肤，拇指向上，示指向下将睑板上缘向下压即可翻转，使上睑结膜暴露（图1-2-11）。检查下睑结膜时，只需将下睑向下方牵拉，嘱被检者向上注视即可充分暴露。注意如有角膜溃疡或角膜软化症及疑有眼外伤者，勿强行翻转眼睑做检查，以免发生角膜穿孔。②球结膜检查方法。球结膜暴露较容易，用拇指和示指将上、下睑分开，嘱患者向各方向注视转动眼球即可充分暴露整个眼球，检查时切忌压迫眼球。

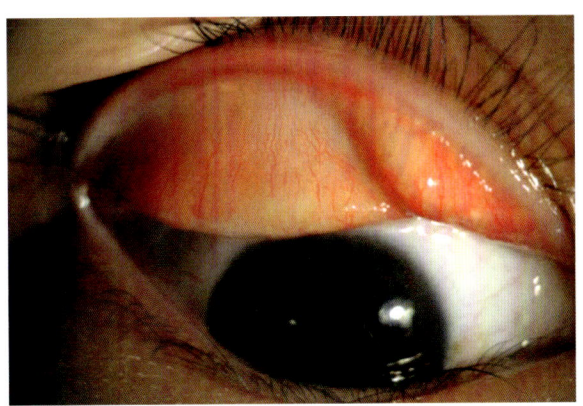

图 1-2-11 翻转上睑

（4）泪器：①观察泪腺、泪道部位有无异常变化，如泪腺有无肿胀、泪点是否正位和是否开放，泪囊区皮肤有无红肿、有无溢泪。②检查泪囊时用示指挤压泪前嵴观察有无触痛及波动感，有无脓液自泪点逆流出来或进入鼻腔。

（5）眼眶：检查眼球突出度，触诊眶内压，观察眼球运动，观察有无眼眶肿瘤、炎症（炎性假瘤、眶蜂窝织炎、眶脓肿）、血管畸形、甲状腺相关眼病、眼眶外伤。

（二）眼球前段检查

详见裂隙灯显微镜眼部检查部分内容。

（三）眼球后段检查

详见眼底镜检查部分内容。

（四）瞳孔检查

【目的】

评价瞳孔形态、功能及有关的肌肉、神经通路情况。

【工具】

笔式手电筒和远距视标（如最大 E 视标）。

【准备】

①告知患者检查的目的和配合事项。②照明尽量昏暗，但容许看清被检者的瞳孔。③检查者距离被检者约 25 cm，但不能阻挡其视线（一般正前方或偏侧方）。④被检者摘去眼镜。

【检查步骤】

（1）瞳孔常规检查：①应用裂隙灯显微镜检查瞳孔有无异常，包括先天性虹膜缺损、先天性永存瞳孔膜、先天性无虹膜，以及虹膜颜色异常、虹膜萎缩、虹膜后粘连、虹膜根部断裂及术后虹膜缺损等先天或后天性改变。②测量双眼瞳孔大小，利用瞳距尺或裂隙灯分别测量左右眼瞳孔直径，并记录。③观察瞳孔的形状。④对比双侧瞳孔的大小。

（2）对光反射检查：指导被检者注视远距视标。检查者用手或其他物品放在受检者鼻梁中间，用以遮挡检查光线。①直接对光反射。将光照向右眼瞳孔，同时观察右眼瞳孔大小和缩小的速度，重复2次。②间接对光反射。将光照向右眼瞳孔，同时观察左眼瞳孔大小和缩小的速度，重复2次。将光照向左眼，重复上述步骤完成左眼的检查。

（3）光照转换测试（swinging flashlight test）：检测是否存在相对性传入性瞳孔障碍（relative afferent pupillary defect，RAPD），有2种检查方法，如下。①将光交替照向两眼瞳孔，在各眼前停留3～5秒，重复2～3次。观察光线照到时各眼瞳孔的反应（收缩或放大）及大小和形状。要求照向每只眼的光强度一致。②检查者用手轮流遮盖患者一侧眼睛，同时观察未遮盖侧眼的瞳孔大小。

（4）近反射（集合反射）：首先嘱受检者注视远处目标，记录双眼瞳孔大小。然后将一支铅笔或医师手指置于受检者眼前数厘米处，嘱其注视铅笔或手指，观察双眼瞳孔的反应及大小。

【结果记录】

若瞳孔检查出现异常，则分别记录眼别，并用文字描述异常的表现，如瞳孔不等大、反应迟缓等。

若光照转换试验发现瞳孔放大或两侧不等大，则记录为存在相对性传入性瞳孔障碍：+RAPD 或 +MG（positive Marcus Gunn）。

若所有的瞳孔反应正常，则可记录为瞳孔等大等圆且对光反射灵敏（pupils equal round responsive to light，PERRL；no Marcus Gunn responses，no MG/no RAPD）。例如，OU：PERRL，no MG。

【注意事项】

瞳孔缘后粘连时，检查瞳孔反射没有实际意义。

照射瞳孔的光线适中，不应太强或太弱。

检查时应让患者注视远处目标，避免与近反射引起的瞳孔改变相混淆。

检查时光线自下而上照入或侧方照入，避免光线引起瞳孔提前收缩干扰检查结果。

检查儿童时，请家长或他人在远处设置一目标。

（五）眼球运动检查

1. 眼外肌运动检查

【目的】

评价被检者双眼球协同运动的能力。

【工具】

笔式手电筒。

【检查步骤】

被检者摘去眼镜，检查者手持笔式手电筒，继 Hirschberg 试验后进行检查。

指导被检者保持头位不变，两眼跟随灯光，向不同注视眼位转动，并在各个不同注视眼位询问被检者是否看到重影、感到疼痛或不舒服。

灯光离被检者 30～40 cm 的眼前正中开始检查（起始位）。

将灯光按数字顺序（H 形）移动到另外 8 个位置，如图 1-2-12 所示。同时观察被检者的角膜反光点（如同 Hirschberg 试验），灯光距离 40 cm，各象限灯光移动距正中位约 40°。

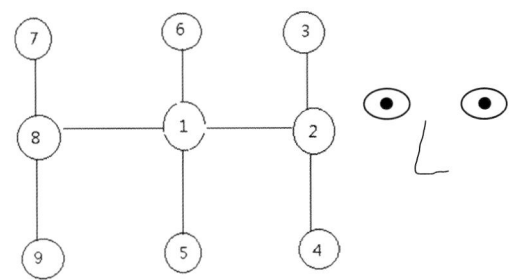

图 1-2-12　诊断眼位检查顺序

整个过程还需要观察眼球运动的流畅度、跟随灯光的准确度和移动范围，若被检者报告某注视象限有复像，则需要进行精确的眼肌测量分析。

若双眼协同运动异常，可遮盖单眼分别检查左、右眼的眼球运动情况，以鉴别双眼协同性异常导致的眼运动异常。

正常单眼运动标准：内转时瞳孔内缘可达上、下泪小点连线；外转时外侧角膜缘达到外眦角；上转时，下角膜缘与内、外眦连线相切；下转时，上角膜缘与内、外眦连线相切。

【结果记录】

若眼外肌运动正常，可用英文缩写"SAFE"（S：Smooth，平滑的；A：Accurate，准确的；F：Full，完整的；E：Extensive，广阔的）记录；或者选用文字描述，例如，眼球向各方位运动自如，准确到位。

若眼外肌运动异常，如眼球震颤、运动不稳和运动滞后等，应做相应文字记录。例如，向左注视时复视，右眼滞后并疼痛。

2. 眼位检查——Hirschberg 试验

【目的】

检查双眼同时注视时，双眼眼轴的相对位置关系。

【工具】

笔式手电筒、遮盖板。

【检查步骤】

测量时检查者手持笔式手电筒，嘱被检者取掉眼镜（或戴眼镜），向前注视 50～100 cm 远处的笔灯。

观察被检者双眼角膜映光点，分析角膜映光点偏离瞳孔中心的方向和量值。如果双眼协调直视，则角膜映光点分别位于双眼瞳孔中心；若有斜视，则角膜映光点近瞳孔中心的眼为注视眼，角膜映光点偏离瞳孔中心的眼为偏斜眼。

角膜映光点偏离瞳孔中心 1 mm 相当于 22$^\triangle$偏斜。检查者可根据映光点在角膜的位置判断斜视方向及角度大小（图 1-2-13）。Kappa 角的存在会导致正常角膜映光点稍偏离瞳孔中心，因此在定量斜视角度时应注意分辨 Kappa 角产生的影响。

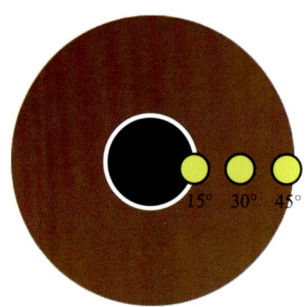

图 1-2-13　角膜映光试验映光点位置与斜视角度示意

【记录】

若无斜视，则记为正位；若有斜视，则记为何眼、向何方位偏斜，以及偏斜角度（粗略）。例如，右眼外斜 10°。

3. 眼位检查——遮盖试验

该项眼位客观检查包括遮盖、去遮盖和交替遮盖 3 个部分。

【目的】

衡量被检者有无隐斜、显斜，以及斜视的大小和方向。

【工具】

视力表、远近视标、遮盖板、手电筒、水平和垂直的棱镜排/块状三棱镜（图 1-2-14）。

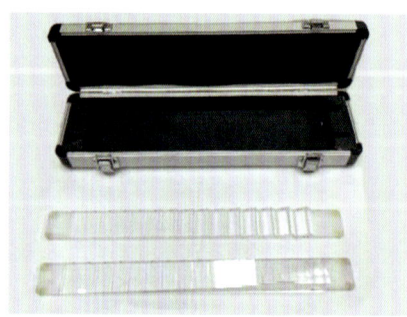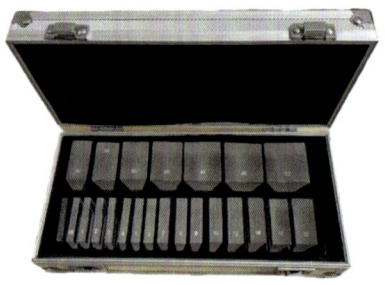

图 1-2-14　棱镜排和块状三棱镜

【准备】

先裸眼再戴镜检查，先远距后近距。

视标选择：①远距离检查时，使用较差眼的最佳远矫正视力的上一行视标。②近距离检查时，检查距离约 40 cm。使用较差眼的最好矫正视力的上一行视标，或使用相应大小的图形视标。

近距检查由被检者手持视力表，检查者手持遮盖棒。

室内的照明使检查者可以观察到被检者眼睛的运动情况。

【注意事项】

患者双眼都必须具备一定的注视能力，视力太差者测量斜视角不适合采用此法。不适合旋转斜视或旋转隐斜检测。

患者眼球运动严重受限，甚至不能运动，则不适合用遮盖法检查眼位。对微小斜视者进行遮盖试验可能得到阴性结果。

交替遮盖双眼检查时，两眼不应同时注视，避免引起双眼融合。遮盖检查需在双眼充分分开的状态下进行。

4. 眼位检查——交替遮盖检查

【目的】

检查被检者是否存在斜视或隐斜，以及斜视或隐斜的方向和程度，但不能区别是隐斜还是斜视。

【检查步骤】

让被检者注视视标，并保持视标清晰。

遮盖被检者一眼2~3秒，迅速移动遮盖板至另一眼，观察去遮盖瞬间眼的移动方向。交替遮盖一眼，反复2~5次。如无眼球运动则为眼位正位，如有眼球运动则为斜视或隐斜。根据去遮盖瞬间眼球的运动方向，可以判断斜视方向，如表1-2-1所示。

表1-2-1 眼球运动方向与斜视性质判断

眼球运动方向	斜视类型
向内	外斜 Exo
向外	内斜 Eso
向上	下斜 Hypo
向下	上斜 Hyper

5. 眼位检查——遮盖检查

【目的】

区分显斜视，可用于交替遮盖确认有斜视或隐斜后的进一步检查。

【检查步骤】

（1）双眼同时注视目标，保持融像。

（2）检查右眼：①遮盖被检者左眼，在遮盖的同时观察右眼的运动情况。如果没有运动，表示在双眼同时注视时右眼处于注视位。②恢复双眼同时注视，保持融合2~3秒，重复检查确认。

（3）检查左眼：①遮盖被检者右眼，在遮盖的同时观察左眼的运动情况。如果没有运动，表示在双眼同时注视时左眼处于注视位。②恢复双眼同时注视，保持融合2~3秒，重复遮盖确认。

（4）如在（2）、（3）步检查中双眼都没有运动，则无显斜或交替遮盖确认的斜视为隐斜，继续行去遮盖试验，判断有无隐斜。

（5）如在（2）、（3）步检查中存在眼球移动，则被检者有显性斜视，继续进行斜视定量检查。

6. 眼位检查——去遮盖检查

【目的】

区分隐斜，区分交替性斜视与固定性斜视。

【检查步骤】

遮盖一眼，在去遮盖瞬间，注意观察去遮盖眼有无运动。

遮盖检查时有眼动：如果交替去遮盖时双眼均无眼动，则为交替性斜视；如果交替去遮盖时一只眼有眼动，则为固定性斜视；不动眼为主斜眼。

遮盖检查时无眼动：如果交替去遮盖时双眼均无眼动为正位，双眼均动则为隐斜。

7. 眼位检查——棱镜结合交替遮盖检查

【目的】

定量检查斜视或隐斜量。

【检查步骤】

将棱镜置于任何一眼前（固定性斜视则置于注视眼前），根据斜视方向确定棱镜底方向，如表 1-2-2 所示。重复交替遮盖，逐步增加棱镜量，直至交替遮盖中没有可见眼动。所加的棱镜量即为偏斜量。

表 1-2-2 眼球偏斜方向与所用棱镜底向的关系

眼球斜视偏斜方向	所用棱镜底向
外斜 Exo	底朝内 BI
内斜 Eso	底朝外 BO
下斜 Hypo	底朝上 BU
上斜 Hyper	底朝下 BD

第三节 常用眼科设备使用

裂隙灯显微镜检查

裂隙灯显微镜（图 1-3-1）主体结构分为裂隙灯显微镜照明系统和双目立体显微镜观察系统。通过调整裂隙光宽窄、长短、强度、光阑及入射角度，可形成不同的光学切面。通过调节裂隙光焦点,可依次观察从眼表至前部玻璃体的眼前段结构。配合不同种类附件将明显扩大其应用范围。例如,加用前置镜可以进行眼底检查。裂隙灯显微镜的检查方法有直接焦点照明法、弥散照明法、间接照明法、后部照明法、镜面反光照明法和角膜缘分光照明法等,其中直接焦点照明法最常用。

【目的】

评价眼前段健康情况;结合辅助镜检查前房角及视网膜情况;用于角膜接触镜验配评估。

【滤光片的应用】

钴蓝光片:配合荧光素染色检查。

无赤光片:用于观察血管、视网膜出血。

减光滤光片:用于即使在最低照度下也畏光者,减少光线刺激。

隔热滤光片:降低光源热量,使被检者舒适。

普通光片:常规使用。

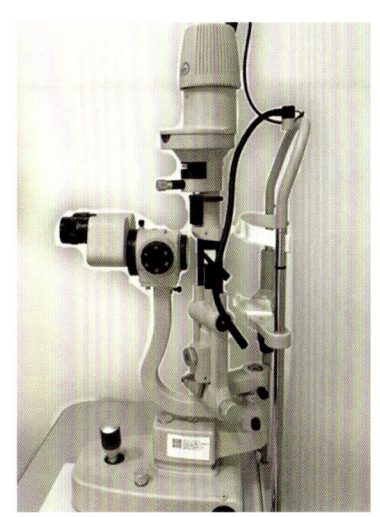

图 1-3-1 裂隙灯显微镜

【准备】

将室内光线调至略暗。检查者清洁双手,消毒裂隙灯显微镜的接触部位(如额靠及颌托等)。调整座椅和检查台高度使被检者及检查者坐位舒适。检查者检查裂隙调整、光阑调整和运动滑台等是否正常使用,将反射镜调至锁定状态(click stop)。嘱戴镜患者脱下眼镜,将头部舒适地固定在托架上,下颌及前额抵住挡板(图1-3-2)。调整颌托高度使被检者外眦与支架侧杆参考线对齐(图1-3-3)。调为低放大倍率(6倍或10倍),照明系统前不放置任何滤光片。

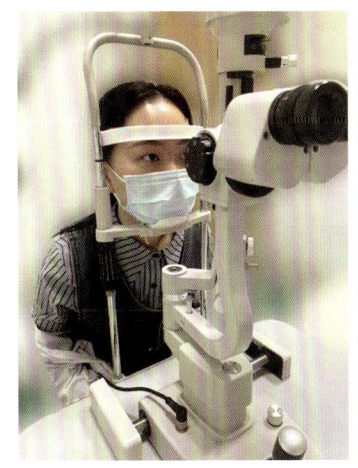

图 1-3-2 裂隙灯显微镜检查被检者头部位置

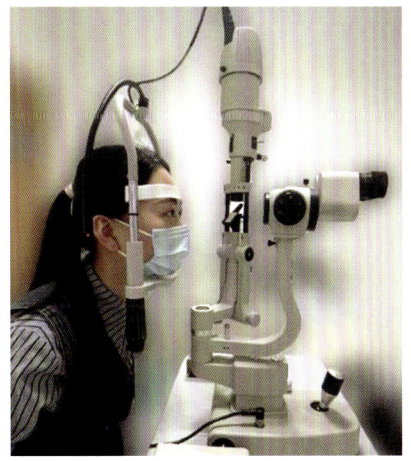

图 1-3-3 裂隙灯显微镜支架侧杆参考线

【检查步骤】

将定焦棒插入裂隙灯显微镜定焦棒插孔中，根据检查者的屈光状态单眼调整目镜焦距，使左、右眼分别注视定焦棒时清晰（图1-3-4）。双眼同时调整裂隙灯显微镜目镜间距，使其与检查者瞳距相符，形成双目立体视觉观察目标。取下定焦棒，调整运动滑台手柄（控制杆），上、下、前、后、左和右移动，使观察目标裂隙像位置适中，保证观察像清晰（图1-3-5）。

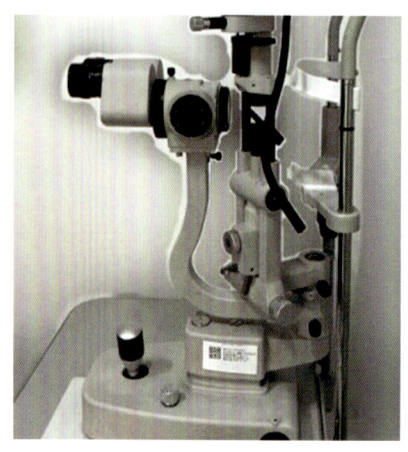 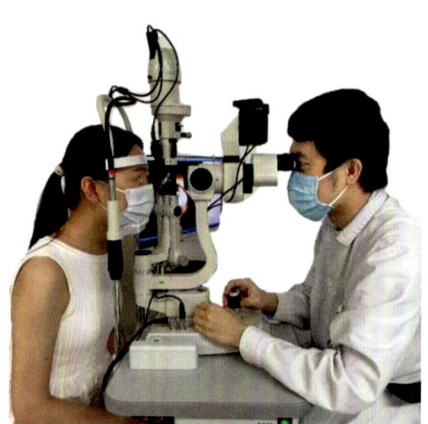

图 1-3-4　裂隙灯显微镜调焦部件　　图 1-3-5　裂隙灯显微镜检查

双手操作，一只手操纵控制杆，一只手操纵裂隙宽窄，照明光臂角度及翻转患者眼睑。

检查顺序为先右后左、从前往后。组织结构检查顺序为眼睑及睫毛、结膜、泪膜、角膜、前房及前房角、虹膜、瞳孔、晶状体。

必要时可结合间接照明法、后部反光照明法、镜面反射照明法和角膜缘分光照明法等特殊投照方法对病灶进行详细检查。具体检查如下。

（1）外眼（眼睑、睫毛、泪器）——弥散光照明法

检查要点是：①光阑全开；②斜向投射；③照明光臂与镜臂夹角（光镜臂角）30°；④低倍放大（6倍或10倍）。让被检者闭眼，检查上眼睑及睫毛。让被检者睁开眼睛，检查下眼睑及睫毛，观察泪河、眼睑与眼球位置、睑板腺开口。观察要点：①睑缘有无睑内、外翻，有无红肿、充血、肥厚、鳞屑、脓痂或溃疡，睑板腺开口有无堵塞；②有无睫毛排列紊乱、倒睫、脱落或秃睫；③观察上、下泪点形态位置，并挤压泪囊区再次观察。

（2）结膜及巩膜——弥散光照明法

扫视结膜及巩膜全貌。

宽裂隙直接照明法检查病变：①调至宽裂隙；②斜向投射；③照明光臂与镜臂夹角（光镜臂角）30°；④低倍放大（6倍或10倍）。让被检者睁开眼睛向上看。拉开下眼睑，检查下睑结膜、球结膜、巩膜及下泪小点的开放情况。让被检者向下看并告知要翻眼睑，翻开上眼睑，检查上方睑结膜及球结膜、巩膜。让被检者向左、右看，分别检查鼻侧及颞侧球结

膜、巩膜。

观察要点：①睑结膜，是否光滑、血管纹理是否清晰、是否充血，有无结石、异物、滤泡、乳头增生、溃疡、假膜或真膜、瘢痕或肉芽肿、新生肿块等；②球结膜，有无充血、水肿、结膜下出血、结节、溃疡，有无干燥及比托斑、新生肿块或色素斑；③穹窿结膜，观察穹窿的深浅，有无睑球粘连、瘢痕、异物；④巩膜，颜色、有无色素、充血、结节、疱疹、隆起、压痛、新生物及外伤等。

（3）角膜——选择直接焦点照明法

检查要点：①根据检查需要调节裂隙宽度，宽1~3 mm，宽裂隙检查角膜全貌、局部病灶和角膜后沉着物等，窄裂隙检查角膜切面；②斜向投射；③照明光臂与镜臂夹角（光镜臂角）30°~45°；④中等放大倍率（16倍或20倍）；⑤必要时用弥散光照射配合荧光素和钴蓝滤光片观察病变。让被检者直视正前方，裂隙光扫视角膜，观察有无混浊或不规则。当到达角膜顶点后，将照明光臂转到另一边，调至合适的角度继续扫描检查。检查过程中应注意将照明光臂转到另一边后，适当退回一些，以防漏查部分角膜。让被检者向下看，拇指提起上睑，扫描检查角膜上1/3。同样，当到达角膜顶点后，将照明光臂转到另一边，调至合适的角度继续扫描检查。让被检者向上看，必要时下拉下睑，扫描检查角膜下1/3。同样，当到达角膜顶点后，将照明光臂转到另一边，调至合适的角度继续扫描检查。观察要点：角膜大小、弯曲度、表面是否光滑，有无新生血管、混浊、角膜后沉积物，荧光素钠染色检查是否点染。

（4）泪膜

选择弥散照明法：嘱患者眨眼，用弥散光观察泪膜涂布情况、有无碎屑等。必要时用弥散光照射配合荧光素和钴蓝滤光片行泪膜破裂时间（tear break-up time，BUT）检查。

选择直接照明法：①调至最窄裂隙；②斜向投射；③照明光臂与镜臂夹角（光镜臂角）45°；④中等放大倍率（16倍或20倍）；⑤形成角膜切面，最外面的灰色线为泪膜。

观察要点：泪膜的破裂时间、厚薄、颜色、连续性是否完好，以及有无碎屑异物等。

（5）前房

中央前房深度：①调至最窄裂隙；②斜向投射；③照明光臂与镜臂夹角（光镜臂角）40°~45°；④中等放大倍率（16倍或20倍）；⑤尽量取角膜中央径线切面，投射瞳孔区，以所截角膜切面厚度为1 CT，目测估计前房深度为多少CT（图1-3-6）。

周边前房深度：①调至最窄裂隙，形成光学切面；②斜向投射；③照明光臂与镜臂夹角（光镜臂角）60°；④中等放大倍率（16倍或20倍）；⑤让被检者直视正前方，颞侧或下方角膜缘投射；⑥以所截角膜切面厚度为1 CT，观察最周边部角膜内皮与虹膜表面之间的距离为多少CT，如果周边前房深度<1/4 CT，应行房角镜检查。

房水闪辉：将裂隙宽度和高度调至最小0.2 mm，调整光投射角至光柱前房段恰好衬在瞳孔区（图1-3-7）。观察前房段光柱，10倍放大观察，阴性时转16倍观察。

观察要点：前房深浅，有无混浊、积血、积脓或异物等。

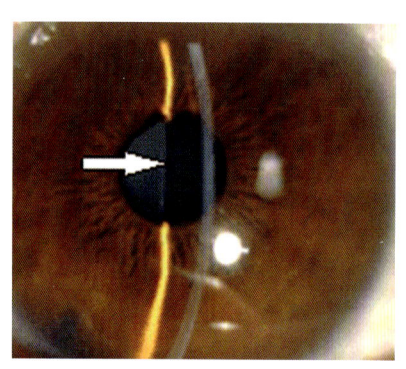
图 1-3-6　裂隙灯下前房中央深度（箭头所示）

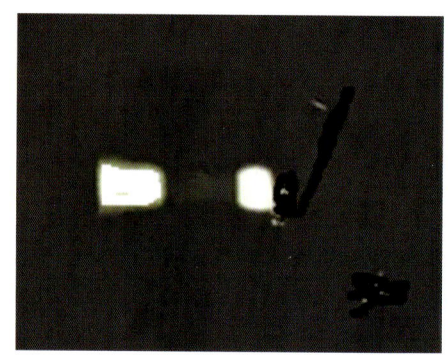
图 1-3-7　裂隙灯房水闪辉检查

（6）虹膜——直接照明法

检查要点：①调至宽裂隙；②斜向投射；③照明光臂与镜臂夹角（光镜臂角）30°～45°；④中等放大倍率（16倍或20倍）；⑤必要时窄裂隙观察局部病灶。扫描检查虹膜表面，观察其不规则性。观察瞳孔对光反射，当裂隙光到达瞳孔边缘时瞳孔应收缩。

观察要点：虹膜颜色、纹理，有无新生血管、萎缩、结节、粘连、震颤、根部离断及缺损等，必要时左、右眼对比虹膜色素情况；判断双侧瞳孔是否等圆等大，瞳孔位置是否居中。

（7）晶状体——直接照明法

检查要点：①调至窄裂隙；②斜向投射；③照明光臂与镜臂夹角（光镜臂角）20°；④中等放大倍率（16倍或20倍）。缓慢将裂隙灯向被检者方向推进至光线经过瞳孔并清晰聚焦于晶状体前表面，继续缓慢向被检者方向推进至晶状体深层聚焦，最后聚焦于晶状体后表面，逐一看清晶状体各层次。稍宽裂隙从一侧到另一侧扫描检查晶状体。将照明臂按照同样的角度调整至眼球另一侧，同样扫描检查晶状体各层次。

观察要点：晶状体的透明度、密度、位置及形态，必要时做散瞳检查。

（8）前 1/3 玻璃体——直接照明法

检查要点：①调至窄裂隙；②斜向投射；③视瞳孔大小调节照明光臂与镜臂夹角（光镜臂角）15°～30°；④中等放大倍率（16倍或20倍）。透过瞳孔区，裂隙灯聚焦于晶状体后囊后，焦点继续后移，晶状体后的暗黑间隙则为前段玻璃体。必要时结合眼球转动进行检查。

观察要点：玻璃体的透明度、密度和有无混浊物等。

直接检眼镜检查

直接检眼镜又称眼底镜，用于检查眼屈光间质和视网膜，是眼科一种重要的常用仪器。眼底镜的结构包括照明系统和观察系统两部分。在外观上由头部、颈部和体部3部分组成，不同品牌有所差异。

（一）眼底镜外观

头部：包括光源和旋钮，分正、反两面，正面朝向患者，反面朝向检查者；颈部：开关、亮度旋钮等；体部：手柄、电池部分（图 1-3-8，图 1-3-9）。

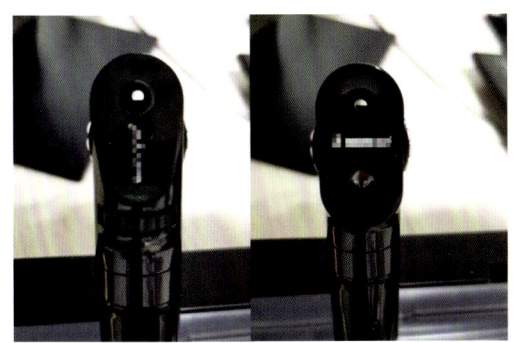

图 1-3-8　眼底镜头部

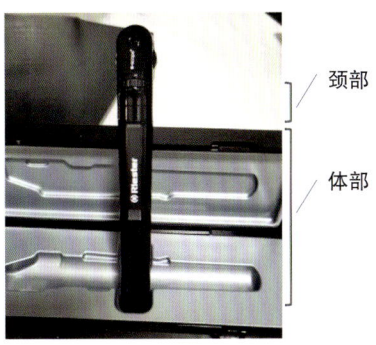

图 1-3-9　眼底镜颈部和体部

（二）眼底镜光学结构

照明系统：包括光源、第一聚光镜、可调光阑、第二聚光镜和折射透镜（反射镜）等组件。可调光阑位于第一和第二聚光镜之间，为一圆盘，上有小孔。投照光线从不同光阑（小孔）发出，常用的投照光阑设置如下（图 1-3-10）。①备有各种滤光片，黄色滤光片用于检查视网膜；无赤光片可以观察血管、出血及眼底神经纤维等；钴蓝滤光片可用于荧光眼底检查。②备有不同孔径的光阑，大光阑用于散瞳眼底检查，小光阑用于常规检查。带有刻度的测量光阑投照野中可见靶形坐标图形，用于测量病变大小、注视性质检查。有的直接检眼镜还备有裂隙光阑，用于观察病变的深度和方向等。

图 1-3-10　直接检眼镜可调光阑

观察系统：直接检眼镜的观察系统由窥孔、屈光补偿透镜和屈光补偿透镜转盘（图 1-3-11）组成。屈光补偿透镜转盘显示的数字中，红色代表凹透镜、黑色代表凸透镜，读数反映了补偿透镜的屈光规格。

【成像特点】

正像、视野范围小；像放大倍率为 14～16 倍；单眼检查，无立体感；有利于观察视盘及眼底后极部细微病变。

【适应证】

眼病患者，特别怀疑玻璃体或眼底有病变时；健康体检者；患有中枢神经系统、心血管系统、血液系统和内分泌系统等全身疾病者需要进行眼底检查。

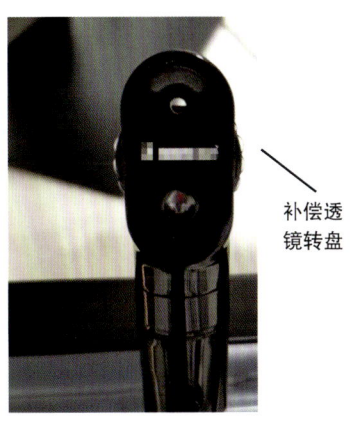

图 1-3-11　直接检眼镜补偿透镜转盘

【禁忌证】

屈光间质明显混浊者；瞳孔明显缩小者；有外眼感染性疾病（如急性结膜炎、呼吸道传染性疾病）时不宜检查。

【目的】

评价眼后段健康情况、评估屈光介质透明度。

【准备】

将室内光线调暗。屈光不正尤其是有散光的被检者，应配戴矫正眼镜；被检者取下眼镜。被检者采取舒适坐位，平视正前方。检查者站位，采用"三左三右原则"（检查患者左眼，应站于患者左侧，左手持检眼镜，左眼观察；检查患者右眼，应站于患者右侧，右手持检眼镜，右眼观察）（图 1-3-12）。打开光源，调整光圈和光色。

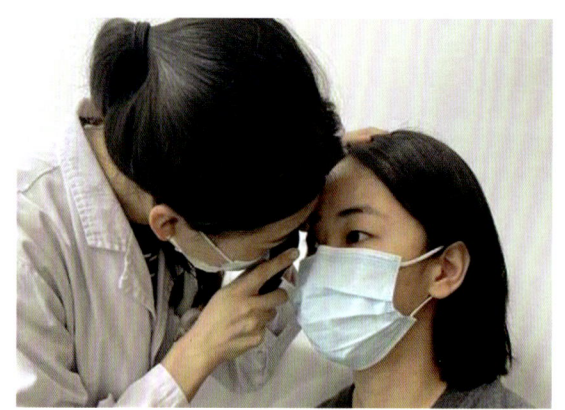

图 1-3-12　直接检眼镜眼底检查

【检查步骤】

（1）透照法屈光介质检查

将屈光补偿调至 +8～+10 D，检眼镜距受检眼 10～20 cm。检眼镜光线与患者视线成 15° 角入射瞳孔。

以透照法检查眼屈光间质。由前逐次向后，分别检查角膜、晶状体、玻璃体。

正常情况下，瞳孔区呈现橘红色反光，如有屈光间质混浊，红色反光中出现黑影。此时嘱受检者转动眼球，根据黑影移动方向与眼球转动方向的关系，判断混浊屈光间质部位：①若黑影与眼动方向一致，则混浊位于晶状体前方；②若黑影与眼动方向相反，则位于玻璃体；③若黑影固定不动，则位于晶状体。

（2）眼底检查

将检眼镜置于受检眼前约 2 cm 处。根据检查者和受检眼的屈光状态，旋转屈光补偿转盘，直至看清眼底。

先检查视盘，嘱受检者先注视正前方，检眼镜光线自瞳孔偏颞侧约 15° 入射。再沿动静脉分支走行分别检查视网膜各个象限，若要观察周边部视网膜，嘱受检者上下左右各方向注视,改变检眼镜角度,以扩大观察范围。最后嘱被检者注视检眼镜灯光,检查黄斑部。

观察要点如下。①视盘:形状、大小、色泽、边缘是否清晰、杯盘比等;②血管:粗细、反光、行径、分支角度及动静脉交叉处有无压迹、拱桥现象、动静脉管径比等;③视网膜:是否平伏,有无水肿、出血、渗出、新生血管等;④黄斑部:范围大小、中心凹反光情况,有无水肿、出血、渗出、色素紊乱、玻璃疣等。

【记录】

详细描述及记录眼屈光介质及眼底的检查所见。可参照视盘大小和血管直径大小来描述病变大小,参照屈光度描述病变隆起高度。

【注意事项】

直接检眼镜下所见并不是眼底的实际大小,检查所见比实际物像放大 14～16 倍。

若要观察视网膜神经纤维层改变,应在无赤光下观察。

检查结束时,应将屈光补偿转盘拨到 0 处,以免转盘上的镜片受到污染。

一般检查时可不散大瞳孔。若要详细检查眼底,需要散瞳后检查。

直接检眼镜观察范围小,屈光介质混浊可影响眼底的观察。

怀疑闭角型青光眼患者或前房浅者,散瞳要慎重,以免导致闭角型青光眼发作。

对于高度屈光不正者,直接检眼镜检查较为困难,可改用间接检眼镜进行检查。

眼压测量

【目的】

评估眼压情况。

【工具】

非接触性气动眼压计(图 1-3-13)。

【准备】

检查者消毒清洁仪器的颌托、前额挡等身体频繁接触部位。评估被检者眼部的情况、配合程度,如有分泌物或眼药膏应先用棉签拭去。告知患者实施眼压测量的目的,解释会有气体喷出,嘱受检者不要害怕,放松,尽量不要眨眼睛。连接电源,打开升降台及眼压计的电源,去除眼压计测量喷口的保护套。检查者坐在眼压计前,调整座椅、检查台、颌架的高低,使被检者处于一

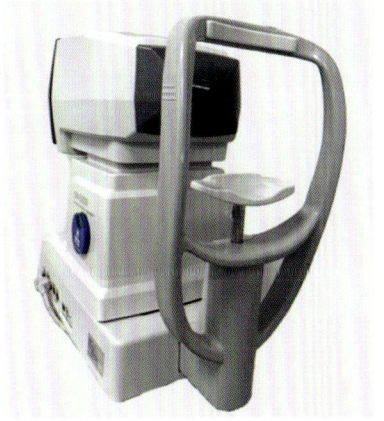

图 1-3-13 非接触性气动眼压计

个相对舒适的状态;嘱被检者将下颌置于颌托上,前额紧贴头架的额带上。

【检查步骤】

按先右后左的顺序进行测量。使被检眼角膜位于观察镜视区内,嘱受检者注视测压头内的绿色注视灯,检查者通过显示屏观察指示点,当指示点对准靶环中央时,启动按钮,可见

显示屏上有度数显出（图1-3-14）。连续测量3次，取平均值。

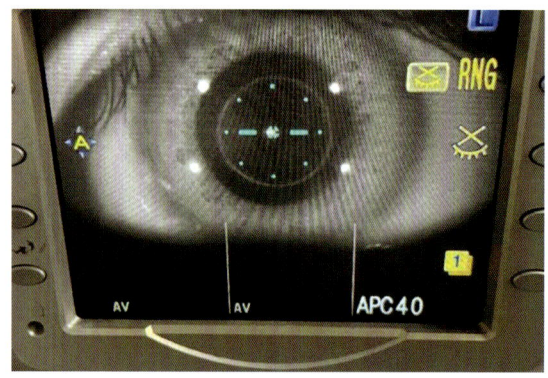

图1-3-14　非接触眼压计测量

若被检眼视力差，无法注视绿点，则选择令对侧眼注视外固视灯，确认被检眼角膜位置无误后，启动按钮，仍可见显示屏上有度数显示。连续测量3次，取平均值。

【注意事项】

若被检查者不能自行睁开眼睛暴露角膜或暴露角膜不完全，可辅助固定眼睑于上眉弓处暴露角膜，切忌给眼球施加压力。

测量时如出现眼球位置移动、泪液过多、数据相差过大等情况，应重新测量。

测量值受中央角膜厚度影响。测量值 < 1.08 kPa（8 mmHg）或 > 5.36 kPa（40 mmHg）时，准确度较低。

如果使用全自动程序测不到受检者眼压，可改用手动模式，辅助患者睁大眼睛，必要时嘱其眨眼维持泪膜完整。

眼压计前后推动调整幅度不宜过大，以免误伤被检者角膜。

遇外伤及结膜炎患者，使用后须清洁仪器，用75%酒精消毒。

眼压计使用完毕后切断电源，放置于阴凉干燥处，显示屏应避免阳光直射。

【测量结果说明】

非接触眼压计与Goldmann压平眼压计相比，在正常眼压范围内的测量值是可靠的，但在高眼压时其测量值可能出现偏差，角膜异常或注视困难的受检者中可能出现较大误差。

由于测压时非接触眼压计不直接接触眼球，因而减少了应用其他眼压计测压可能引起的并发症，如角膜擦伤、对表面麻醉药过敏和交叉感染。但对角膜异常者应慎用，因为其不但测量值可能不准确，而且还可能引起角膜上皮下气泡。

眼底照相仪

【目的】

评价并记录眼底情况。

【工具】

眼底照相仪（图1-3-15）。

【准备】

消毒清洁仪器的颌托、前额挡等头部接触位置。开机并进入检查操作界面，输入被检者个人信息，然后选择被检者点击进入采集界面，根据被检者情况选择适当的眼底拍照模式。嘱被检者取舒适坐位，调整座椅和仪器的高度，使被检者下颌放在颌托上，调整颌托高度使被检者外眦与仪器的高度基准线相匹配。

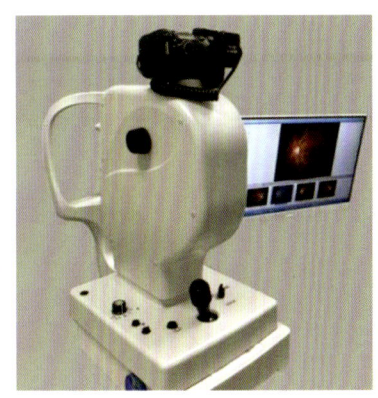

图1-3-15　眼底照相仪

【检查步骤】

眼前节对齐：嘱被检者保持注视内置固视灯，通过前节切换键切换到外眼，将测试标记点置于2个对位绿圈中央。观察反射点的清晰度，并通过仪器自带的屈光补偿使两点测试灯清晰。再次按下切换键切换至眼后节，准备拍照。

捕捉影像：通过固视灯位置选取不同摄影位置。推进仪器找到两点测试灯，在得到清晰眼底影像后微调旋钮使两点反光置于绿色括弧内，拍下影像。

摄影后检查：所摄影像的质量检查，查看影像是否清晰，各方位是否有曝光、阴影，以及视盘、黄斑部、血管相对位置关系是否有误，若影像不理想应重新拍摄。

【注意事项】

开始检查前应检查环境光稳定情况，相应调整曝光强度；检查前后取下/盖上镜头盖以免污染。

电脑验光

电脑验光仪分为主观型和客观型，多年的验光实践证明，客观型电脑验光仪性能最佳，应用最普遍。客观型电脑验光仪的工作原理因生产厂家、型号而不同，主要分为3种：谢纳原理、焦度计原理和检影镜原理。电脑验光可避免因人工检影所引起的可见光刺激、验光师屈光不正、检影水平影响等问题，但电脑验光由于设备因素有其局限性。如仪器不可避免的近感知性调节导致屈光检查结果偏负（近视加深或远视变浅），超出测量范围不准确，对环境要求高等。

【目的】

客观评价眼屈光状态。

【工具】

电脑验光仪。

【准备】

环境准备：正常照明验光室，灯光照明亮度中等，位于电脑屏侧。

消毒清洁仪器：着重于被检者接触的位置，如前额挡、颌托。

被检查者准备：舒适就座，原戴镜者应取下眼镜，固定头位，不能偏斜、侧转或前倾后仰，注意被检者外眦与仪器标刻的高度线对齐。

【检查步骤】

开机后根据不同被检者设置检测参数，将仪器初步对焦，使检查窗粗调至被检者眼表。嘱被检者注视电脑验光仪检测窗内中央区所显示的光标图案（图 1-3-16），当未对焦准确时此图案不清晰。被检者应尽量减少眨眼且头不能移动。

按照先右眼后左眼的顺序测量，操作定位杆，微调整仪器焦距到被检者角膜像点聚焦最清晰为止，并使被测眼瞳孔位于视屏中央，检查过程中一般无须遮盖对侧眼。

按测量钮进行测量，至少连续 3 次。在完成一侧眼测量后再转到另一侧眼进行测量，打印显示测量结果。

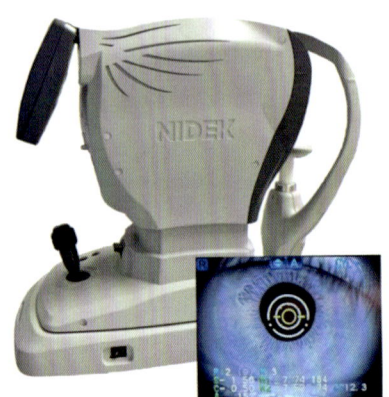

图 1-3-16　电脑验光仪

【注意事项】

每只眼测量次数不少于 3 次，结果取其平均值。电脑验光仪给出的数据仅供参考，不宜直接用作处方（由于调节因素，电脑验光仪的结果通常近视偏深，远视偏浅）。

在测量过程中，如果显示屏上出现"E"或"ERROR"的字样，说明所显示的测量数据可信度低，应重新测量；如果检查窗所显示的信号值偏低（＜7D）或度数浮动大（＞0.50D/次）说明测量数据可信度较低，应重新测量。

常见错误信息及处理方法见表 1-3-1。

表 1-3-1　电脑验光仪常见错误标示的分析与处理

错误信息	原因与处理措施
BLK	原因：眨眼或类似原因导致测量失败 处理措施：嘱被检者在测量完成前尽量不要眨眼，不要移动眼睛。停止眨眼后，再重新进行测量。当来自眼底的反射光较少时，也会出现这种错误
ALM	原因：对准不当 处理措施：重新进行对准和测量。在手动模式（自动跟踪功能关闭＋自动摄影功能关闭）下，此消息不显示
+OVR	原因：超出正球镜测量范围极限 处理措施：改为检影验光
-OVR	原因：超出负球镜测量范围极限 处理措施：改为检影验光
COVR	原因：柱镜值超出测量极限 处理措施：改为检影验光
CONF/测量数据以黄色显示	原因：测量数据可信度低 处理措施：重新测量

角膜曲率计测量

角膜曲率计是利用角膜对角膜前特定位置、特定物体所产生的反射影像来测量分析角膜中央 3 mm 区域曲率特点的仪器。目前临床常用的角膜曲率计有一位角膜曲率计（可变双像法）和二位角膜曲率计（固定双像法）2 种（图 1-3-17）。角膜曲率可以采用曲率半径（mm）或屈光度（D）表示。验光中常选择屈光度表示，便于角膜散光的判断和评估，而角膜接触镜验配中常选择曲率半径表示，有利于角膜接触镜基弧的选择。

【目的】

判定有无角膜散光及散光性质；用于某些疾病的诊断，如圆锥角膜、扁平角膜或大散光等；角膜手术后的追踪观察；指导配戴角膜接触镜；指导屈光性角膜手术；人工晶状体植入术前准备。

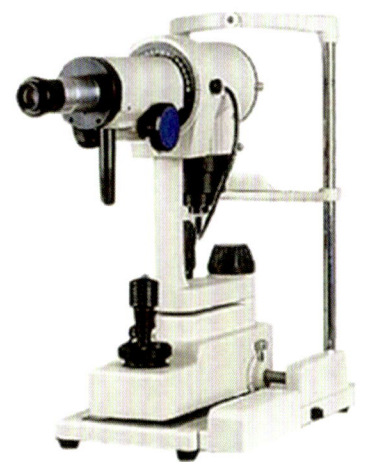

图 1-3-17　角膜曲率计

【禁忌证】

患有严重角膜疾病，无法进行准确测量者。

【准备】

下面均以一位角膜曲率计为例：①环境准备为半暗室。②消毒颌托和头靠。③打开电源开关，检查者对目镜调焦：逆时针旋转可调整目镜到最大限度；将一张白纸放在曲率计前面，反射照明目镜内的十字线；顺时针缓慢转动目镜，直到十字线首次出现清晰为止。④被检者摘掉眼镜或者角膜接触镜，下颌置于颌托上，额头顶住额靠，调整座椅高度直到被检者和检查者的位置均舒适。升降颌托，使被检者外眦与标刻线对齐。

【检查步骤】

遮盖左眼，指导被检者右眼平视前方，通过升降和前后移动曲率计的桶体，让被检者注视镜头里的图像，从仪器的桶体中找到自己角膜的反射像。

检查者从目镜中观察到被检者右眼角膜上的影像，并注意影像的相对位置，前后调整操纵手柄使影像清晰，直到看到 3 个环对应到被检者的角膜（图 1-3-18 中❶）。

调整手柄使 3 个环保持清晰，并使黑"+"字正好落在右下环当中（图 1-3-18 中❷）。

调整水平和垂直的度数转轮，直到光标像靠得很近。为了确定患者角膜的两主子午线，旋转曲率计的桶体，直到光标像的水平支线能完全延续（图 1-3-18 中❸）。

调整水平和垂直度数转轮，直到水平和垂直光标像完全重合（图 1-3-18 中❹）。整个检查过程中，有时有必要重新定位和聚焦。

同样步骤检测左眼的角膜曲率。

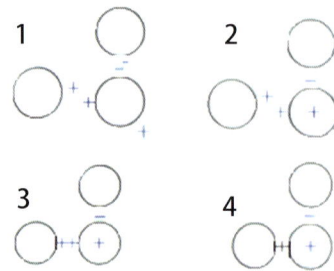

图 1-3-18　角膜曲率计检查调整光标所见

【记录】

分别记录每一眼；首先记录水平子午线（第一子午线）的度数和方向；记录好水平子午线以后，划一条斜杠，然后记录垂直子午线（第二子午线）的度数和方向。

用屈光度大小记录角膜散光量。记录散光的类型：①顺规，垂直方向度数较大；②逆规，水平方向度数较大；③斜向，主子午线在 45° 和 135° 方向的左右各 15°；④不规则散光，两条主子午线的方向不相垂直。

【注意事项】

对高度散光，怀疑为圆锥角膜的患者，要进一步行角膜地形图检查。

角膜地形图仪检查

角膜的屈光力约占眼球总屈光力的 3/4，其表面形状的微小变化都将对视力产生直接影响。相较于角膜曲率计，角膜地形图仪使人们对角膜性状有了更精确、更系统、更客观的认识（图 1-3-19）。

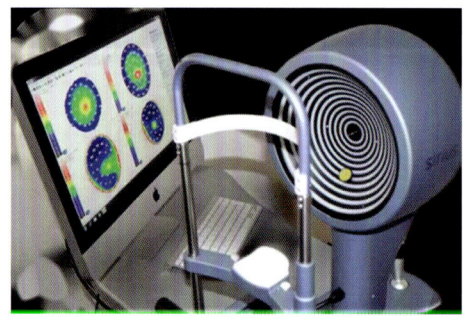

图 1-3-19　角膜地形图仪

【目的】

了解角膜表面的屈光状态；发现临床前期或临床期圆锥角膜；各类角膜屈光手术的术前和术后常规检查；了解某些手术，如翼状胬肉切除术、角膜移植术等对角膜的影响；了解角膜外伤后角膜表面的屈光状况；用于角膜接触镜尤其是硬性透气性角膜接触镜验配前检查及配适评估等。

【禁忌证】

大面积角膜溃疡、角膜穿孔；角膜中央混浊或白斑者；翼状胬肉侵犯角膜中央者；不能固视者或固视能力差者，如眼球震颤者。

【准备】

环境准备为暗室；消毒清洁仪器的颌托、前额挡等头部频繁接触部位；检查前告知被检者角膜地形图仪检查无创伤，不需接触角膜且检查迅速，以获得被检者的配合；被检者取坐位，调整座椅及仪器的高度，使患者下颌放在颌托上，用头带固定头部保证被检者的头位正，原戴镜者应取下眼镜。

【检查步骤】

具体细微操作取决于角膜地形图仪类型，下面介绍主要操作步骤。

嘱被检者用被检查眼注视角膜镜中央的固定灯光。遮盖对侧眼，嘱被检者尽量睁大眼睛。

检查者控制操作手柄，前后、左右、上下调整仪器，使角膜镜同心圆中心点与瞳孔中心点重合，调好焦距，使屏上的 Placido 盘同心圆影像清晰，压下按钮拍摄图像。摄影前应嘱被检者眨眼几次以使角膜表面反光较均匀。每位患者可做 4 次摄影，选择最佳影像进行分析。

摄影完成后应检查所摄影像的质量，评估影像是否清晰，观察各个影像环是否重叠，如影像环重叠应再观察患者角膜是否为表面变形。检查后将影像储存起来。

检查者根据需要选择计算机显示不同的结果图，如屈光度图、高度图及曲率图等。

根据需求打印处理后的图像。

【注意事项】

在检查时如发现被检者面部阴影影响检查，可嘱患者稍变换头位。

如果被检者上睑下垂，可让另一技术员立于患者旁上提眼睑，但切勿加压眼球，避免影响角膜形状或遮挡被检者视线。

角膜接触镜配戴者软镜应停戴至少 2 周、硬镜应停戴 4 周以上方可进行此项检查。

泪膜不完整会影响检测结果，可辅助应用人工泪液帮助检查。

生物测量仪

眼球生物参数包括眼球轴长（眼轴）、角膜厚度、前房深度、晶状体厚度、玻璃体腔长度等。眼球生物参数测量分为超声生物测量法和光学生物测量法两大类，而后者则是目前临床生物测量的"金标准"。

【目的】

眼球生物参数测量、人工晶状体计算、准分子激光手术前检查、近视防控等。

【工具】

光学生物测量仪（IOLMaster）（图 1-3-20）。

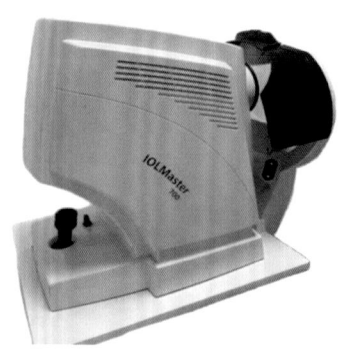

图 1-3-20　IOLMaster 700

【准备】

环境准备为暗室。消毒清洁仪器的颌托、前额挡等身体频繁接触部位。开机进入操作界面，对模拟眼进行校准后输入患者数据，建立患者档案。其中姓名、性别、出生日期及手术史必须核对正确并输入。

患者取坐位，调整座椅及仪器的高度，使患者下颌放在颌托上，保持舒适坐姿。调整颌托高度使被检者外眦与仪器的高度基准线相匹配。

【检查步骤】

嘱患者注视仪器中心固定的光源或注视正前方，测量开始时仪器头通常稍远于被测眼，向前推移至被测眼表。测量通过 6 个 LED 测试标记在角膜上以反射模式进行，将十字线居中于 6 点中央，并获得清晰的反射光点即可测量。操作界面的三色指示灯同样是佐证清晰信号的手段。

嘱患者睁大眼睛，保持头部和眼部不动，在每次检测前要快速充分眨眼，以保证泪液均匀分布，前后移动操纵杆调整焦距，使屏幕上的图像清晰。

根据屏幕界面提示，逐一采集聚焦清晰图像的数据，测量眼轴、角膜曲率、前房深度、角膜直径。

按照上述步骤先右后左的顺序分别检测左右眼。

可选择人工晶状体计算公式及人工晶状体参数进行结果计算。

打印图像报告。

【注意事项】

在检查时若发现患者角膜反光异常影响检测，可嘱患者稍变换头位。

在进行每个测量过程之前，请患者眨眼，保持泪膜稳定。

正确调节升降台，以及头靠和测量仪的位置，以免使患者感到紧张和造成不必要的眼球运动。

检测时嘱患者固视固定目标，无论清晰与否。

明显角膜不规则的患眼，如角膜白斑或瘢痕，测量结果可能不准确，通过调节升降或左右位移，远离瘢痕区域可能可以获得信号。

如果患者上睑下垂，可让另一技术员立于患者旁上提眼睑，但切勿加压眼球，避免影响角膜形状。

第二章 常见角结膜眼表疾病的防治

第一节 常见结膜病

急性细菌性结膜炎

【概念】

急性细菌性结膜炎是一种常见的眼部感染疾病,具有发病急、传播快、流行广、传染性强等特点。该病主要由细菌感染所致,常见的致病菌有表皮葡萄球菌、金黄色葡萄球菌、厌氧痤疮丙酸杆菌及类白喉杆菌等。

【临床表现】

病史:起病急,双眼同时或先后发病。常有患者接触病史。

症状:患眼红、烧灼感,常伴有畏光、流泪。分泌物多,呈脓性或黏脓性。

体征:眼睑充血、肿胀,睑及穹隆结膜充血、水肿,球结膜为周边性充血(图2-1-1),大量黏液性或脓性分泌物,严重时有假膜形成。部分患者伴有角膜边缘浸润,称卡他性角膜溃疡。如为淋球菌或脑膜炎双球菌感染者,症状严重,伴耳前淋巴结肿大。

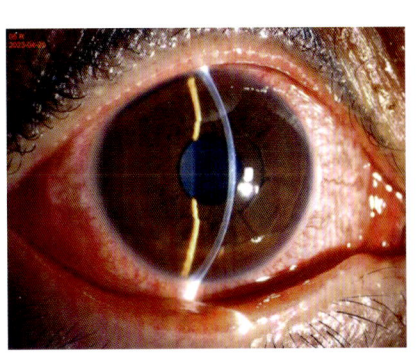

图 2-1-1 细菌性结膜炎

【辅助检查】

分泌物涂片中发现多数多形核白细胞和细菌。

【诊断】

病史、症状、体征结合实验室细菌培养多能明确诊断。

【治疗】

对于细菌性结膜炎的治疗原则，首先是根据患者的年龄、患病人群，判断细菌感染种类，然后做实验室检查。在没有明确致病菌前，首选广谱抗菌药物，实验室培养结果出来后，根据培养结果及药敏试验结果做针对性治疗。

局部频滴有效的广谱抗生素滴眼液，在药敏试验结果出来之前，应先根据症状及分泌物的性质推断致病菌的种类，选用相对广谱抗菌剂；之后根据检查出的菌种及药敏试验结果选用敏感抗生素。急性细菌性结膜炎的治疗如下。①革兰氏阳性菌：0.25%～0.50%氯霉素、0.1%利福平、10%磺胺醋酰钠、加替沙星、莫西沙星。②革兰氏阴性菌：氨基糖苷类或喹诺酮类药物，如0.3%妥布霉素、0.3%环丙沙星、0.3%氧氟沙星、左氧氟沙星、加替沙星、莫西沙星。③晚上用眼膏。④分泌物较多时宜用生理盐水冲洗结膜囊。⑤并发角膜炎时应按角膜炎治疗原则处理。⑥感染严重、有炎症扩散趋势的患者，可考虑局部联合使用2种或2种以上抗生素滴眼液，同时加用全身用抗生素。

【预防】

注意个人卫生，保持手清洁，不要用手揉眼，勤洗手。患者用过的毛巾等物品必须与他人分开，并要经常消毒。

流行性角膜结膜炎

【概念】

流行性角膜结膜炎（epidemic keratoconjunctivitis，EKC）是由病毒感染所致的传染性眼病。其临床特点是发病急骤，结膜充血、水肿、有较多滤泡，角膜上皮细胞下点状浸润。本病的致病病原体主要是腺病毒，以腺病毒Ⅷ型最常见，常造成暴发流行。

【临床表现】

病史：有与患者直接、间接接触的病史。

症状：起病急，双眼发病或者单眼先后发病，刺激征明显，畏光、流泪、异物感、刺痒、疼痛。分泌物多，为水样。视力有不同程度减退。

体征：眼睑红肿、结膜充血、水肿、睑结膜与穹隆结膜出现滤泡，以下睑为重，耳前淋巴结肿大（图2-1-2）。发病1～2周后结膜急性炎症减轻，而中央部角膜出现数目不等的点状上皮下浸润或可稍影响视力，经数月或数年后浅层点状浸润多吸收消失，偶留有薄翳。

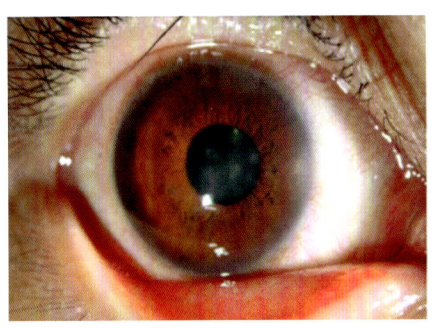

图 2-1-2　流行性角膜结膜炎

【辅助检查】

分泌物涂片中细胞成分主要为淋巴细胞及少数多形核白细胞,以单核细胞增多为特点。

【诊断】

临床表现结合辅助检查多能明确诊断。

【治疗】

结膜囊冲洗:当结膜囊分泌物多时,可用无刺激性的冲洗剂(如 2% 硼酸水或生理盐水)冲洗结膜囊。

局部频滴抗病毒和抗生素滴眼液:抗病毒滴眼液如 0.1% 阿昔洛韦滴眼液、1 mg/mL 更昔洛韦滴眼液、眼用凝胶、干扰素滴眼液及预防性应用氧氟沙星滴眼液等。

累及角膜:需联合应用角膜保护剂,愈合期可适当应用低浓度氟米龙滴眼液预防角膜斑翳形成。

感染严重者可以考虑联合应用全身抗病毒药物。

【预防】

患者应自我居家隔离,不去公众场所,不与家人共用物品,注意个人卫生,保持手部清洁,不用手揉眼,管理好纸巾等私人物品。

流行性出血性结膜炎

【概念】

流行性出血性结膜炎临床以急性滤泡性结膜炎为主要表现,包括流行性角膜结膜炎、流行性出血性结膜炎、咽结膜炎、单纯疱疹病毒性结膜炎和新城鸡瘟结膜炎。轻度的病毒性结膜炎有自限性,严重的可有全身症状。

【临床表现】

病史: 由 70 型肠道病毒引起。偶由 A24 型柯萨奇病毒引起,多见于夏秋季。多有红眼病接触史。急性发病,潜伏期短。

症状: 刺激症状重,异物感,畏光,流泪,疼痛。

体征：眼睑红肿，结膜充血、水肿，睑结膜有滤泡增生，结膜下有点状、片状出血，或可遍及全部球结膜（图2-1-3）。常可出现小点状角膜上皮脱落，甚至可迁延数年之久。可伴耳前淋巴结肿大。少数病例可有角膜浅层基质层浸润混浊、虹膜睫状体炎、视神经炎等，或有上呼吸道感染、肌肉酸痛，以及下肢麻痹等神经系统症状和体征。

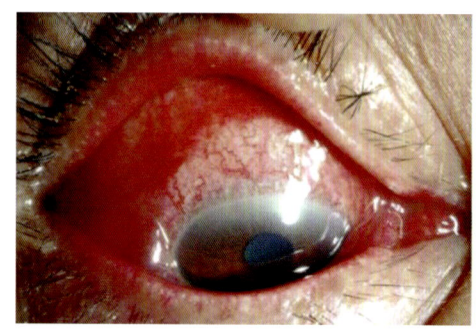

图2-1-3 流行性出血性结膜炎

【辅助检查】

分泌物涂片中细胞成分主要为淋巴细胞及少数多形核白细胞。

【诊断】

临床表现结合辅助检查能够明确诊断。

【治疗】

治疗与预防同流行性角膜结膜炎。

淋菌性结膜炎

【概念】

淋菌性结膜炎也称淋病眼或淋菌性脓漏眼，是一种极为剧烈的急性化脓性结膜炎。本病的特点为高度眼睑、结膜充血、水肿和大量脓性分泌物，如治疗不及时，将短时间内发生角膜溃疡及穿孔，导致失明的严重后果。

【临床表现】

病史：超急性发病，症状猛烈，近日有淋菌性尿道炎或接触淋病患者污染物病史。成人多为单眼发病，新生儿则常双侧同时发病。

症状：畏光，流泪，发热，胀痛，异物感。

体征：眼睑高度红肿，有大量黄色脓性分泌物溢出（图2-1-4）。睑结膜充血明显，可伴有小出血点和假膜。球结膜高度充血、水肿。患侧耳前淋巴结肿胀、压痛。炎症过程中常伴有角膜溃疡，并迅速坏死穿孔或因全眼球炎而失明。

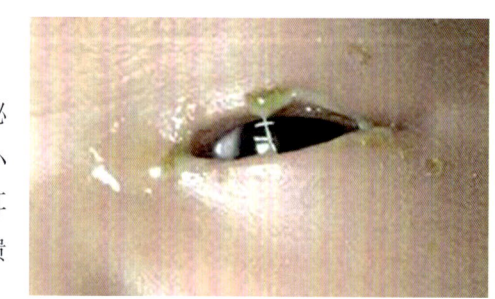

图2-1-4 新生儿淋菌性结膜炎

【辅助检查】

结膜刮片分泌物中有大量淋球菌，涂片检查为革兰氏阴性双球菌。

【诊断】

疾病接触史、临床表现结合辅助检查能够明确诊断。

【治疗】

结膜囊冲洗：用生理盐水或1:10 000高锰酸钾溶液冲洗结膜囊，可每半小时冲洗1次。

冲洗时，患者须将头部偏向患侧，以防带有脓性分泌物的冲洗液进入健眼。

局部使用青霉素制剂 2000～5000 U/mL，频繁滴眼，直至分泌物减少，持续 2～3 天。

全身用药：口服磺胺药，肌内注射青霉素。

【预防】

患有淋病性尿道炎的患者应提防自身眼部感染及传染他人，便后手要消毒；健眼需戴透明眼罩以防感染；用过的用具必须与他人分开，并煮沸消毒；焚烧被分泌物污染的敷料；医护人员诊治患者时应戴防护眼镜。产前患有淋病性尿道炎的孕妇，须在产前治愈；婴儿出生后立即用抗生素滴眼以预防新生儿淋菌性结膜炎。

过敏性结膜炎

【概念】

过敏性结膜炎是结膜对过敏原刺激产生超敏反应所引起的一类疾病，以Ⅰ型及Ⅳ型超敏反应为主。具体分 5 大类：季节性过敏性结膜炎、常年性过敏性结膜炎、春季角膜结膜炎、巨乳头性结膜炎、特应性角膜结膜炎。在我国，仍然缺乏大样本过敏性结膜炎的流行病学数据，常年性过敏性结膜炎和季节性过敏性结膜炎占所有过敏性结膜炎患者的 74%。

【临床表现】

病史：多急性起病。过敏原常为空气中的花粉、干草和尘螨等。

症状：局部奇痒、灼热感、干涩、流泪和有浆液性黏丝样分泌物（图 2-1-5）。

体征：眼睑潮红、肿胀或有湿疹样改变。睑结膜乳头增生（图 2-1-5），球结膜充血、水肿，常伴有鼻炎。严重者可伴全身过敏表现。

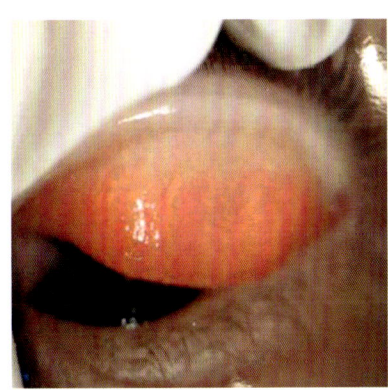 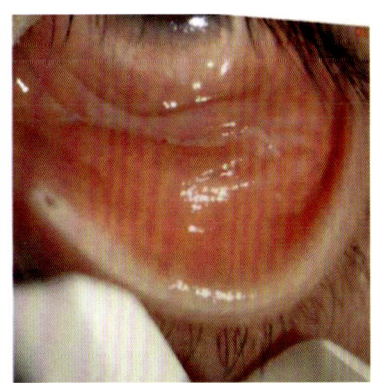

图 2-1-5 过敏性结膜炎的临床表现

【辅助检查】

结膜刮片或分泌物中可发现嗜酸性粒细胞增多。

【诊断】

过敏原接触史、临床表现结合辅助检查多能明确诊断。

【治疗】

查找过敏原,并避免再次接触,也可行脱敏治疗。

局部应用抗过敏滴眼液:抗组胺药,如 0.05% 依美斯汀滴眼液;肥大细胞稳定剂,如 0.1% 吡嘧司特钾滴眼液,2% 色苷酸钠滴眼液;抗组胺药及肥大细胞稳定剂双效药物,如 0.1% 奥洛他定滴眼液或 0.05% 氮卓斯汀滴眼液。春季角膜结膜炎、巨乳头性结膜炎因有Ⅳ型超敏反应参与,建议局部使用免疫抑制剂滴眼液,如 1 mg/mL 他克莫司滴眼液。伴有眼睑红肿、丘疹等改变者,可用 2%~3% 硼酸水湿敷,过敏发作时可冷敷止痒。

严重者可加用全身抗过敏药物,如抗组胺药(如氯苯那敏、阿司咪唑)或激素等,短期使用。

【预防】

过敏性结膜炎的发生主要是由于结膜暴露在外,与空气中的过敏原相接触,从而发生过敏反应。预防的最好办法是避开过敏原,有过敏体质的人最好不要养宠物,因为宠物的皮毛中容易深藏螨虫。同时,过敏体质的人尽量少吃糖类、油炸、海鲜及生冷刺激的食物。

春季角膜结膜炎

【概念】

春季角结膜炎,也被称为春季卡他性结膜炎。春季卡他性结膜炎的主要症状包括眼部难以忍受的奇痒、流泪、眼睑肿胀、结膜充血(眼红)、异物感、分泌物增加及光敏感等。这些症状通常会在春季发作,并且可能反复发作。春季角膜结膜炎主要分为睑结膜型、角膜缘型和混合型 3 种类型,由 1 型和 4 型超敏反应共同参与。

【临床表现】

病史:多见于男性儿童,双眼发病。周期性反复发作,春夏季发病,秋冬季缓解,病程迁延,青春期后多可缓解,也有 20%~30% 的患者会持续至成年。

症状:奇痒、异物感、畏光和流泪。

体征(图 2-1-6):①睑结膜型,病变以上睑为主,结膜充血,有大量硬而扁平、大小不等的乳头增生,呈"铺路石"状改变,可伴有角膜盾形溃疡;②角膜缘型,角膜缘加宽变厚,呈黄褐色,形成胶样隆起的 Horner-Trantas 结节;③混合型,上述两种改变同时存在。

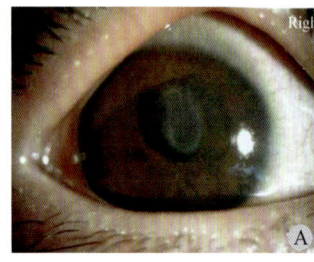
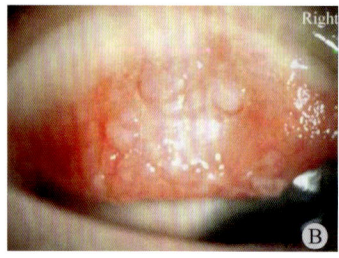
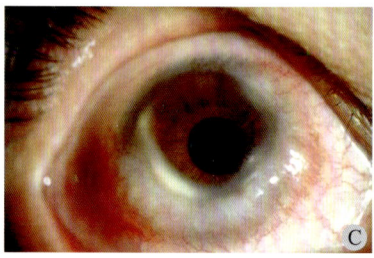

A. 角膜盾形溃疡;B. 睑结膜扁平巨乳头;C. 角膜缘 Horner-Trantas 结节。

图 2-1-6 春季角膜结膜炎

【辅助检查】

结膜刮片有大量嗜酸性粒细胞。

【诊断】

病史、症状、体征结合辅助检查能够明确诊断。

【治疗】

局部应用肥大细胞稳定剂、抗组胺类药物及人工泪液保护眼表。

局部使用激素类药物，但切忌长期使用，注意其可能升高眼压等不良反应。

使用免疫抑制剂滴眼液，如 1 mg/mL 他克莫司滴眼液，效果较好。

口服抗组胺药或激素等可缓解症状。

【预防】

同其他类型过敏性结膜炎。

翼状胬肉

【概念】

翼状胬肉（pterygium）是眼科常见病和多发病，一般认为是受外界刺激而引起的局部球结膜纤维血管组织的一种慢性炎症性病变，呈三角形，可侵犯角膜，单眼或双眼受累。因其形状酷似昆虫的翅膀，故名为翼状胬肉。它是临床上最为常见的眼科疾病之一，也是最为古老的眼病。

【临床表现】

病史：多发生于室外工作者。可能与风沙、烟尘、阳光、紫外线等长期刺激有关。常见于渔民、农民等。多双眼发病，以鼻侧多见。

症状：一般无明显自觉症状，或仅有轻度异物感。当病变接近角膜瞳孔区时，因引起角膜散光或直接遮挡瞳孔区而引起视力下降。

体征：睑裂部球结膜呈翼状赘生组织，尖向角膜（图 2-1-7）。当胬肉较大、肥厚明显时，可妨碍眼球运动。按其是否发展，可分为进行性和静止性两型。①进行性翼状胬肉：头部隆起，其前端有浸润，体部充血、肥厚，向角膜内逐渐生长；②静止性翼状胬肉：头部平坦，体部皮薄，无充血，静止不发展。

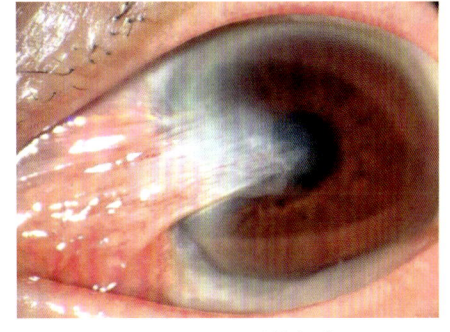

图 2-1-7　翼状胬肉

【辅助检查】

通过肉眼或裂隙灯观察眼部，初步判断翼状胬肉的大小、形态、位置、侵入角膜范围及对视力的影响程度。

【诊断】

典型临床表现能够明确诊断。

【鉴别诊断】

需与睑裂斑和假性胬肉相鉴别。睑裂斑：通常不充血，形态与胬肉不同，底部方向相反，且不向角膜方向发展。假性胬肉：通常有角膜溃疡或创伤病史，与附近结膜组织粘连，可在任何方位形成。

【治疗】

胬肉小而静止时一般不需要治疗，但应尽可能减少风沙、阳光等刺激。

治疗以手术切除为主。手术方式有以下几种。

①单纯胬肉切除；②胬肉切除＋羊膜移植术；③胬肉切除＋角膜缘干细胞的结膜瓣移植术；④胬肉切除＋板层角膜移植术。

【预防】

预防翼状胬肉主要是尽可能避免烟尘、风沙及阳光刺激，注意眼部卫生，患沙眼或其他类型结膜炎应及时治疗，同时应注意睡眠充足、生活规律、避免大便干燥等全身情况的调整。平时应该忌烟、酒，忌辛辣、炸烤食物。

其他

【沙眼】

沙眼（trachoma）是由沙眼衣原体（chlamydia）引起的一种慢性传染性结膜角膜炎。因其在睑结膜表面形成粗糙不平的外观，形似沙粒，故名沙眼。国际上较为通用的为MacCallan分期法，比较适合流行病学调查。本病病变过程早期结膜有浸润（如乳头、滤泡）增生，同时发生角膜血管翳；晚期由于受累的睑结膜发生瘢痕，以致眼睑内翻畸形，加重角膜的损害，严重者可影响视力，甚至造成失明。沙眼于20世纪50年代以前曾在我国广泛流行，是当时致盲的首要病因。20世纪70年代以后，随着生活水平的提高、卫生常识的普及和医疗条件的改善，其发病率大大降低，只在某些地区有散在性的流行。根据世界卫生组织年鉴，沙眼目前在大城市已近绝迹，但临床中仍可见一些结膜瘢痕和角膜血管翳的沙眼瘢痕期中老年患者。

【泡性结膜炎】

泡性结膜炎是机体对内源性微生物蛋白质及毒素引起的表现在结膜上皮细胞的一种迟发性变应性反应。春夏季多见，多发生于女性、偏食的儿童青少年。其特点是在结膜反复出现结节状病变，周围结膜局限性充血。局部应用糖皮质激素滴眼液和眼膏，增加机体抵抗力，补充营养及维生素，怀疑合并感染时，局部加用抗生素或抗病毒滴眼液。

第二节 常见感染性角膜病

细菌性角膜炎

【概念】

细菌性角膜炎指由于细菌感染引起的角膜炎症，导致角膜上皮缺损和角膜基质坏死，又称为细菌性角膜溃疡，是眼科常见病，多见于外伤后，多单眼发病。

【临床表现】

病史：多见于外伤后，角膜上皮屏障作用受破坏。

症状：患者患眼有畏光、流泪、疼痛、眼睑痉挛和视力障碍等。随着病情发展，浸润灶迅速扩大，继而形成溃疡，溃疡表面和结膜囊多有脓性分泌物。

体征：①革兰氏阳性球菌性角膜炎（图2-2-1），局灶性圆形或卵圆形溃疡，基质呈灰白色浸润；边界相对较清楚，周围上皮水肿较轻，前房炎症反应性积脓；②革兰氏阴性杆菌性角膜炎（图2-2-2），弥漫性角膜溶解坏死，发展迅速，如绿脓杆菌性角膜炎，有些假单胞菌、克雷伯菌、摩拉克菌引起的角膜溃疡则相对较轻。

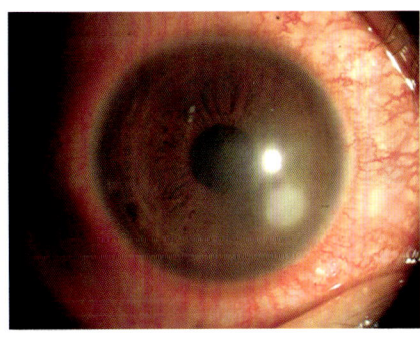 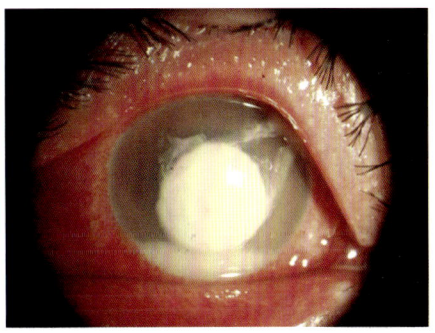

图 2-2-1 革兰氏阳性球菌性角膜炎　　图 2-2-2 革兰氏阴性杆菌性角膜炎

【辅助检查】

涂片或者刮片进行革兰氏染色或者吉姆萨染色，以便早期病原诊断，并且进行细菌培养，为选择敏感的抗菌药物提供可靠依据。

【诊断】

临床表现结合辅助检查能明确诊断。

【治疗】

细菌性角膜炎药物治疗原则，首选广谱抗生素，采取2种抗生素，兼顾球菌和杆菌的联合用药方式，给药方式以局部点眼为主，可提高抗生素浓度或频繁点药以加强疗效，必要时可结合结膜下注射、口服或静脉滴注抗生素。

目前眼科最常用的3类抗生素如下。①头孢菌素类：是病原体不明的G^+菌感染的首选药物，代表药物是5%头孢唑啉、头孢他啶。②氨基糖苷类：是临床上常用的一类药物，代表药物是妥布霉素。③氟喹诺酮类：此类药物抗菌谱广，对G^-杆菌和部分G^+球菌均有良好的抗菌作用，代表药物是氧氟沙星、左氧氟沙星、加替沙星。④其他：万古霉素、夫西地酸等。

【预防】

细菌性角膜炎绝大多数是在角膜损伤基础上由细菌感染引起，尤其是配戴角膜接触镜者、角膜创伤等高危人群，所以规范配戴角膜接触镜、避免角膜外伤、维护完整眼表屏障是主要预防措施。

真菌性角膜炎

【概念】

真菌性角膜炎（图2-2-3）是一种由真菌感染引起的角膜炎症性病变。多发生于温热潮湿的气候环境，常见于植物性角膜创伤后，也可发生于其他角膜上皮缺损后，如角膜接触镜及眼部手术后，发病缓慢，病程较长，可出现眼睛红痛（以夜间痛为主）、视物模糊、畏光流泪及眼睑痉挛等症状。

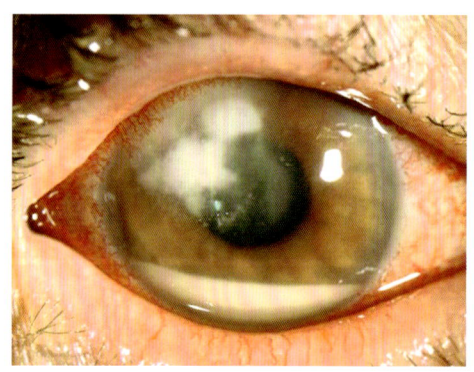

图2-2-3　真菌性角膜炎

【临床表现】

病史：眼外伤尤其是植物性眼外伤史。

症状：眼红痛、视物模糊、畏光、流泪、眼睑痉挛，部分患者可伴有异物感、视力下降等症状，严重者可导致角膜溃疡及失明等。

体征：角膜改变，菌丝苔被；伪足和卫星灶；内皮斑块；前房积脓。

【辅助检查】

组织刮片及真菌培养检查结果阳性率＜3%，角膜共焦显微镜病灶原位检查是目前临床上最快速且有效的辅助检查手段。

【诊断】

早期正确诊断极为重要。①角膜刮片涂片可见菌丝；②角膜溃疡组织取材真菌培养结果阳性；③共焦显微镜检查可见典型菌丝；④组织病理学检查可见菌丝；以上4项中任意1项阳性即可诊断。

【治疗】

多烯类抗真菌抗生素，如那他霉素（目前市场原料药供应紧缺）。

唑类抗真菌药物：氟康唑、伏立康唑、伊曲康唑等。

丙烯胺类药物：特比萘芬。

真菌性角膜炎禁用激素。

【预防】

真菌性角膜炎的预防关键在于避免诱因，保证良好的生活作息，避免眼部外伤，严格按照要求配戴隐形眼镜，要正确清洁和消毒，不要随便使用激素或者抗生素药物。

病毒性角膜炎

【概念】

单纯疱疹病毒（herpes simplex virus，HSV）为DNA病毒。人是HSV唯一的自然宿主。HSV对人的传染性很强，对神经组织及来源于外胚叶的上皮细胞有特异的亲和力。①HSV-Ⅰ：好发于口腔、唇部和眼部；②HSV-Ⅱ：好发于生殖器，也可引起眼部感染。

【临床表现】

病史：常有反复发作史，有明显的角膜刺激征表现。

症状：病毒性角膜炎主要有视物模糊、畏光、流泪、眼部疼痛及眼睑痉挛等表现，部分患者还可出现头痛、发热或皮疹等全身症状，可并发角膜穿孔、虹膜睫状体炎或继发性青光眼等疾病。

体征：原发单纯疱疹病毒感染发热、耳前淋巴结肿大、唇部或皮肤疱疹、急性滤泡性结膜炎、假膜性结膜炎、眼睑皮肤疱疹及点状或树枝状角膜炎（图2-2-4）。

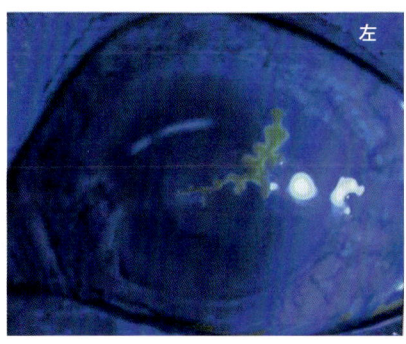
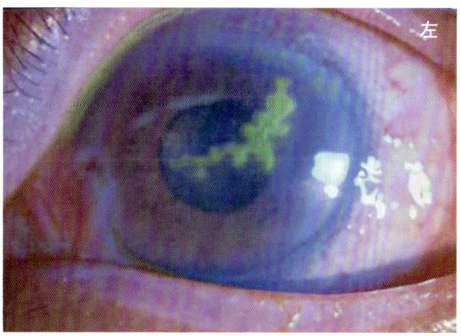

图2-2-4 病毒性角膜炎（树枝状）

【辅助检查】

结合病程及病情，选择合适的时期选取标本进行组织培养、病毒分离、免疫荧光抗体检测和分子生物学技术（如聚合酶链反应）检测病毒，可有助于诊断。

【诊断】

病史、体征结合辅助检查能够确诊。

【治疗】

目前以干扰素配合抗病毒药物治疗，同时防治细菌或真菌的混合感染；盘状角膜基质炎局部可使用激素，但必须联合抗病毒药物控制病毒复制；树枝状或地图状角膜炎禁用皮质类固醇激素。形成稳定的角膜白斑而导致角膜盲的患者可考虑角膜移植术。

皮质类固醇类药物在病毒性角膜炎中的应用需掌握以下原则。上皮或角膜浅层的炎症禁用，因激素能激活病毒和胶原酶活性，促使病毒繁殖，使病变向深层发展。它还能抑制上皮再生，甚至造成溃疡穿孔。基质和内皮性角膜炎在滴用抗病毒药物的同时可慎用激素，以能控制炎症的最低浓度和最少用药次数为原则，激素可减轻基质坏死、瘢痕形成和血管化。激素在使用过程中应密切随诊，一旦炎症控制应逐渐减量至停药，避免突然停药。长期、大量应用激素可致病情反复、恶化，甚至角膜穿孔。

【预防】

病毒性角膜炎易反复发作，为避免对视力造成不可逆的损伤，早期要进行积极治疗，养成良好的作息习惯，注意卫生，积极锻炼身体，提高免疫力，如果出现眼部不适，应及时就医。

棘阿米巴角膜炎

【概念】

棘阿米巴角膜炎（acanthamoeba keratitis，AK）是由棘阿米巴原虫引起的一种感染性角膜病。该病首先发现于1973年，近年来病例有逐年增多的趋势。由于该病临床表现复杂，诊断与治疗比较困难，临床上常被误诊为单纯疱疹病毒性角膜炎或真菌性角膜炎，因此有必要加强对本病的认识和研究。导致眼部感染的阿米巴原虫主要有棘阿米巴科的棘阿米巴属和双鞭毛阿米巴科的耐格里属，它们又统归为致病性自由生活阿米巴，其中以棘阿米巴属致病最常见。

【临床表现】

病史：有接触镜配戴史、角膜外伤史或角膜接触污染水源史；慢性进行性经过；反复细菌、真菌培养和病毒检测结果阴性，抗生素及抗病毒药物治疗无效。

症状：患眼有异物感、畏光、流泪、视力减退，常伴剧烈眼痛。

体征：可类似单纯疱疹病毒性角膜炎、细菌性角膜炎或真菌性角膜炎。

典型病灶：角膜中央的环形浸润混浊，环的中央部分比较透明，环与周围透明角膜的界限也比较清楚，外观酷似病毒性角膜炎的基质型；病情继续发展，环形病灶变成白色圆盘状病灶，圆盘的直径为 4～6 mm，盘踞角膜缘各方的距离大致相等，盘与其周围角膜的境界比较清楚，病灶区上皮粗糙，角膜基质层水肿增厚（图 2-2-5），很少发生坏死穿孔。

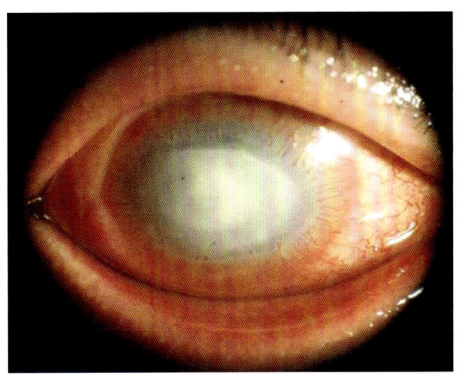

图 2-2-5　棘阿米巴角膜炎

非典型病灶：角膜浸润先表现为上皮水泡，缺损上皮病灶融合呈树枝状或地图状，继而发展为盘状角膜炎或基质内脓肿。角膜病灶早期表现为酷似病毒性角膜炎上皮型病灶，或出现单个或多个点状、星状，乃至斑状灰白色上皮下浸润灶，或沿神经纤维浸润。

放射状角膜神经炎：表现为浸润从角膜旁中心基质沿角膜神经分布区向角膜缘放射，而相应区域上皮保持完整。角膜感觉明显减退。

【辅助检查】

①组织涂片革兰氏染色和吉姆萨染色，可见棘阿米巴，状似巨噬细胞或变性的上皮细胞。组织活检三重染色，棘阿米巴原虫的核染为粉红色，胞质为淡绿色，囊壁为红色；②大肠杆菌无营养琼脂培养基，可使被污染的接触镜和活组织标本内的棘阿米巴生长。

【诊断】

病史、典型临床体征、角膜共聚焦显微镜检查、组织刮片与培养结果相结合基本可以明确诊断。

【鉴别诊断】

同细菌性角膜溃疡。

【治疗】

AK 的治疗较为困难。

药物治疗：在感染的早期建议以药物治疗为主，可局部应用氟康唑、甲硝唑、氯己定、新霉素滴眼液等，全身可使用甲硝唑、酮康唑等。

手术治疗：对中、晚期药物治疗无效的患者，可考虑行治疗性角膜移植术。

【预防】

针对致病性自由生活 AK 的危险因素应采取相应的预防措施，尤其应加强对隐形眼镜配戴者镜片护理知识的教育，应严格避免睡眠时配戴隐形眼镜，严格避免用自来水或自备液体清洗镜片。

科 普

细菌性角膜炎起病急,有脓性分泌物、边界清,多有外伤史;病毒性角膜炎由单纯疱疹病毒引起,呈树枝状溃疡、反复发作,角膜知觉减退;真菌性角膜炎起病慢,溃疡干燥粗糙、有卫星灶,多有植物外伤史,三者可结合病原学及临床表现鉴别(表 2-2-1)。

表 2-2-1 细菌性、病毒性和真菌性角膜炎的鉴别

	细菌性角膜炎	病毒性角膜炎	真菌性角膜炎
起病	急骤	慢,单眼反复	缓慢
诱因	外伤、异物	感冒,抵抗力差	植物性外伤
症状与体征	疼痛,眼睑痉挛,充血、水肿剧烈	中等刺激,可睁眼,结膜反应轻	睁眼自如而病灶严重
溃疡形态特征	圆形,表面污秽不光滑,边缘模糊	树枝或地图状,表面干净	不规则,表面粗糙、牙膏状,边缘清楚
前房积脓	多为黄绿色	稀、少,灰白色随头位移动	黏稠,正中高,两侧低
病原体检查	刮片可见细菌	分离可检测病毒	刮片片可见菌丝
治疗反应	抗生素有效	抗病毒有效	抗真菌有效

第三节 常见非感染性角膜病

蚕蚀性角膜溃疡

【概念】

蚕蚀性角膜溃疡是一种病因不清、病情顽固、进行性发展的致盲性眼病,也称 Mooren 角膜溃疡。本病病因不明,可与全身系统性免疫疾病伴发。临床表现为剧烈眼痛、畏光、流泪及视力下降。

【临床表现】

病史:多单眼发病,少数患者累及双眼;可反复发病。

症状:角膜刺激征严重,疼痛剧烈,伴有眼红、畏光和流泪。

体征:周边部角膜浅基质出现浸润,然后逐渐扩展发生溃疡(图 2-3-1)。溃疡由角膜缘向两侧及中央发展,深达角膜厚度 1/3~1/2,进行性边缘呈穿凿状,病变一边发展一边修复,并有大量新生血管;严重时整个角膜被侵犯,并可引起穿孔。

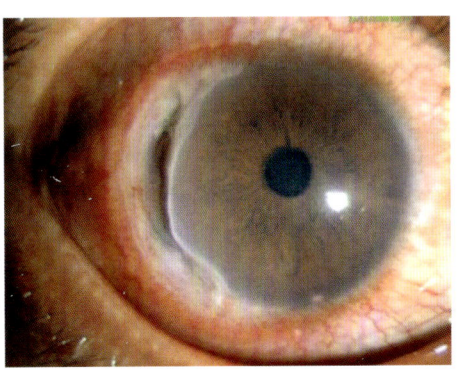

图 2-3-1　蚕蚀性角膜溃疡

【辅助检查】

组织病理学改变是诊断蚕食性角膜溃疡的重要依据。

【诊断】

典型病史和临床体征可以明确诊断。

【治疗】

免疫抑制剂：他克莫司、环孢素 A 滴眼液点眼每小时 1 次。

皮质类固醇的应用：包括局部点眼，或全身联合应用。特别是合并虹膜炎或严重疼痛时。

局部应用抗生素，防止继发感染。

适当补充维生素类药物。

轻型者，即病灶局限于周边部，可行相邻的结膜切除，联合角巩膜病灶浅层清除术，可望控制病变。

如病变已侵犯瞳孔区或溃疡较深有穿破危险者，可根据角巩膜病变范围的具体情况，采用新月形、指环形或全板层角膜移植。如角膜已穿破，可行部分穿透性角膜移植。

【预防】

调整日常生活与工作量，有规律地进行活动和锻炼，避免劳累。保持情绪稳定，避免情绪激动和紧张。保持大便通畅，避免用力大便，多吃水果及高纤维素食物。必须积极治疗，密切观察病情变化，特别要注意眼压和角膜的情况，防止角膜穿孔。

圆锥角膜

【概念】

圆锥角膜是一种眼病。其特征为角膜扩张、中央变薄向前突出，呈圆锥形。它常造成高度不规则近视散光，晚期会出现急性角膜水肿，形成瘢痕，导致视力显著下降。多于青春期发病，缓慢发展。

【临床表现】

病史：青春期前后，一般双眼患病，也可先后相隔 1～2 年；单眼患病者不足 20%。

症状：视力进行性下降，刚开始能以近视镜片矫正，不久则因不规则散光难以矫正；急性圆锥角膜可出现视力骤降。

体征：①角膜中央或旁中央锥形扩张，基质变薄（图2-3-2）；②半数病例在圆锥底部可见一褐色铁质沉着环，位于上皮基底细胞层（Fleischer环）；③角膜中央部基质深层有垂直走向的条纹状混浊（Vogt线）；④急性圆锥患者因角膜组织后弹力层的破裂而出现明显的基质水肿（图2-3-3），6~8周急性水肿消退后遗留不同程度的角膜瘢痕性混浊。

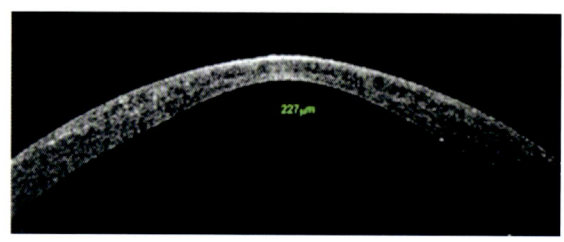

图2-3-2 圆锥角膜前段光学相干断层扫描（角膜中央明显变薄）

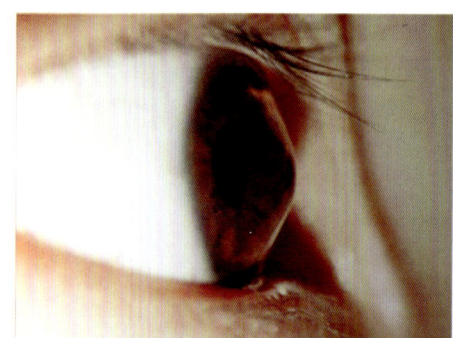 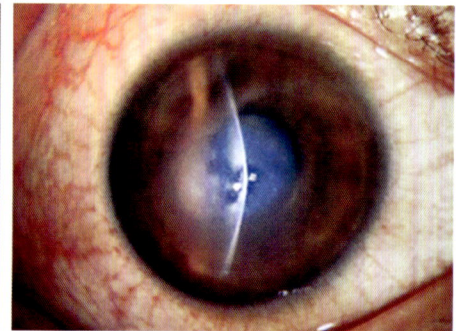

图2-3-3 圆锥角膜侧位、正位

【辅助检查】

Munson征：患眼下转时，眼球与下睑缘之间构成角状皱褶。

Placido盘检查：典型病例可见角膜圆锥上的光环扭曲变形，角膜上方或鼻侧环宽，而颞下方环相互靠近。

角膜曲率计检查：可见圆形目标变形，并有高度散像差。

角膜地形图检查：显示角膜中央地形图畸变，下象限角膜变陡斜，随着病变进展，角膜陡斜扩张到鼻下象限，再到颞上象限，很少累及鼻上象限。角膜表面非对称性指数可达5.0以上。

视网膜检影：可见检影反射，患眼常为高度近视或散光。视力矫正不良。

【诊断】

根据病史、体征和辅助检查可以确诊。

【治疗】

早期患者可根据验光结果戴框架眼镜矫正；硬性角膜接触镜矫正；如戴镜不能矫正，中央角膜变薄、没有瘢痕形成、角膜曲率＜55 D者可试行表层角膜镜片术；曲率增大无瘢痕者也可考虑部分板层角膜移植术。曲率＞60 D或角膜中央瘢痕明显，行穿透性角膜移植术治疗（图2-3-4）。后弹力层破裂，出现急性水肿，理论上应瘢痕化后再手术。

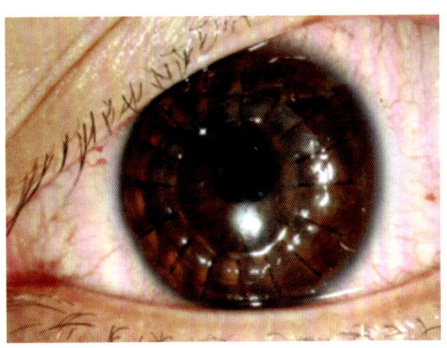

图2-3-4　圆锥角膜穿透性角膜移植术后

【预防】

圆锥角膜的病因尚不清楚，研究发现患过敏性疾病的人群，发生圆锥角膜的风险高于常人。因此，有过敏性疾病的人群，要积极控制过敏性疾病，这可能有一定的预防作用。遗传因素和发育性因素也可能与发病相关，但这些因素难以干预，很难进行预防。圆锥角膜通过早期有效的处理，可以延缓疾病进展，避免其进一步恶化。因此，出现眼部的异常症状后，要及时就医，争取早期诊断、早期治疗。

浅层点状角膜炎

【概念】

浅层点状角膜炎（superficial punctate keratitis，SPK）是角膜上皮3种病变类型的总称，即点状上皮角膜炎、点状上皮糜烂和点状上皮下浸润。它们常同时存在，只是轻重和病变范围有所不同。在各种细菌性结膜炎或睑缘炎时，常合并角膜的上皮糜烂和点状表层炎，以及角膜边缘部上皮下浸润，这些病变在角膜上有时呈散在性，有时在全角膜上弥漫性分布，特别是角膜周边部较多。临床常见浅层点状角膜炎和Thygeson浅层点状角膜炎。

【临床表现】

病史：各种细菌性结膜炎或睑缘炎、病毒性结膜炎早期，常合并角膜的上皮糜烂和点状表层炎及角膜边缘部上皮下浸润，这些病变在角膜上有时呈散在性，有时在全角膜上弥漫性分布，特别是角膜周边部较多。频繁滴眼药水的刺激或紫外线刺激也可引起角膜上皮糜烂和炎症；倒睫及营养不良均可导致角膜上皮糜烂和炎症。

症状：异物感、刺痛、畏光及轻度视力下降。

体征：病变位于角膜上皮层和前弹力层；角膜局限性或弥漫性分布的细点状上皮缺损，也可为粗糙的灰色斑点，荧光素染色阳性（图2-3-5）。

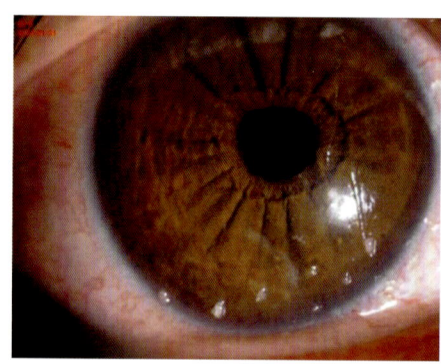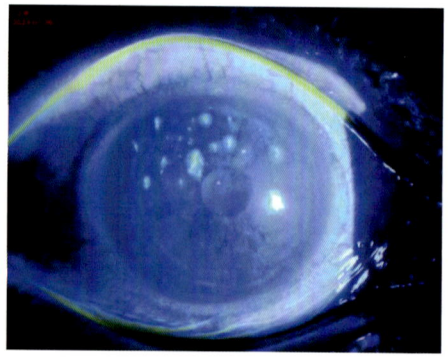

图 2-3-5　丝状角膜炎

【辅助检查】

角膜荧光素染色：有助于确定病变的范围、病变的深度及治疗效果。

泪液分泌试验：有助于进一步确定疾病与泪液分泌减少型干眼症的相关性。

【诊断】

病史结合症状、体征和辅助检查多能明确诊断。

【治疗】

SPK 是一系列累及角膜上皮、上皮基底膜，以及邻近角膜浅层基质的点状病变的统称。病因比较复杂，包括病毒感染、毒素刺激、细菌感染、机械和化学性的损伤等。寻找病因，针对病因进行治疗。

选用小牛血去蛋白提取物滴眼液、自体血清、透明质酸钠等保护和促进角膜上皮修复的药物。补充维生素类药物。

【预防】

SPK 的预防主要是注意眼睛卫生，不经常配戴隐形眼镜，不用手揉眼，不要长时间看电脑或者手机。在病毒流行期间不要去人多、空气质量比较差的公共场所，不要去公共泳池游泳。

大泡性角膜病变

【概念】

大泡性角膜病变是指角膜上皮或上皮下形成水疱的状态，由角膜内皮细胞的异常或损毁引起。正常角膜内皮细胞数量约为 3000 个 /mm^2，其减少至 500～1000 个 /mm^2 时，即可发生本病。白内障手术后、眼外伤、青光眼晚期、严重的葡萄膜炎、Fuchs 角膜内皮营养不良、角膜移植失败等均可能引起角膜内皮细胞破坏和减少，导致大泡性角膜病变。

【临床表现】

病史：内眼手术史、外伤史及内眼疾病史（虹膜睫状体炎、长期高眼压、角膜内皮营养不良等）。

症状：疼痛、畏光、流泪、异物感和雾视；轻症者晨起重，午后有改善。

体征：结膜不同程度的混合性充血。角膜上皮出现数量不等的水疱，角膜实质层出现不同程度的水肿（图 2-3-6）。水疱可反复出现和破裂，伴有角膜局部上皮缺损。

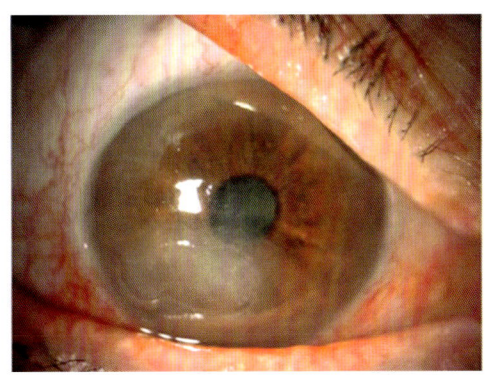

图 2-3-6　大泡性角膜病变

【辅助检查】

B 超，排除眼后段可能存在的疾病；超声生物显微镜（ultrasound biomicroscopy，UBM）检查，观察房角的开放情况；必要时 A 超角膜测厚、角膜内皮计数。

【诊断】

病史、症状、体征结合辅助检查能够明确诊断。

【治疗】

局部滴 50% 高渗葡萄糖溶液或 5% 氯化钠溶液。

配戴亲水性角膜接触镜。

角膜营养、修复、润滑剂的使用。

局部应用抗生素预防感染。

对确诊为角膜内皮功能失代偿者，行角膜内皮移植或穿透性角膜移植术是最根本的治疗方法。

【预防】

大泡性角膜病变常继发于原有的眼部疾病及眼部手术，故为预防本病，应积极治疗原发病，如术后出现不适应早期就诊。有青光眼等眼部疾病家族史的患者，应密切观察自我有无眼部发病，每半年到医院进行一次眼部常规检查。

神经营养性角膜炎

【概念】

神经营养性角膜炎（neurotrophic keratitis，NK）为三叉神经遭受外伤、手术、炎症或肿瘤等破坏时，受其支配的角膜失去知觉及反射性瞬目的防御作用，因而角膜上皮表现干燥，并易受机械性损伤，且三叉神经可能有调节角膜营养代谢的作用，其损害会引起角膜营养障碍，在上皮脱落时很容易遭受感染。

【临床表现】

病史：有三叉神经受损（炎症、外伤、肿瘤压迫、手术损伤等）。

症状：患者无自觉症状。

体征：早期角膜上皮点状荧光素着色，上皮片状脱落，继发角膜溃疡，可伴前房积脓（图2-3-7）；角膜知觉缺失，瞬目反射减弱。

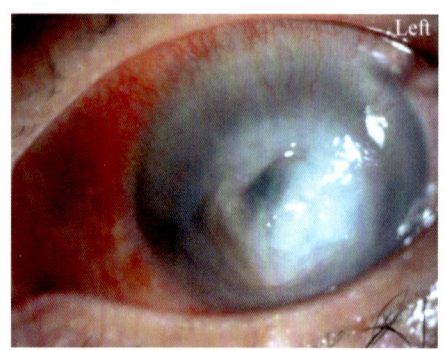

图2-3-7　神经营养性角膜炎

【辅助检查】

评估患者的神经功能，以排除其他可能导致角膜病变的神经系统问题；角膜活检是确诊的重要方法。

【诊断】

病史结合症状、体征可以明确诊断。

【治疗】

请神经科会诊，谋求恢复三叉神经功能的可行措施。

在角膜上皮剥脱之前，采取积极保护措施，如人工泪眼滴眼液滴眼，涂抗生素眼膏封闭睑裂；配戴亲水性软性角膜接触镜；睑缘缝合或融合。

一旦出现角膜溃疡，应按细菌性角膜溃疡处理，如溃疡深为预防穿孔可行板层角膜移植术。术后密切观察，及时行睑缘缝合术。

【预防】

NK患者应注意局部用药史、角膜手术史、头颅外伤史及头面部手术史、糖尿病病史、疱疹病毒感染史等，眼部应该谨慎用药，在生活中避免头颅外伤，有糖尿病、疱疹时应该及时就医，防止病情进一步恶化。

角膜营养不良

【概念】

角膜营养不良是一系列与家族遗传有关的原发性进行性角膜病变的总称，该病多数为常染色体显性遗传，是具有原发性、进行性、双眼性、致盲性的角膜病变。比较常见的3种类型：上皮基底膜营养不良、颗粒状角膜营养不良、Fuchs 角膜内皮营养不良。

【临床表现】

病史：发病早，多开始于 10 岁以前，双眼对称性发展，青春期后明显。

症状：视力不同程度下降。

体征：角膜中央前弹力膜下发生乳白色小点，合成大小不等、界限清楚的圆形或不规则形团块，小点数目可多可少，形状各异，随着病情而发展（图 2-3-8）。小点逐步向角膜实质深层发展。病灶侵犯角膜中央区，病灶之间角膜基本正常。Fuchs 角膜内皮营养不良早期病变局限于内皮及后弹力层，出现滴状赘疣，有时内皮面有色素沉着。当角膜内皮功能失代偿时，基质和上皮出现水肿。

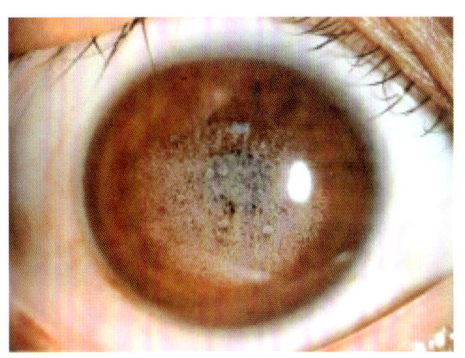

图 2-3-8　颗粒状角膜营养不良

【辅助检查】

通过角膜地形图，可以详细了解角膜的形态和厚度变化。对于一些疑似病例或家族性病例，基因检测可以确定是否存在特定的基因突变，从而明确诊断。

【诊断】

病史结合症状、体征多能明确诊断。

【治疗】

该病早中期无须治疗。视力下降明显，矫正视力＜0.1 时，可考虑进行板层或穿透性角膜移植术，术后复发概率较高。

【预防】

角膜营养不良与家族遗传有关，尚无好的预防措施，建议若一人确诊家族成员应早筛、早诊、早治；当确诊 Fuchs 角膜内皮营养不良时，应考虑到白内障手术时机的选择问题。

角膜皮样瘤

【概念】

角膜皮样瘤（corneal dermoid tumor）是一种类似肿瘤的先天性异常，良性，属于迷芽瘤，没有遗传倾向。角膜皮样瘤出生后即可发现，常发生在角巩膜缘颞下及颞侧，角巩膜缘常为皮样瘤的中心，皮样瘤一半在角膜上，另一半在巩膜表面；皮样瘤为一圆形、扁平、黄色或粉红色，像小山丘状的肿物，表面可见毛发。随年龄增长可侵犯瞳孔区影响视力。

【临床表现】

病史：出生时就存在的肿块，随着年龄增长和眼球发育略有增大。

症状：多无自觉症状，部分患儿因屈光状态异常而影响视觉发育。

体征：多见颞下方角膜缘肿瘤，灰黄或粉红色隆起，表面状似皮肤，可有毛发生长（图2-3-9）。

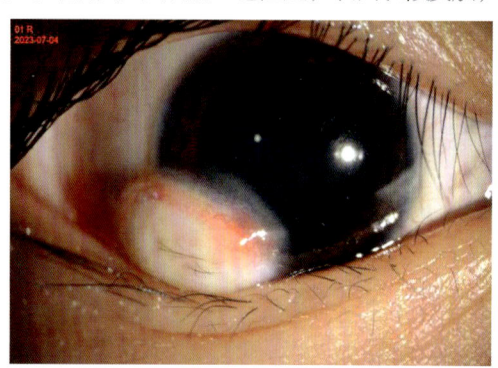

图 2-3-9　角巩膜皮样瘤

【辅助检查】

组织病理学检查，由皮肤样结缔组织组成，含有汗腺、毛发、皮脂腺或脂肪，被覆复层鳞状上皮，表层有角化。

【诊断】

角膜缘区域见皮样瘤，经病理组织学检查可确诊。

【治疗】

肿瘤侵犯角膜影响视觉发育或有美观要求时，可行肿物切除联合板层角膜移植术。

角膜上皮内上皮癌

【概念】

角膜上皮内上皮癌（intraepithelial neoplasia）最早由美国皮肤科医师 Bowen 作为一种癌前期角化不良详加描述，又称 Bowen 病。本病是角膜上皮层的基底细胞增生，一般不越过基底膜。多见于男性老年人，绝大多数单眼发病，病程缓慢，有发生恶变者。角膜缘处可见一个局限性隆起，为富有血管的胶状新生物，表面散在棕黑色色素沉着，手术切除后经病理组织学检查证实为 Bowen 病。

【临床表现】

病史：多见于老年男性，常单眼发病，病程缓慢。

症状：多无自觉症状，因影响美观而被发现。

体征：多见于睑裂区的角膜缘，呈灰白色胶状半透明隆起，有血管时呈红色胶样扁平隆起，界限清楚，可局限生长（图2-3-10）。

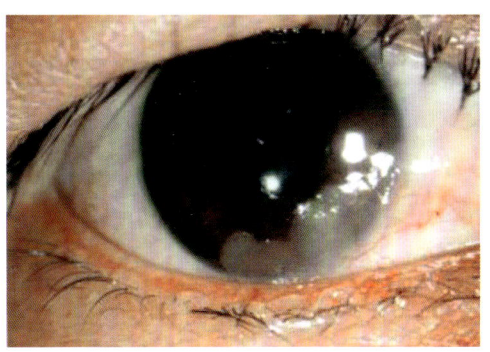

图 2-3-10　角膜上皮内上皮癌

【辅助检查】

组织病理学检查显示上皮细胞一致性增生，有明显的极性紊乱和细胞核分裂象；肿瘤细胞局限在上皮内而不突破基底膜。

【诊断】

临床表现结合组织病理学检查可确诊。鉴别角结膜鳞癌，其是一种原发性上皮恶性肿瘤，颞侧多见，肿瘤呈胶样隆起，基底宽，富有血管。

【治疗】

可行肿瘤切除联合板层角膜移植术。

【预防】

本病目前暂无有效预防措施，年长者眼部出现异物感、疼痛、角膜散光或影响外观的异常增生时需及时就诊，早发现、早诊断、早治疗是关键。

其他

【角膜老年环】

角膜老年环是角膜周边部基质内的类脂质沉着，主要沉积于靠近前后弹力层的部位。临床表现：常见于老年人，双眼发病，起初混浊在角膜上下方，逐渐发展为环形。环呈白色，通常宽约 1mm，外侧边界清楚，内侧稍模糊，与角膜缘之间有透明角膜带相隔。

【带状角膜病变】

带状角膜病变是主要累及前弹力层的表浅角膜钙化变性，常继发于各种眼部或系统性疾病，如慢性葡萄膜炎、甲状旁腺功能亢进。临床表现：早期无症状，当混浊带越过瞳孔区时，视力下降。上皮隆起或破损，可有刺激症状和异物感。病变起始于睑裂区角膜边缘部，在前弹力层出现细点状灰白色钙质沉着。病变外侧与角膜缘之间有透明的角膜分隔，内侧呈火焰状逐渐向中央发展，汇合成一条带状混浊横过角膜的睑裂区，沉着的钙盐最终变成白色斑片状，常高于角膜上皮，引起角膜上皮缺损，可伴有新生血管。治疗：积极治疗原发病。轻者局部使用依地酸二钠，重者在表面麻醉后刮去角膜上皮，再用依地酸二钠浸洗角膜。混浊严重的患者可行角膜移植术。

【边缘性角膜变性】

边缘性角膜变性又称 Terrien 边缘变性，是一种双侧性周边部角膜扩张病。病因不明。临床表现：无明显疼痛、畏光，视力逐渐下降。对称性角膜边缘扩张，鼻上象限多见，若干年后变薄区在3点或9点汇合，形成全周边缘性角膜变薄扩张。厚度为正常的 1/4～1/2，最薄处仅残留上皮和膨出的后弹力层，部分患者继发轻微创伤而穿孔，自发穿孔少见，可伴有新生血管。

【大角膜】

大角膜是一种角膜直径较正常大而眼压、眼底和视功能在正常范围的先天性发育异常，呈 X 染色体隐性遗传。临床表现：多见于男性，多双眼发病，无进展。角膜横径＞13 mm，垂直径＞12 mm，眼前段不成比例扩大，角膜大而透明，角膜缘界限清晰。与先天性青光眼鉴别，后者角膜大而混浊，角膜缘扩张而界限不清，伴眼压升高。

【小角膜】

小角膜是一种角膜直径小于正常，同时常伴有其他眼部异常的先天性发育异常，常染色体遗传。临床表现：角膜直径＜10 mm，角膜扁平，曲率半径增大，眼前节不成比例缩小，常伴有先天性白内障、虹膜缺损等先天性异常，小角膜常伴浅前房，易发生闭角型青光眼。

第四节　干眼症

【概念】

根据《中国干眼专家共识（2020年）》的干眼最新定义：干眼为多因素引起的慢性眼表疾病，是由泪液的质、量，以及动力学异常导致的泪膜不稳定或眼表微环境失衡（图2-4-1），可伴有眼表炎性反应、组织损伤及神经异常，造成眼部多种不适症状和（或）视功能障碍。

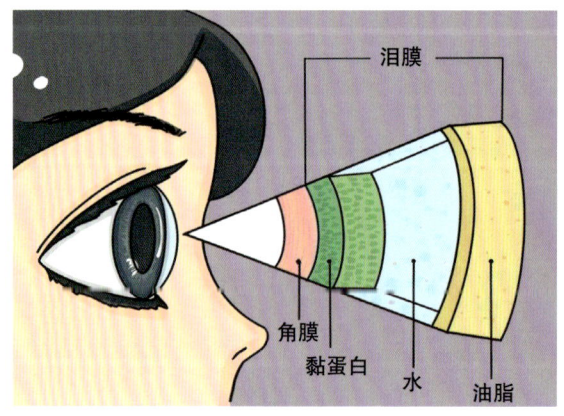

图 2-4-1　泪膜示意

【临床表现】

病史：多因素导致或在病情进展过程中另有一些因素加入，很难用一种原因完全解释。

环境因素如空气污染、高海拔、低湿度及强风力等；生活方式相关因素如长时间操作视频终端、睡眠不足、使用空调、吸烟、长期配戴角膜接触镜、眼部化妆及长时间驾驶等；激素水平异常，角膜神经感知异常，手术相关因素，以及药物相关因素等。

症状：干涩、异物感、视疲劳、眼红、畏光、流泪及视物模糊等。

体征：泪膜不稳定，渗透压升高，水液、黏蛋白、脂质分泌减少，眼表微环境异常。

【辅助检查】

检测泪河高度、Schirmer 试验、眼表综合分析仪、角膜荧光素染色、虎红染色、Lissamine Green 染色。

【诊断】

按体征严重程度分为以下 3 种。①轻度：裂隙灯显微镜检查无明显眼表损伤体征（角膜荧光素染色点＜5 个），BUT 在 2 秒及以上。②中度：裂隙灯显微镜检查角膜损伤范围不超过 2 个象限和（或）角膜荧光素染色点≥5 个且＜30 个，BUT 在 2 秒及以上。③重度：裂隙灯显微镜检查角膜损伤范围 2 个象限及以上和（或）角膜荧光素染色点≥30 个，BUT＜2 秒。角膜荧光素染色点融合成粗点、片状或伴有丝状物。

按泪膜主要成分功能异常可将干眼分为以下 5 种。①水液缺乏型干眼（aqueous tear deficiency）：因水液性泪液生成不足和（或）质的异常而引起，如 Sjögren 综合征和许多全身疾病引发的干眼。②脂质异常型干眼（lipid deficiency）：由于脂质层的质或量出现异常而引起，如睑板腺功能障碍、睑缘炎及各种引起泪液蒸发增加等因素造成的干眼。③黏蛋白异常型干眼（mucin deficiency）：由于各种因素造成眼表上皮细胞（尤其是杯状细胞）受损而引起。④泪液动力学异常型干眼（abnormal tear dynamics）：因泪液的动力学异常引起，包括瞬目异常（如瞬目频率降低、不完全瞬目等）、泪液排出异常、结膜松弛及眼睑异常等导致的干眼。⑤混合型干眼（mixed dry eye）：是临床最常见的干眼类型，为其上 2 种或 2 种以上原因所引起的干眼。

【治疗】

治疗原则：优先应用非药物治疗，优先应用无创性治疗，优先应用无不良反应的药物，各种治疗方法联合应用，制订个体化方案。

泪液替代类滴眼液，如玻璃酸钠、甲基纤维素、聚乙二醇、羟糖苷、生长因子、血清类等眼表润滑剂与功能型人工泪液。

泪液促泌剂：3% 地夸磷索钠滴眼液。

局部抗炎类药物：0.05% 环孢素 A 滴眼液；短期适量皮质类固醇和非甾体类抗炎滴眼液。

泪点闭塞：泪小点栓子的应用；烧灼等方法封闭泪点。

腮腺管移植术或颌下腺移植术。

合并全身疾病，如 Sjögren 综合征，需配合内科全身治疗。

物理治疗：戴湿房镜、泪小点栓塞、热敷、药物熏蒸、睑板腺按摩、强脉冲光及 LipiFlow 等。

【预防】

干眼症严重的可以影响视力，影响患者的生活质量，因此及时进行预防是关键，具体的方法有以下几点。

需要保持良好的生活环境：在没有中央空调或者暖气的房间里边，需要定时进行开窗通风，保持房间湿度为40%～60%，如果环境干燥会使眼睛的水分蒸发过快，加重泪液流失，可以使用室内加湿器。

注意休息：连续看书或者操作电脑时间超过40分钟以后，应该休息5～10分钟，这时候可以尝试闭眼养神或者远眺，每天累计看书或者操作电脑时间尽量不要超过6小时。而且要经常进行眨眼，眨眼至少要保证每分钟达到4～5次，频繁地眨动眼睛有利于泪液分泌。

饮食方面应该均衡，不偏食，吃一些容易消化、清淡的食物。例如，多吃一些蔬菜、瓜果、豆类、鱼、动物肝脏、瘦肉、鸡蛋和牛奶等高蛋白且富含维生素A的食物。尽量减少油炸、膨化，以及辛辣食品的摄入。早餐应该吃好，以保证旺盛的精力，多吃蛋白质含量高的食物，晚餐应该保持清淡。

改变不良用眼习惯，如夜间关灯后看电视、玩手机，戴隐形眼镜睡觉，以及过度依赖滴眼液等。普通的干眼症要从饮食、睡眠、工作和生活等日常生活方面进行全方位的保护。

── 科 普 ──

干眼症有问必答

1. 哪些人较易得干眼症？

电脑工作者、驾驶员、熬夜工作者。眨眼次数减少，泪液蒸发过多。

绝经期、怀孕期、哺乳期及口服避孕药的妇女。激素水平的改变可导致干眼症。

戴隐形眼镜者。隐形眼镜漂浮在泪液上，戴隐形眼镜会加速泪液的蒸发。

超过65岁的人群中有3/4的人有干眼症。

一些疾病因素，如类风湿关节炎、糖尿病、甲状腺异常、哮喘及红斑狼疮等；长期口服抗抑郁药、降血压药的患者。

居住或工作环境：有空调、烟尘，温度较高或空气较干燥。

长时间使用某种滴眼液，由于滴眼液中普遍含有防腐剂，这些防腐剂对眼表上皮细胞造成损伤，可引起泪膜的破坏，很容易形成干眼症。

2. 如何知道是否得了干眼症？

如果你有以下其中一种症状，那你就要提高警惕了。①干涩感；②视疲劳；③异物感；④烧灼感；⑤黏着感；⑥痒；⑦刺痛感；⑧畏光；⑨眼红；⑩眼胀感。

在就诊时，填写一张自我评估的问卷调查表，医师除了会检查您的眼睛之外，还会给您做一些特殊的检测，具体如下。①BUT或角膜地形图检查：观察泪膜的稳定性。② Schirmmer 试验：又称泪液分泌试验，主要是观察泪液分泌的量。③荧光素钠（角膜活性染色）或者丽丝胺绿、孟加拉红染色（结膜活性染色），观察眼表细胞损害情况。④ TEARLAB 泪液渗透压测定。

医师会依据以上患者的症状和病史，以及眼睛检查的结果，做出正确诊断。

科 普

3. 您是属于哪一类干眼症？

一般会分为泪液分泌缺乏型和泪液过度蒸发型。

根据临床门诊干眼症就诊患者的病因顺位分析结果也可分为以下6类。①环境及职业因素引起的干眼症（多是电脑工作者，中青年多见）。②性激素失衡（多是中老年妇女）。③睑板腺功能障碍（多为中年男性，酒糟鼻及皮肤脂质代谢异常者）。④神经传导障碍（多为各种眼部手术后患者，如角膜屈光手术、白内障手术、青光眼手术和角膜移植手术；长期服用抗抑郁药、抗组胺药、利尿剂、β 受体阻滞剂等药物的患者）。⑤伴有全身性自身免疫疾病（如类风湿关节炎）的干燥综合征。⑥其他各种原因引起的干眼症。

4. 干眼症如何进行规范治疗？

干眼症由于病因复杂，发病机制尚未完全清楚，因此目前尚不能进行对因治疗。一般的治疗措施有以下几种。①消除诱因和均衡饮食：应避免长期使用电脑、熬夜工作等，补充 ω-3 不饱和脂肪酸。②物理治疗：热敷、眼睑按摩、清洁、戴湿房镜等。主要针对睑板腺功能障碍型干眼症患者。③人工泪液，中重度干眼症如需长期使用，应尽量用无防腐剂的人工泪液。④泪小点栓塞：可有效保存患者自身泪液，简单、安全、可逆、有效。⑤抗炎治疗：中重度干眼症可短期使用低浓度的激素或免疫抑制剂滴眼液，以减轻干眼引起的免疫性炎症。⑥严重干眼症时可使用自体血清。⑦手术：用于重症干眼症，在其他方法无效时使用。自体游离颌下腺移植代替泪腺分泌液体，但手术复杂，费用高，有一定疗效。⑧其他：睑板腺功能障碍型干眼症可以口服或局部应用四环素类抗生素。针对一些全身干燥综合征的患者，还可以适当应用中药，进行全身的调理。

5. 泪小点栓塞治疗干眼症是怎么回事？

泪小点、泪小管是泪液的排出途径，每只眼睛有上、下两个泪小点和两条泪小管，泪小点栓塞是广泛应用于临床的治疗眼表疾病（尤其是干眼症）的方法。原理是通过堵塞泪道而延长泪液在眼表面的停留时间，维持眼表面的泪膜覆盖，减轻炎症或延长药物在眼表的时间，提高药物的治疗效果。大量临床研究证实泪小点栓塞对泪液分泌缺乏型干眼的疗效确切、安全、可逆。

6. 哪些患者可以进行泪小点栓塞？

①中重度干眼症：BUT < 5 秒，Schirmer Ⅰ < 5 mm 且角膜染色阳性。②频繁使用人工泪液超过半年，症状或眼部体征无明显改善。③配戴角膜接触镜后有干眼症状者。④眼科手术后干眼患者，如角膜屈光手术、白内障手术、青光眼手术、角膜移植术和其他内眼手术后。⑤某些眼表疾病也可通过泪小点栓塞来治疗，如病毒性角膜炎（静止期）、复发性角膜上皮糜烂、上方角膜缘角结膜炎、药物毒性角膜上皮病、神经性角膜炎及伴类风湿关节炎的干燥综合征。

第三章 常见眼睑与泪器疾病的防治

第一节 眼睑疾病的防治

眼睑疖

【概念】

眼睑疖又称毛囊炎，为葡萄球菌感染所致的眼睑毛囊及毛囊周围的急性或亚急性化脓性炎症。

【病史采集】

皮肤有轻微擦伤或体质弱者易发。局部有明显触痛。

【体格检查】

毛囊口处发炎，其周围逐渐形成硬结。硬结周围皮肤肿胀充血，顶端可形成脓栓（图 3-1-1）。脓栓和坏死组织脱落、溃疡形成、结痂。可伴有全身发热、耳前淋巴结肿大。

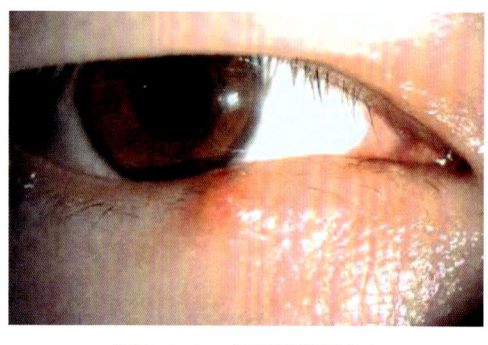

图 3-1-1　右眼下睑眼睑疖

【诊断】

主要依据临床表现及实验室检查（如血常规、红细胞沉降率等可帮助判断是否存在全身感染；细菌涂片、培养及药敏试验可帮助确定病原菌的种类及抗生素敏感性；眼眶 CT 可帮助判断有无分泌物堆积和骨质破坏）综合判断，做出诊断。

【鉴别诊断】

主要与单纯疱疹病毒性睑皮炎和眼睑湿疹相鉴别。

【治疗】

局部热敷或理疗，涂抗生素眼膏。

全身应用抗生素。

大脓点必要时切开排脓，避免挤压导致感染扩散。

【预防】

注意皮肤清洁。避免挤压，防止感染扩散。

眼睑脓肿

【概念】

眼睑脓肿是由金黄色葡萄球菌侵犯毛囊深部及周围组织引起的眼睑皮肤炎症。发病与体质有关，又与皮肤不洁、搔抓有关。

【病史采集】

大多起病急，自觉眼睑灼热及疼痛明显。可有局部外伤史。儿童患者可有全身不适、发热、畏寒。

【体格检查】

眼睑红、肿、热、痛并形成硬结，数天后硬结出现波动感并穿破排脓，穿破口形成溃疡，坏死组织脱落，创口愈合形成瘢痕（图3-1-2）。患侧耳前淋巴结肿大伴压痛。

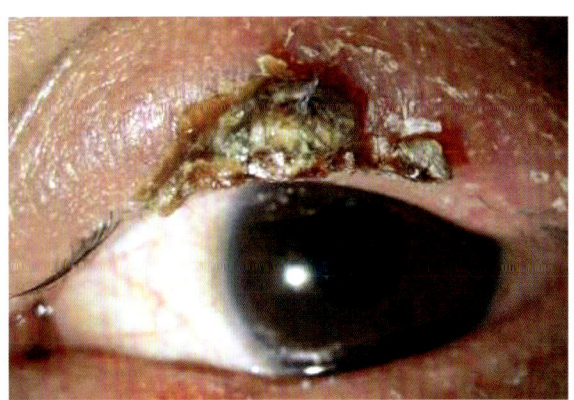

图 3-1-2　左眼上睑眼睑脓肿

【辅助检查】

白细胞升高，核左移。

【诊断】

主要依据临床表现及辅助检查综合判断，做出诊断。

【鉴别诊断】

主要与眼睑丹毒及过敏性皮肤炎症相鉴别。

【治疗】

早期热敷、理疗。

局部切勿挤压，以防炎症扩散。

有波动感则采用平行睑缘切开排脓，脓多时置入引流条，局部涂抗生素眼膏，全身适当使用抗生素、清热解毒中药。

【预防】

注意皮肤清洁。避免挤压、搔抓，防止感染扩散。

单纯疱疹病毒性睑皮炎

【概念】

单纯疱疹病毒性睑皮炎又称热性疱疹，由单纯疱疹病毒Ⅰ型感染所致，常发生在流感、发热、肺炎等呼吸道感染中，同时有眼睑疱疹出现。

【病史采集】

起病急，大多有流感及发热病史。本病有自限性，一般1～2周可自愈。无免疫性，可再发。

【体格检查】

多在下睑先出现透明、集簇状半透明的小水疱（图3-1-3），周围皮肤轻度红肿，有时口唇、鼻翼处也出现小水疱，多在7天后水疱干固结痂，痂皮脱落不留瘢痕。严重者耳前淋巴结肿痛。

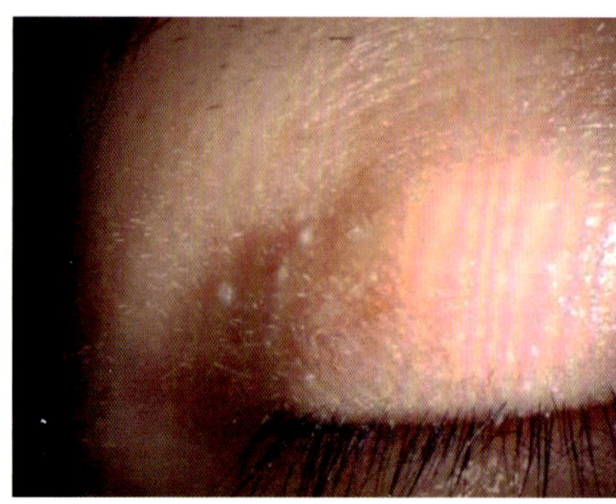

【诊断】

主要依据临床表现做出诊断。

图3-1-3　左眼上睑单纯疱疹病毒性睑皮炎

【鉴别诊断】

主要与眼睑带状疱疹、眼睑脓疱病、眼睑湿疹鉴别。

【治疗】

结膜囊内滴抗病毒滴眼液如阿昔洛韦滴眼液，也可局部湿敷。皮损处涂更昔洛韦眼膏。

支持疗法，多饮水，适当休息。

可酌情选用干扰素。

保持局部清洁，防止继发感染，必要时加用抗生素眼膏。

【预防】

提高抵抗力，避免感染；避免搔抓、挤压患处，保持局部清洁，防止继发感染。

带状疱疹病毒性睑皮炎

【概念】

带状疱疹病毒性睑皮炎由水痘-带状疱疹病毒引起。初次感染表现为水痘，常见于儿童，以后病毒长期潜伏于脊髓后根神经节中，当机体抵抗力下降时，水痘-带状疱疹病毒再度活化，侵犯三叉神经半月节第一支或第二支，引起眼睑带状疱疹。多见于老年人或体弱者。

【病史采集】

发病前可有发热、倦怠、食欲不振等前驱症状。初起时在患侧三叉神经分布区发生皮肤灼热、神经痛，疼痛常持续至皮疹完全消退，甚至持续数月、数年。

【体格检查】

沿一侧三叉神经分布区（头皮、前额及眼睑）剧烈神经性疼痛。数日后沿分布区皮肤潮红、肿胀，出现簇状透明小水疱（图3-1-4A），水疱绝不越过中线，水疱大小不一，浅黄色，早期透明，以后混浊干涸结痂。痂皮脱落留有瘢痕。部分病例可侵犯角膜及继发虹膜睫状体炎（图3-1-4B），或疱疹消退后继发巩膜炎、眼肌麻痹及视神经萎缩。

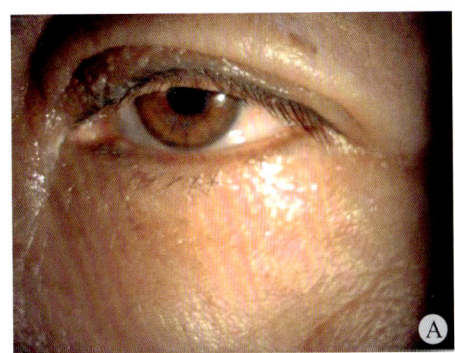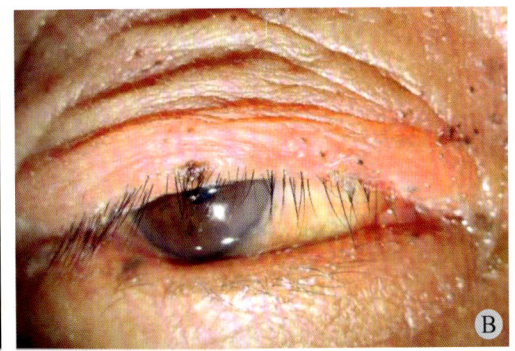

图3-1-4 带状疱疹病毒性睑皮炎体格检查

【诊断】

主要依据临床表现综合判断，做出诊断。

【鉴别诊断】

主要与眼睑单纯疱疹病毒性睑皮炎、眼睑湿疹鉴别。

【治疗】

局部治疗同单纯疱疹病毒性睑皮炎。对重症者应全身应用阿昔洛韦、抗生素及糖皮质激素。全身使用镇痛药。增强机体抵抗力，如肌内注射维生素B_1、维生素B_{12}、丙种球蛋白，口服左旋咪唑。对伴有角膜炎、虹膜睫状体炎的患者，除抗病毒治疗外，应滴用睫状肌麻痹剂。

【预防】

提高抵抗力，避免感染；避免搔抓、挤压患处，保持局部清洁，防止继发感染；接种疫苗。

眼睑过敏性皮炎

【概念】

眼睑过敏性皮炎指眼睑皮肤在接触外界某种物质后，主要在接触部位发生的免疫性炎症反应。

【病史采集】

大多有接触某种过敏性物质或药物史。眼睑刺痒、烧灼感明显。

【体格检查】

眼睑水肿明显，伴有轻度充血，继而出现红斑、丘疹、水疱等湿疹样改变。慢性者常反复发作，皮肤外观似鳞屑状粗糙肥厚（图3-1-5）。

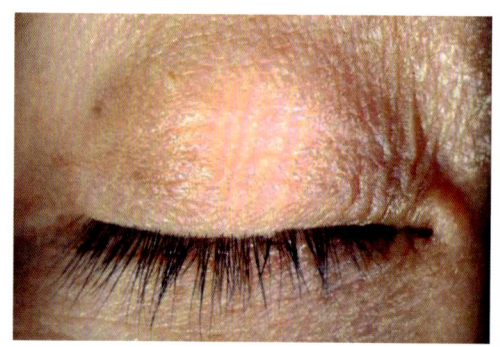

图 3-1-5　右眼上睑慢性眼睑过敏性皮炎

【诊断】

主要依据临床表现综合判断，做出诊断。

【鉴别诊断】

主要与眼睑细菌性感染鉴别。

【治疗】

找出致敏物质，停止接触致敏物质。局部用3%硼酸水湿敷，外涂皮质类固醇霜或软膏。可口服泼尼松，或氯苯那敏、阿司咪唑等抗过敏药，或静脉注射葡萄糖酸钙等。

【预防】

排查过敏原，避免接触过敏原；必要时行脱敏治疗。

眼睑湿疹

【概念】

眼睑湿疹又称眼睑湿疹性皮炎，是由于眼睑部慢性炎症或致敏物质引起的急性或慢性眼睑皮肤炎症。

【病史采集】

大多有接触某种过敏性物质或药物史。眼睑奇痒、烧灼感明显。多见于过敏体质者。

【体格检查】

急性者眼睑突然红肿，继而出现丘疹、水疱、糜烂、结痂、脱屑等。

亚急性者表现为眼睑皮肤暗红斑块，伴有结痂、鳞屑、丘疹、渗出等（图3-1-6A）；慢性者眼睑皮肤增厚，表面有鳞屑脱落（图3-1-6B）。

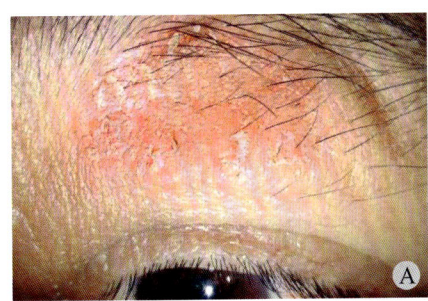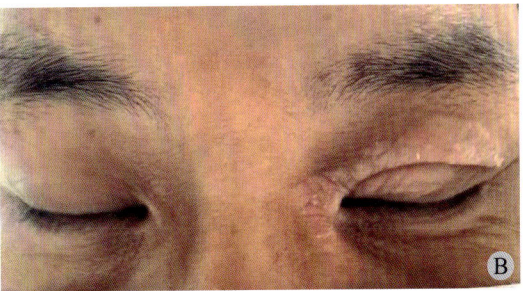

A.左眼亚急性湿疹；B.左眼慢性眼睑湿疹。

图3-1-6 眼睑湿疹的体格检查

【诊断】

主要依据致敏物质接触史、临床表现综合判断，做出诊断。

【鉴别诊断】

主要与眼睑疱疹、眼睑脓疱病鉴别。

【治疗】

仔细询问病史，找出致敏物质，停止接触致敏物质，避免外部刺激。

急性期可用生理盐水或局部用3%硼酸水湿敷，每次30分钟。待炎症控制后改用糖皮质激素软膏、氧化锌油剂或糊剂局部涂抹。

全身应用抗组胺药，如氯苯那敏、阿司咪唑等，严重病例可口服或静脉给予糖皮质激素。

若继发感染则对症治疗。

【预防】

排查过敏原，避免接触过敏原；必要时行脱敏治疗；避免搔抓，防止继发感染。

睑缘炎

【概念】

睑缘炎是睑缘皮肤、睫毛毛囊及其腺体的亚急性或慢性炎症。睑缘为皮肤和腺体的移行处，富有腺体和脂性分泌物，易于沾染尘垢和病菌而并发感染。

【病史采集】

自觉眼睑部疼痛、烧灼感、异物感，晨起眼周结痂。

【体格检查】

鳞屑性：为睑缘皮脂溢出引起的睑缘慢性炎症。睑缘部充血，睫毛与睑缘处有灰白色鳞屑附着，严重者与溢出的皮脂混合形成黄色蜡样痂皮，除去痂皮无溃疡灶，睫毛易脱，但可再生。长期不愈者睑缘肥厚，后唇钝圆，泪点肿胀外翻、溢泪（图3-1-7A）。

溃疡性：致病菌多为金黄色葡萄球菌。睑缘充血，睫毛根部布满黄色痂皮，睫毛可被胶粘成束。除去痂皮见睫毛根部有小脓疱和溃疡灶。睫毛脱落后不能再生。久病后引起慢性结膜炎和睑缘肥厚、外翻，泪点阻塞，溢泪。

眦角性：眦部睑缘炎致病菌多为莫-阿双杆菌，维生素B_2缺乏者好发。多发生于双侧外眦部，外眦部睑缘和皮肤充血、肿胀，可伴有糜烂（图3-1-7B）。邻近结膜常伴有慢性炎症。

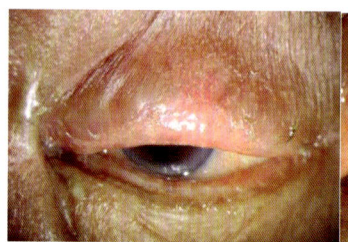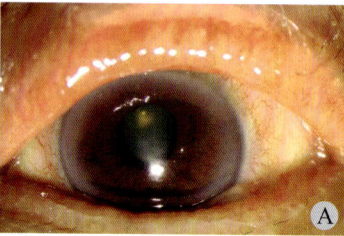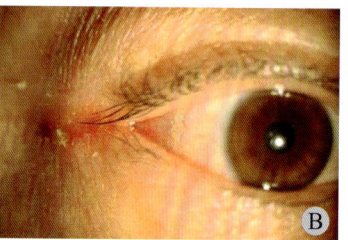

图3-1-7 睑缘炎的体格检查

【诊断】

主要依据临床表现综合判断，做出诊断。

【鉴别诊断】

主要与眼睑急性细菌性感染鉴别。

【治疗】

去除致病因素；局部用3%硼酸溶液或生理盐水清洗，除去鳞屑与痂皮；清洁睑缘后涂抗生素软膏；眦部睑缘炎可用0.25%～0.50%硫酸锌滴眼液滴眼，适当口服维生素B_2。

【预防】

保持睑缘局部清洁卫生，避免感染；尽可能避免引起睑缘炎症或影响腺体分泌功能的行为，如嫁接睫毛、纹眼线等；合理饮食，补充维生素；及时治疗细菌性结膜炎等眼表疾病。

麦粒肿

【概念】

麦粒肿是一种常见的眼睑腺体化脓性炎症，如为睑板腺感染，称为内麦粒肿；如为睫毛毛囊或其附属腺体感染，称为外麦粒肿。多为金黄色葡萄球菌感染。

【病史采集】

急性起病，眼睑红、肿、热、痛并形成硬结。

【体格检查】

外麦粒肿，硬结位于睫毛根部睑缘处，压痛明显，2～3天后硬结逐渐变软，中央有脓点，溃破排脓后，疼痛骤减，红肿也渐渐消退（图3-1-8）。炎症接近外眦角部，常可致球结膜水肿。有时可伴畏寒发热及同侧耳前淋巴结肿大。内麦粒肿，硬结位于睑结膜面，炎症较重，相应部位睑结膜充血明显。可见黄色脓点破溃后脓液排出，如细菌毒素强烈，未能破溃，炎症扩散可形成眼睑脓肿或眼睑蜂窝织炎。

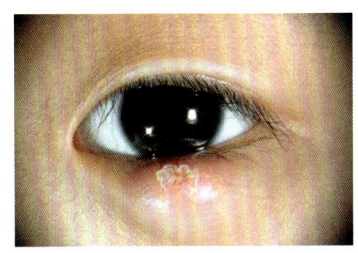
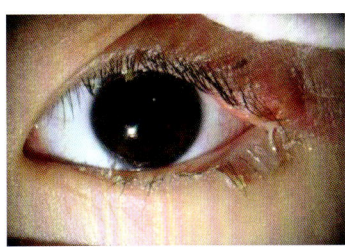
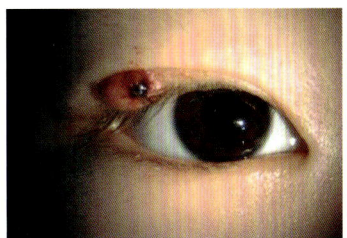

图 3-1-8　外麦粒肿

【诊断】

主要依据临床表现综合判断，做出诊断。

【鉴别诊断】

主要与霰粒肿相鉴别。

【治疗】

早期热敷与理疗，外涂鱼石脂膏。

外麦粒肿脓肿形成应切开排脓，脓多则放入引流条。

局部及全身使用抗生素与清热解毒中药。

切开排脓，外麦粒肿采用平行睑缘皮肤切口，内麦粒肿采用垂直睑缘结膜面切口。

在脓肿尚未形成充分时不宜切开，不可挤压排脓，否则可使感染扩散，引起眼睑蜂窝织炎。

【预防】

保持局部清洁卫生，避免感染；尽可能避免影响腺体分泌功能的行为，如嫁接睫毛、纹眼线等；合理饮食；及时治疗细菌性结膜炎等眼表疾病。

睑板腺囊肿

【概念】

睑板腺囊肿系睑板腺出口阻塞，腺体分泌物潴留在睑板内，对周围组织产生慢性刺激而引起的一种慢性肉芽肿。

【病史采集】

起病缓慢，可有眼部异物感，无眼睑红痛症状。

【体格检查】

缓慢增大的睑皮下圆形、表面光滑、与睑板相应皮肤不粘连的无症状肿块（图 3-1-9）。

肿块相应睑结膜面呈紫色，如自行穿破可形成肉芽肿。

若合并感染,则原睑板腺囊肿硬结突然红肿与压痛,相应睑结膜面充血、肿胀,2～3天后睑结膜面出现脓点,穿破排脓,排脓后局部仍有硬结或在睑结膜面形成肉芽肿。

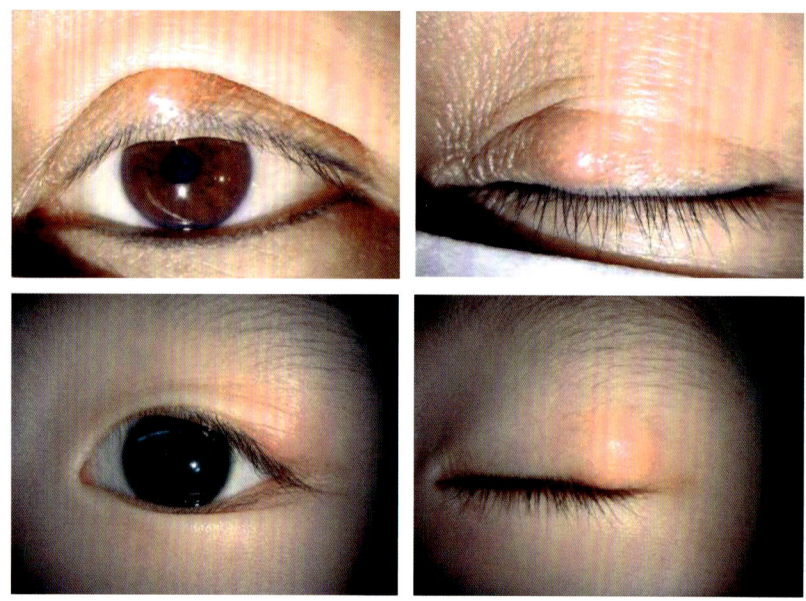

图 3-1-9　左眼上睑的睑板腺囊肿

【诊断】

主要依据临床表现综合判断,做出诊断。

【鉴别诊断】

主要与麦粒肿相鉴别。

【治疗】

较小者可按摩后外涂鱼石脂膏。

绿豆大以上者可从睑结膜面手术刮除内容物与剪除囊壁。如已经穿破皮肤面则从皮肤面平行睑缘切开,刮干净后再做间断缝合。

睑板腺囊肿合并感染切开排脓后2周以上,再做睑板腺囊肿刮除术;如拒绝手术,可用皮质类固醇从睑结膜面直接注射于肿块内。

【预防】

保持局部清洁卫生,避免脂质堆积;尽可能避免影响腺体分泌功能的行为,如嫁接睫毛、纹眼线等;及时治疗干眼症、细菌性结膜炎等眼表疾病。

睑内翻

【概念】

睑内翻指眼睑,特别是睑缘部朝眼球方向卷曲的一种位置异常。

【病史采集】

起病缓慢,可有眼部异物感、刺痛、流泪等不适症状。

【体格检查】

睑缘向内卷曲,睫毛倒向眼球,角膜上皮损伤(图 3-1-10);严重者眼睑皮肤与角膜或球结膜接触,角膜可有上皮粗糙,荧光素点状着色,甚至角膜溃疡、混浊及新生血管。

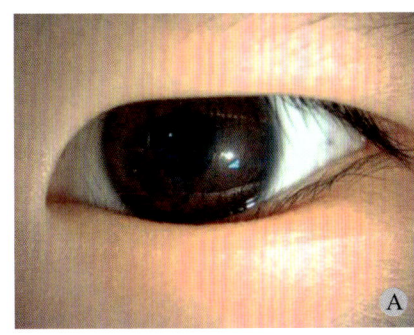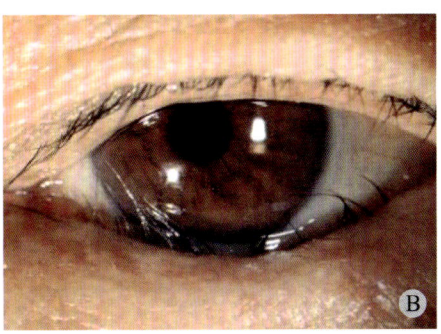

A. 先天性睑内翻;B. 老年性睑内翻。

图 3-1-10 睑内翻的体格检查

【诊断】

主要依据临床表现综合判断,做出诊断。

【鉴别诊断】

主要与倒睫相鉴别。

【治疗】

按不同病因进行治疗。

由睑结膜瘢痕收缩引起轻、中度睑内翻者,应做睑缘灰线切开术或五针一线法矫正。如因睑板肥厚所致者应做 Hotz 手术。

老年性下睑内翻根据皮肤松弛与痉挛程度作多余皮肤切除或部分眼轮匝肌切除。

先天性下睑内翻,轻并无角膜上皮损伤者可暂不处理,重或角膜上皮有损伤者可做三针一线术或深层皮肤固定术矫正。

如为痉挛性则应先去除病因,无效才考虑手术。

如为眼球明显萎缩或无眼球者,应安放义眼。

【预防】

治疗原发病;避免反复揉眼,防止继发损伤。

先天性上睑下垂

【概念】

上睑下垂(ptosis)指提上睑肌和 Müller 肌的功能不全或丧失,以致上睑呈现部分或全部下垂，轻者遮盖部分瞳孔，严重者瞳孔全部被遮盖。先天性上睑下垂主要由动眼神经核或提上睑肌发育不良引起，为常染色体显性遗传。

【病史采集】

自出生起发病，除眼睑外观异常外，常无自觉症状。

【体格检查】

上眼睑遮盖角膜上缘超过 2 mm。可为双侧发病，也可为单侧发病。先天性上睑下垂单侧发病占 75%，人群发病率约 0.12%。可单独存在，也可合并其他眼部异常。单纯上睑下垂约占 77%。10%～30% 的先天性上睑下垂患者合并斜视。

患眼眼睑皮肤平滑，无重睑线。

部分患者因长期额肌代偿紧缩引起明显的额纹，或出现仰头视物（图 3-1-11）。

单眼先天性上睑下垂的患者部分合并患眼的弱视。

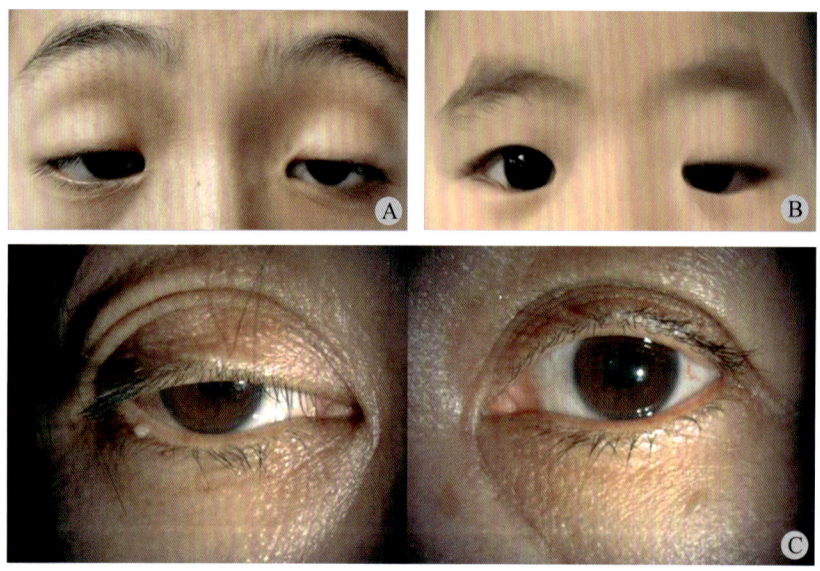

A. 儿童单眼中度上睑下垂，左眼上眼睑遮盖瞳孔缘约 1/2；B. 儿童双眼中度上睑下垂，双眼上眼睑遮盖瞳孔缘约 1/2；C. 成人单眼中度上睑下垂，右眼上眼睑遮盖瞳孔缘约 1/2。

图 3-1-11　先天性上睑下垂的体格检查特征

【诊断】

主要依据病史、症状和体征综合判断，做出诊断。

【鉴别诊断】

主要与合并上睑下垂的其他疾病相鉴别，如小睑裂综合征，以及假性上睑下垂，如眼球内陷、小眼球和下斜视等。

【治疗】

先天性上睑下垂者以手术治疗为主。

重度、单侧上睑下垂患儿中，由于单眼视轴的完全或不完全遮盖可导致弱视形成，理论上手术越早越好。国外有学者主张1岁内即进行手术。但是幼儿提上睑肌和额肌都没有发育成熟，过早手术影响效果。综合判定，大部分学者认为在3岁左右（患儿视觉发育的可塑性高峰期）进行手术，且术后尽早进行弱视治疗。双侧者，患儿多采取仰头视物，可造成脊柱后弯畸形，可考虑学龄前手术。

中、轻度，若存在遮盖性弱视，可考虑3～5岁手术。

角膜存在不规则散光，可早期手术。

上睑下垂和斜视均需要手术的患者，目前广泛采取分阶段手术方式，先矫正斜视，稳定一段时间后行眼睑手术。

【预防】

监测患儿视功能发育情况，防止弱视发生；监测患儿脊柱及心理发育情况。

第二节 泪器疾病

泪道狭窄或阻塞

【概念】

各种病变如炎症、外伤、异物、息肉和肿瘤使泪道发生不全或完全阻塞而溢泪，称为泪道狭窄或阻塞。

【病史采集】

新生儿患者以先天性泪道发育异常多见；青年患者以外伤占泪道狭窄或阻塞的绝大部分；老年患者以沙眼和鼻泪管黏膜变性为多。部分患者可合并鼻炎或鼻窦炎、鼻息肉等疾病。

【体格检查】

泪点开口可完全正常，也可合并泪点开口狭窄、闭塞（图3-2-1），或被异物阻塞。泪道冲洗试验时，冲洗液部分或全部反流。

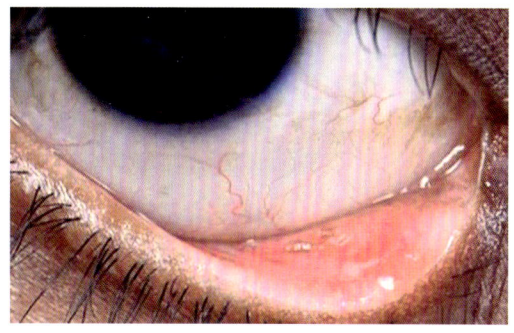

图3-2-1　右眼下睑泪点开口闭塞

【诊断】

泪道冲洗时，冲洗液从上或下泪点反流，如无水入咽喉为全阻塞，如部分水入咽喉为狭窄。泪道探通可探及阻塞的部位。

【治疗】

如泪点开口狭窄、闭塞，或被异物阻塞，则先清洗或扩张泪点后冲洗。

如泪道冲洗无效，则用泪道探针探通。

探通 2～3 次无效，可考虑手术治疗。

【预防】

注意眼表卫生，积极治疗眼表疾病；积极治疗可能引起泪道疾病的原发病，如鼻炎、鼻息肉等；泪道阻塞（狭窄）早期治疗。

急性泪囊炎

【概念】

泪囊黏膜发生急性化脓性炎症，称为急性泪囊炎。慢性泪囊炎患者，当其身体抵抗力降低或细菌毒性特别强烈时，炎症可扩散到泪囊周围组织而发生急性泪囊炎。目前部分学者认为，急性泪囊炎应叫作"慢性泪囊炎的急性发作"更为准确。

【病史采集】

多为中老年女性，有慢性泪囊炎病史，泪囊区皮肤红、肿、热、痛，可伴有耳前淋巴结肿大、压痛、发热、畏寒与头痛。

【体格检查】

泪囊区皮肤红、肿、热、痛（图 3-2-2）。

泪囊部形成脓肿，部分脓肿穿破皮肤形成瘘管。

【诊断】

急性起病，起病前常有慢性泪囊炎病史；泪囊区红、肿、热、痛，局部隆起形成脓肿。

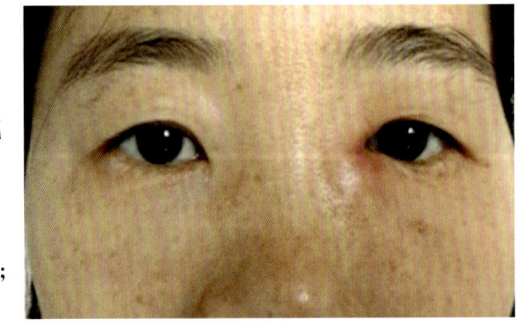

图 3-2-2　左眼急性泪囊炎的体格检查

【治疗】

早期局部及全身应用足量抗生素联合激素。若条件允许，感染控制后尽快行经鼻腔入路的鼻腔泪囊吻合术（dacryorhinocystostomy，DCR）。

如条件不允许，而局部出现波动感，则切开排脓并放入引流条。

如急性炎症反复出现，瘘管长期不愈，在急性炎症消退后，可酌情行经皮肤入路的泪囊摘除术或泪囊鼻腔吻合术加瘘管切除术。必要时行泪囊摘除术。

【预防】

积极治疗慢性泪囊炎，避免急性发病；增强体质，控制糖尿病等全身疾病，提高自身抵抗力；避免滥用抗生素，以免引起局部菌群失调；急性期早期足量抗生素联合激素治疗，避免出现并发症。

慢性泪囊炎

【概念】

由于鼻泪管阻塞，泪液和分泌物滞留于泪囊内，继发细菌感染，泪囊黏膜发生慢性卡他性或化脓性炎症，称为慢性泪囊炎。常见致病菌为金黄色葡萄球菌、表皮葡萄球菌、肺炎链球菌。鼻泪管阻塞多由慢性鼻炎、下鼻甲肥大、副鼻窦炎所致，细菌性结膜炎蔓延至泪道时也可引起。

【病史采集】

女性发病率高，多为中老年女性，常以溢泪和眼分泌物增多而就诊。近年来发病人群有逐渐年轻化的趋势，部分患者合并鼻炎、鼻窦炎。

【体格检查】

长期流泪伴有鼻侧结膜黏性或脓性分泌物积聚。

挤压泪囊区可有分泌物自泪点溢出，呈黏性或脓性；部分患者该区域有局部肿胀，皮肤无炎症反应，压痛不明显。

泪道冲洗有黏性或脓性分泌物溢出，无水流到咽喉。

泪道探通可探及鼻泪管阻塞，可合并泪小管阻塞。

泪囊电子计算机断层扫描（computed tomography，CT）造影可了解泪囊大小及阻塞部位（图3-2-3）。

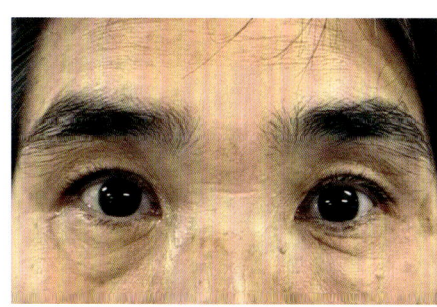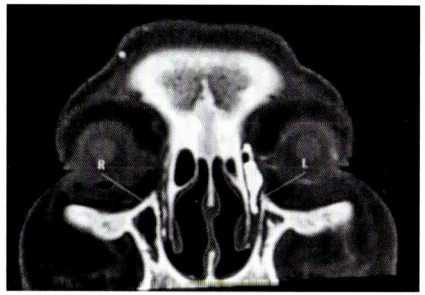

图 3-2-3　慢性泪囊炎患者的外观及 CT 显影

【诊断】

主要依据病史、临床表现、辅助检查等综合判断，做出诊断。

【治疗】

抗生素滴眼液治疗。

泪道冲洗、探通，每日或隔日 1 次，共 2～3 次，若效果不佳，考虑手术治疗。

全身情况较好、鼻腔检查鼻黏膜无萎缩者，首选经鼻入路的 DCR，条件欠缺者可行经皮肤入路的 DCR，术中可联合人工泪管置入术。

年龄大、全身情况不能耐受DCR的患者，可行泪囊摘除术。术后仍然溢泪，但无脓性分泌物。

年龄大、全身情况不能耐受DCR的患者，可行单纯人工泪管置入术，但手术效果欠佳，有一定复发率。

【预防】

积极治疗眼表及鼻部原发病；增强体质，控制糖尿病等全身疾病，提高自身抵抗力；避免滥用抗生素，以免引起局部菌群失调。

新生儿泪囊炎

【概念】

新生儿由于鼻泪管出口处薄膜组织未自行破裂，泪液和分泌物滞留于泪囊内，继发细菌感染而形成新生儿泪囊炎。多认为是Hasner瓣的延迟内卷导致出生后的鼻泪管阻塞。80%～96%的患儿在出生后12个月可以自行好转。

【病史采集】

新生儿泪囊炎一般从出生后几天到几周出现症状，单侧多见。

【体格检查】

眼周有较多分泌物，黄色脓性多见。

压迫泪囊区有黏性或脓性分泌物从上下泪点溢出。

泪道冲洗有黏性或脓性分泌物溢出，无水流到咽喉。

荧光素染料消失试验（fluorescein dye disappearance test，FDDT）延迟。

【诊断】

出生不久即发现患眼有溢泪，眼周有较多分泌物，黄色脓性多见，可附着在睫毛上形成结痂。伴或不伴泪囊区包块（图3-2-4）。泪道冲洗有黏性或脓性分泌物溢出。FDDT延迟。

【治疗】

4个月以内的患儿先用抗生素滴眼液滴眼，每日做多次泪囊区按摩，连续治疗2～3个月，也可用泪道加压冲洗。4～6个月的患儿可做泪道加压冲洗。

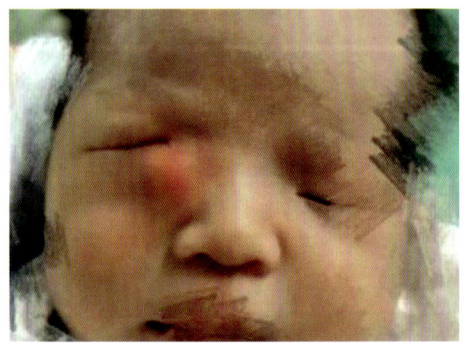

图3-2-4 新生儿泪囊炎的体格检查

如上述方法无效，可行泪道探通术。目前国内大部分学者主张首次探通时间为患儿出生后6个月，若症状未能完全缓解，间隔1个月后可再次探通。若探通2次无效，则行泪囊CT造影，明确是否存在骨性鼻泪管发育异常，必要时行人工泪管置入术或DCR治疗。

超过1岁或者复杂的鼻泪管阻塞，或泪囊炎急性发作者，需要积极治疗。

【预防】

早发现，早治疗；保持眼周局部清洁，避免出现并发症。

急性泪腺炎

【概念】

泪腺的急性炎症。原因不明，可能与感染有关。

【病史采集】

多发生在儿童和青少年中，急性起病，可单眼或双眼发病。

【体格检查】

眶外上侧皮肤红、肿、热、痛，局部可触及肿胀泪腺，伴有压痛。睑缘呈现"S"形下垂，严重者颞上侧球结膜可充血、水肿，眼球轻度突出（图3-2-5）。

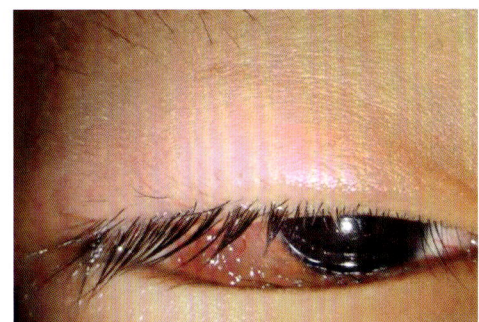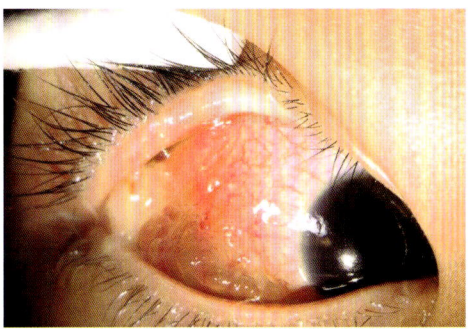

图3-2-5 急性泪腺炎的体格检查

眼眶部泪腺炎可出现眼球向内下方突出，向外上转动受限、复视，症状类似眶蜂窝织炎。可伴有发热、头痛，颞、颊及耳前淋巴结肿大。

【诊断】

主要依据病史、临床表现综合判断，做出诊断。

【治疗】

积极治疗原发病；局部热敷，局部滴用抗生素滴眼液；全身使用抗生素，必要时联合使用皮质类固醇；必要时局部切开引流。

【预防】

积极寻找原发病；注意休息，给予支持治疗。

慢性泪小管炎

【概念】

流泪或有分泌物，眼红，上睑或下睑鼻侧轻触痛。

【病史采集】

患者慢性起病,大部分病程为数个月,多单眼发病,多有细菌性结膜炎反复或迁延不愈的病史。

【体格检查】

泪点发红、凸起,泪点周围皮肤发红,泪小管壶腹部膨隆明显,挤压有脓性分泌物或结石自泪点溢出(图3-2-6)。泪道冲洗可通畅。

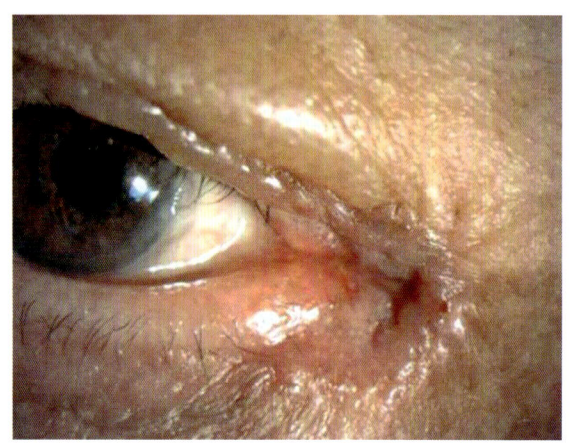

图 3-2-6　右眼慢性泪小管炎的体格检查

【诊断】

主要依据病史和临床表现综合判断,做出诊断。

【鉴别诊断】

急性泪囊炎、鼻泪管阻塞、结膜炎、睑板腺囊肿或睑腺炎。

【治疗】

治疗的关键是彻底清除泪小管中的结石和炎症。

首选泪小管切开联合人工泪管置入法,将泪小管内结石彻底清除后,选用广谱抗生素联合激素冲洗泪道,每天1次,连续3天,同时选用相应抗生素及激素滴眼液点眼。待泪道冲洗干净无脓后,改为每2周冲洗泪道1次,直至感染及炎症完全消退。术后3～6个月拔除人工泪管。

建议联合行细胞学和细菌学检查,并做细菌、真菌培养,根据药敏试验结果调整抗生素。

【预防】

积极治疗眼表疾病;增强体质,控制糖尿病等全身疾病,提高自身抵抗力;避免滥用抗生素,以免引起局部菌群失调。

第四章 视网膜眼底病的防治

第一节 玻璃体液化、后脱离与混浊

玻璃体液化

【概念】

玻璃体液化是指玻璃体的透明质酸解聚,纤维支架浓缩变形,玻璃体由凝胶状逐渐变为液态,多与年龄增长或近视有关。

【临床表现】

玻璃体轻度液化时视力下降不明显,无明显症状,或表现为轻度的飞蚊症。

裂隙灯检查可观察到玻璃体腔内白色点状的漂浮物,在眼球活动时更明显。

【诊断】

裂隙灯下观察可见玻璃体腔内光学空腔,可结合眼部 B 超检查。

【治疗】

单纯玻璃体液化无须治疗,Weiss 环脱落干扰患者视功能及视觉质量时可以行玻璃体激光消融术治疗;由其他病因所致,应治疗原发病。

【预防】

单纯的玻璃体液化暂无特效的药物和方法进行预防。

玻璃体后脱离

【概念】

玻璃体退行性改变使玻璃体后皮质与视网膜表面分离而形成玻璃体后脱离。随液化腔逐渐扩大，后皮质变薄，比凝胶状态轻的液化玻璃体通过其中的孔洞进入玻璃体后皮质后上方，玻璃体与视网膜部分分离。当附着于视盘周围的玻璃体脱离后，视网膜前出现典型的特征——半透明的Weiss环。由于周边视网膜和黄斑较薄弱，易于在分离过程中粘连较紧处发生视网膜裂孔或黄斑裂孔，继之可发生孔源性视网膜脱离，这是其较常见的并发症。

【临床表现】

突然出现飞蚊症，可伴闪光感，视力可不受累。

眼底检查采用透照法，患眼运动时可见轻度玻璃体混浊，典型病例可见Weiss环（图4-1-1）。少数伴玻璃体积血，因出血量多少相应地存在视力受累及玻璃体混浊。

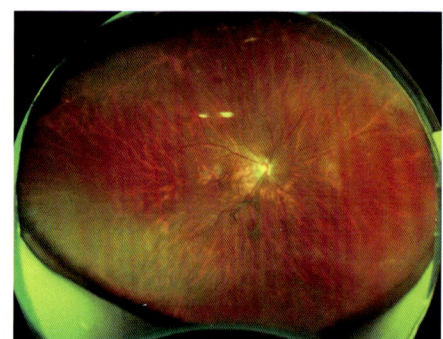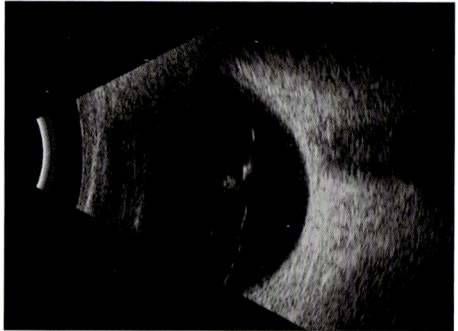

图4-1-1 广域眼底照相及B超显示玻璃体后脱离

【诊断】

根据自觉症状，充分散大瞳孔检查眼底，视盘前下方玻璃体内有环形或弧形、团块状混浊，可以确定诊断。同时应全面检查眼底周边部，注意发现视网膜裂孔，特别是伴有玻璃体积血时，尤应重视。

【治疗】

单纯玻璃体后脱离无须治疗，但应告诫患者近期内暂时避免剧烈运动，对于急性发生的玻璃体后脱离，应该根据症状和玻璃体牵拉情况进行1～6周的随诊。

一旦发现视网膜干孔，立即行光凝封闭。

玻璃体混浊影响患者视功能及视觉质量时可以行玻璃体激光消融术治疗。

严重玻璃体积血应行B超检查，同时按玻璃体积血处理。

【预防】

玻璃体后脱离暂无特效的药物及方法进行预防，建议避免剧烈运动，每年进行一次眼科检查。

科 普

玻璃体后脱离是指由于年龄增长等，玻璃体由凝胶状逐渐收缩，使玻璃体后皮质与视网膜表面分离，多无症状，部分人会出现飞蚊症、视力下降等症状，单纯的玻璃体后脱离无须治疗，对于有眼科症状和玻璃体牵拉的玻璃体后脱离患者，应定期随诊，防止并发症的发生。

玻璃体混浊

【概念】

玻璃体腔内出现任何不透明体，如炎性细胞、渗出物、血细胞及其分解产物、坏死的组织细胞、色素颗粒、异物等，均可导致玻璃体混浊，轻者引起飞蚊症，重者引起不同程度的视力障碍。

【临床表现】

轻者仅出现飞蚊症，视力仍可正常，眼底检查仅见玻璃体轻度混浊，可查见原发病变。严重玻璃体混浊时视力下降明显，直至仅余光感或无光感，眼底蒙眬，甚至无红光反射。

【诊断】

玻璃体混浊经眼底检查即可确诊，B超检查能显示在玻璃体液性暗区内出现强弱不等、形态各异、位置及后运动不一的斑点、条索、团块或密集点状高回声，各种玻璃体混浊又各有其特征，因此在临床上，在屈光间质不清时，利用B超检查有较大帮助（图4-1-2）。

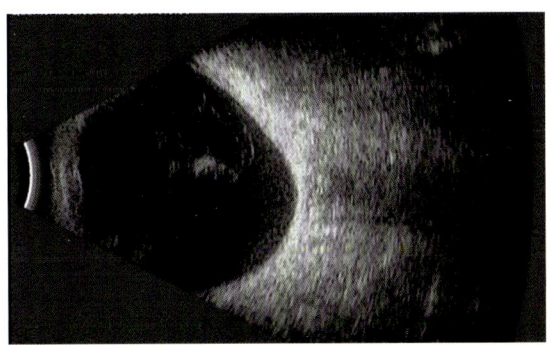

图4-1-2　B超显示玻璃体混浊

【治疗】

玻璃体混浊的治疗应根据原发病及严重程度选择观察随访，保守治疗或手术清除。

【预防】

生理性的玻璃体混浊暂无特效的药物和方法进行预防，对于病理性的玻璃体混浊，可以积极治疗眼科原发病，避免疾病进一步加重。

第二节 玻璃体积血

【概念】

玻璃体积血系常见的玻璃体病变,并非原发病。常见的原因如下。①视网膜血管病:糖尿病性视网膜病变、视网膜静脉阻塞和视网膜血管炎等,由血管破裂或新生血管出血所致。②眼外伤或手术。③其他:视网膜裂孔形成、老年性黄斑变性和息肉状脉络膜血管病变(polypoidal choroidal vasculopathy,PCV)等。玻璃体积血的预后与原发病和出血量的多少密切相关。大量出血可继发血影细胞性青光眼。迁延未吸收的积血机化,可导致牵拉性视网膜脱离。

【临床表现】

轻者仅出现飞蚊症,视力仍可正常,眼底检查仅见玻璃体轻度混浊,可查见原发病变;严重玻璃体积血时视力下降,直至仅余光感或无光感。眼底蒙眬,甚至无红光反射。

【诊断】

少量积血经眼底检查即可确诊,并可发现原发病变。

大量积血需行超声检查证实,并可了解玻璃体和视网膜状况(图4-2-1)。

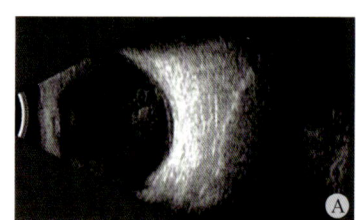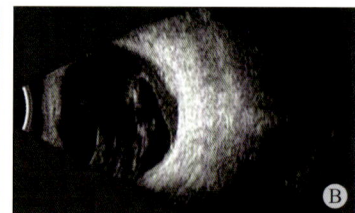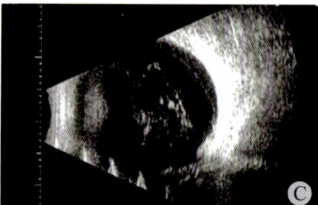

图4-2-1 B超显示不同程度的玻璃体积血

【治疗】

非外伤性出血早期可保守治疗,少量或中等量积血可自行吸收。药物治疗包括碘制剂、中药等,但疗效有待证实。

视网膜血管病所致的大量出血,可先观察,待玻璃体后脱离形成,2周左右不吸收者考虑行玻璃体切割术。如超声检查显示视网膜脱离,则应及早进行手术治疗。

【预防】

积极治疗原发病,患有糖尿病、高血压、动脉硬化和心脏病的患者应定期检查,避免眼部外伤。

第三节 玻璃体变性

【概念】

玻璃体变性主要表现为玻璃体凝胶主体出现凝缩和液化，是透明质酸解聚的结果。玻璃体变性可发生在老年人、高度近视眼、玻璃体积血、眼外伤、玻璃体炎症、感染、玻璃体内药物治疗，以及视网膜激光、电凝、冷凝后。

【临床表现】

玻璃体浮影：眼前出现各种形状的暗影。

老年性玻璃体变性：出现急性玻璃体后脱离，眼前突然出现漂浮物，伴有闪光感。

高度近视眼玻璃体变性：与老年性玻璃体变性相似，但更易发生视网膜裂孔和脱离。

星状玻璃体变性（图4-3-1）：见于血脂异常的年长者，无自觉症状，可单眼也可双眼发病。检查眼底时可见玻璃体内大量含钙的黄白色小体，大小不等、随眼球运动而浮动，静止时恢复原位而不下沉，可妨碍眼底检查。B超可见玻璃体内致密的粗点状回声，后运动试验时，点状回声活动明显。

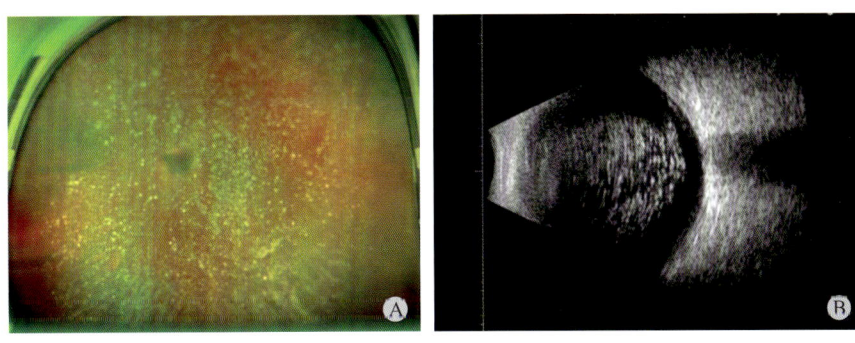

图4-3-1 星状玻璃体变性

闪辉性玻璃体液化：有眼底出血、葡萄膜炎等病史。眼底检查可见玻璃体内大量金箔样反光的亮点，随眼球转动而大幅度浮动，眼球静止时则下沉。其视力障碍因原发病情及玻璃体混浊的严重程度而异。

玻璃体淀粉样变性：视力减退，玻璃体内可见线样或棉絮状混浊。有的与视网膜相接触。

【诊断】

根据散瞳后玻璃体所见，可以诊断；眼部超声扫描有助于诊断。

【治疗】

玻璃体混浊、老年性玻璃体变性、高度近视眼玻璃体变性及星状玻璃体变性，无须治疗。

闪辉性玻璃体液化（如因玻璃体混浊妨碍眼底病）的检查和治疗，可行玻璃体切割术，并治疗原发病变。

【预防】

玻璃体变性暂无特效的药物和方法进行预防，建议每年进行一次眼科检查。

第四节 增生性玻璃体视网膜病变

【概念】

增生性玻璃体视网膜病变（proliferative vitreoretinopathy，PVR）是指孔源性视网膜脱离及其术后发生的并发症，是手术失败的主要原因。其实质是眼组织对创伤的超强修复反应。视网膜裂孔形成后，在炎性细胞因子刺激下 RPE 细胞游离、移行、增生，其形态转变为成纤维细胞，在胶质细胞参与下形成视网膜前、后表面膜，由于膜的收缩产生视网膜的多种形态改变。PVR 的存在及其严重程度的不同影响手术术式的选择和预后。

【临床表现】

因视网膜脱离的病程长短、PVR 的严重程度等，患眼可有不同程度的视力损害。

发生 PVR 时，可见玻璃体色素团块膜或条索、视网膜血管扭曲、裂孔边缘翻卷、视网膜全层固定皱褶以至视网膜呈漏斗状脱离，视网膜下增生条索围绕视盘则呈现"餐巾环"样外观（图 4-4-1，图 4-4-2）。

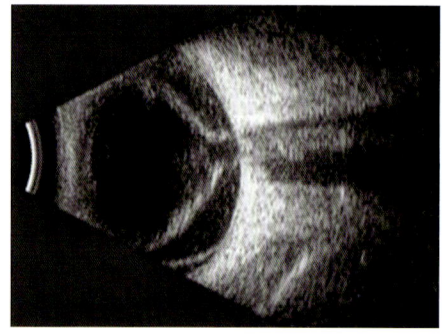
图 4-4-1 B 超显示视网膜全层固定皱褶呈漏斗状脱离，属于极重度的 PVR

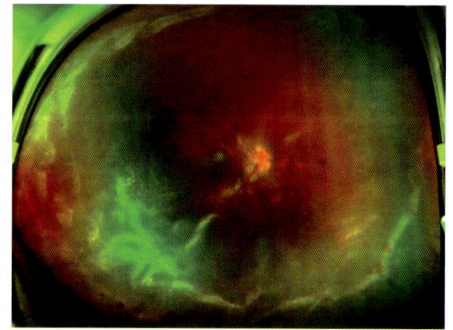
图 4-4-2 广域眼底照相显示下方视网膜全层固定皱褶呈不规则状，以颞下方最明显

【诊断】

孔源性视网膜脱离的眼底检查，呈现以上临床表现即可诊断。

屈光间质混浊者，超声或彩色多普勒超声检查有助于了解玻璃体增生改变。

【治疗】

按 PVR 的不同程度选择恰当的术式，努力争取一次手术成功。

尽量减少术中组织创伤，减少手术本身导致 PVR 的发生、发展。

术后应用药物控制炎症反应，较常用的有糖皮质激素。

【预防】

PVR 暂无有效预防措施，消除诱因，积极治疗原发病，早发现、早诊断是预防关键。

科　普

> PVR 是指孔源性视网膜脱离复位手术后视网膜表面和玻璃体后面广泛纤维增殖膜收缩、牵拉而引起的再次视网膜脱离，常见于过强的视网膜冷凝、电凝、眼外伤、巨大视网膜裂孔、长期孔源性视网膜脱离、多次眼内手术、眼内炎等。治疗通常采用手术治疗，术后应用药物控制炎症反应。

第五节　玻璃体先天性异常

原始玻璃体动脉残留

【概念】

在胚胎发育到 8 个月左右，原始玻璃体内玻璃体动脉应当完全消失。若不退化或退化不完全，则形成玻璃体动脉残留。

【临床表现】

临床无症状，或感觉眼前有条索状黑影飘动。

从视乳头直到晶状体后面的玻璃体内条索状、扇状或漏斗状灰白组织，可随眼球运动而往返运动。灰白组织内动脉可完全闭塞，也可以含有血液。

视乳头前或玻璃体中可见漂浮的囊肿。

晶状体后极部有灰白致密混浊点，与晶状体接触。

【诊断】

根据临床表现可以诊断。

【治疗】

玻璃体动脉残留不影响视力时，无须处理。残留的膜组织干扰光线进入眼内时，会影响视力发育，应行玻璃体切割术。

【预防】

做好孕期预防保健工作，以免导致胚胎时期发育异常，导致本病的发生。

永存原始玻璃体增生症

【概念】

永存原始玻璃体增生症（persistent hyperplasia of primary vitreous，PHPV）被认为是原始玻璃体在胚胎发育中异常退化和增生，多见于婴幼儿及儿童，90%为单眼发病，是白瞳症的原因之一。

【临床表现】

婴幼儿或儿童单眼斜视、白瞳症，或偶然发现单眼视力低下，虽经治疗，视力预后仍不佳。

前部型PHPV常见。表现为晶状体后囊下纤维血管膜形成的混浊斑，纤维膜牵引睫状突，使其伸长并向中央移位，可并发白内障。严重的病例可出现虹膜、晶状体前移，前房变浅，继发青光眼。后部型PHPV较少见。自视乳头起含有原始玻璃体血管的纤维血管膜，形成高起的镰状视网膜皱褶，向前方、颞下方延伸。由于纤维膜的牵引，可发生牵拉性视网膜脱离或牵拉裂孔性视网膜脱离（图4-5-1，图4-5-2）。

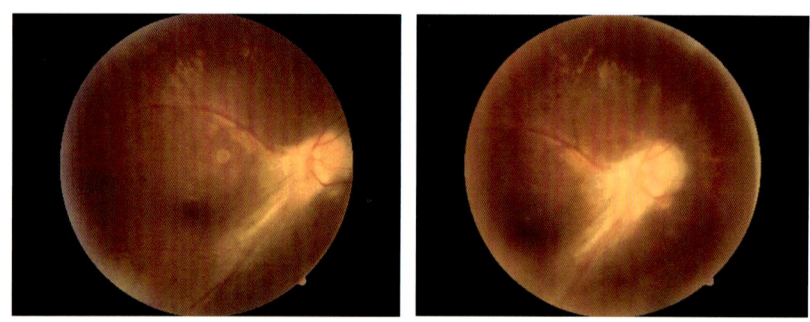

图4-5-1 后部型PHPV眼底照相

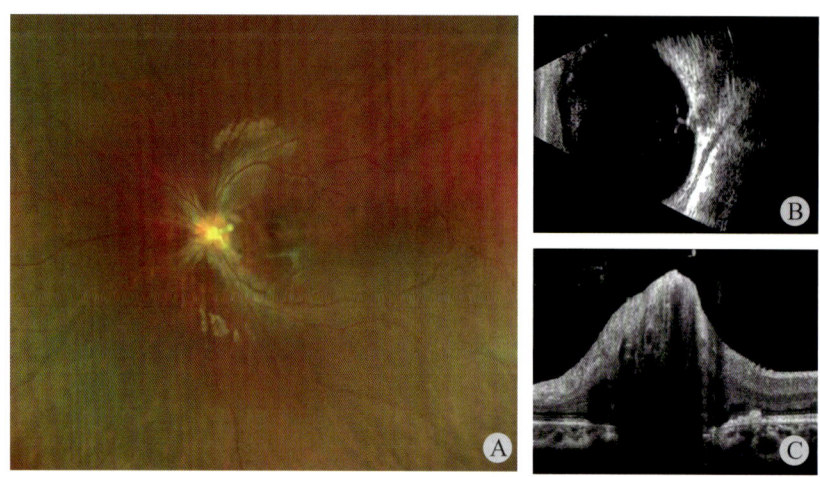

A.后部型PHPV的广域眼底照相；B.同一患者的B超检查结果，可见自视盘向前延伸的纤维血管束；C.同一患者经视盘扫描的光学相干断层扫描图，同样可见自视盘向前延伸的纤维血管束。

图4-5-2 后部型PHPV

【诊断】

根据白瞳孔、晶状体后灰白膜组织、小眼球、浅前房和小晶状体等临床特征，可以诊断。

B 超显示前部型后段正常，后部型由视乳头向眼前部呈束状光带。眼轴长度可小于健眼。

【治疗】

未发生并发症者，观察即可；如有白内障或视网膜脱离，则需进行白内障摘除或玻璃体切割术，术中要注意封闭增生膜中的血管。

【预防】

原始玻璃体和玻璃体样血管系统发育障碍所致，主要做好孕期预防保健工作，以免胚胎时期发育异常，导致本病的发生。

第六节 视网膜血管性疾病

视网膜动脉阻塞

（一）视网膜中央动脉阻塞

【概念】

视网膜中央动脉阻塞多发生于 50 岁以上的中老年人，常由栓子、血栓阻塞、动脉痉挛和动脉粥样硬化等因素引起。一旦视网膜中央动脉发生阻塞，其供养的视网膜急性缺血缺氧，视力急剧下降。本病是导致失明的眼科急症之一，能否及时诊治直接影响患眼的预后。

【临床表现】

起病时，视力急剧下降至手动或光感。瞳孔散大，对光反射迟缓或消失，而间接对光反射存在。

眼底检查结果如下。①视盘色淡，边缘模糊。②后极部视网膜呈灰白色水肿，黄斑区呈樱桃红点。4～6 周后视网膜水肿消退，视盘颜色变白，视网膜出现脱色素和色素增生，视网膜血管变细，受累部位可见神经纤维层缺失。同时存在睫状动脉供血的患者，可保留一部分不受影响的盘斑束处视网膜色泽和一部分视力（图 4-6-1）。③视网膜动脉狭窄，小分支细至几乎不易看见。血栓颜色发暗，反光减弱或消失。视网膜静脉异常或变细。

荧光素眼底血管造影显示视网膜动脉充盈延迟。视网膜静脉充盈也迟缓。病变晚期发现大量视网膜毛细血管无灌注区。

视野根据阻塞的程度和范围有所不同,可保留部分周边视野。黄斑区如有睫状动脉供应,可保留部分中心视力。

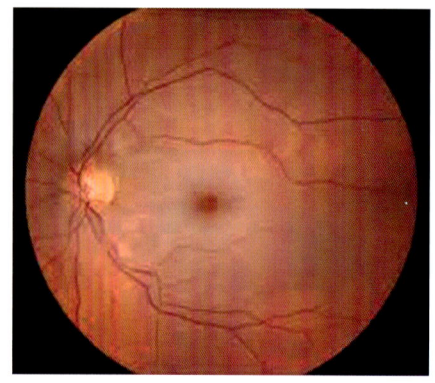

图 4-6-1　视网膜中央动脉阻塞

【诊断】

根据患者视力急剧下降,眼底检查发现后极部视网膜缺血性水肿,可以诊断。

视网膜电图出现 b 波轻微下降,荧光素眼底血管造影发现视网膜动脉充盈迟缓可协助诊断。

【治疗】

急性视网膜中央动脉阻塞应行眼科急诊抢救。

应用血管扩张剂,立即吸入亚硝酸异戊酯或舌下含服硝酸甘油。选用静脉、球后注射或口服血管扩张剂,如葛根素、丹参、罂粟碱、川芎嗪和己酮可可碱等。

可给予纤溶制剂,静脉滴注尿激酶 50 000 ～ 100 000 U 加生理盐水 200 mL,每天 1 次,连用 5 天。

其他增加血流量的方法。①可以尝试降低眼压,按摩眼球或口服乙酰唑胺。②吸氧:吸入 95% 的氧气和 5% 的二氧化碳的混合气体。

针对病因进行治疗。

如发病超过数小时,绝大多数患者的视力预后极差。

【预防】

视网膜中央动脉阻塞的发病与全身血管病有关,特别是老年人应控制高血压,防止动脉硬化,避免紧张、情绪波动等。

（二）视网膜分支动脉阻塞

【概念】

视网膜分支动脉阻塞较中央动脉阻塞少见。

【临床表现】

视力受损程度与眼底表现取决于视网膜动脉阻塞的部位和程度。患者常出现视野缺损。

眼底所见如下（图 4-6-2）。①通常在视乳头附近或在大的动静脉交叉处可见受累的动脉变细窄，相应的静脉亦略细。②阻塞动脉内有时可见白色或淡黄色发亮的小斑块。③在阻塞动脉供应的区域内，视网膜水肿呈象限形或扇形灰白色混浊。若影响黄斑的血循环供应，亦可出现樱桃红点。

荧光素眼底血管造影结果如下。①阻塞动脉和相应的静脉较未阻塞支充盈迟缓，有的受累动脉至晚期仍无灌注。②静脉期阻塞处依旧呈弱荧光。阻塞远端可见动脉逆行灌注，相应的静脉仍无灌注。有的病例于静脉晚期阻塞处出现强荧光，管壁荧光素染色与渗漏。③发病2～3周后视网膜水肿消退，阻塞动脉变细并有白鞘。荧光血管造影可恢复正常。少数阻塞与未阻塞支或睫状血管形成侧支循环。

视野检查为相应的神经束或扇形缺损。

视网膜电图正常或有轻度异常。

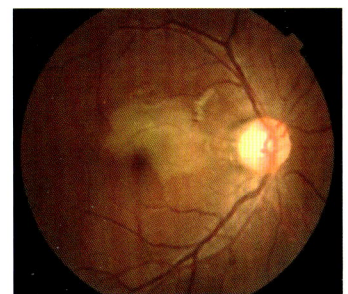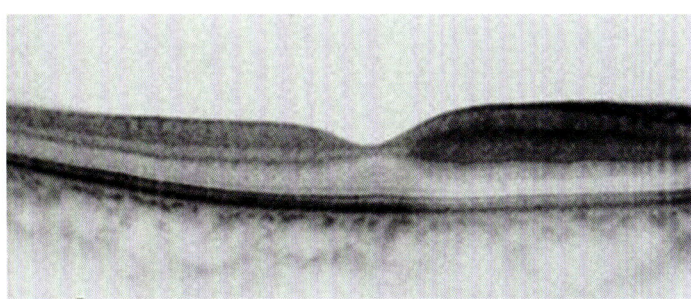

光学相干断层扫描显示累及区域（黄斑上方）的视网膜水肿增厚，信号增强。

图 4-6-2　视网膜分支动脉阻塞

【诊断】

根据视力下降，眼底视网膜动脉供应区扇形灰白水肿，受累动脉变细窄，视野检查出现相应的视野缺损，即可做出诊断。

【治疗】

治疗相关的全身疾病，如高血压、高血脂、糖尿病或颈内动脉粥样硬化等。

应用血管扩张剂，如葛根素或丹参注射液、烟酸、地巴唑等。给予维生素 B_1、维生素 C 和维生素 E 等。

荧光素眼底血管造影发现视网膜无灌注区时，可用播散性激光光凝防止新生血管形成。

【预防】

治疗心脑血管疾病，控制高血压、高血脂和糖尿病等危险因素。

科　普

视网膜分支动脉阻塞多见于患有动脉硬化的患者，可造成不同程度的视力下降和视野缺损，在治疗上应积极治疗全身疾病，控制好血糖、血压和血脂，应用血管扩张剂，病情严重时可采用激光光凝防止新生血管形成。

视网膜静脉阻塞

(一)视网膜中央静脉阻塞

【概念】

视网膜中央静脉阻塞是常见的视网膜血管性疾病,可以由全身疾病引起,如动脉硬化、高血压病和血液病变;也可以由于眼局部的一些病变而产生,如青光眼、远视眼、发生在年轻人中的视网膜中央血管异常、合并类肉瘤病和白塞综合征的周围视网膜血管炎。临床常分为非缺血型、缺血型和青年型。

【临床表现】

非缺血型:中等程度的视力下降。检眼镜下视网膜各支静脉轻微扩张、变形,4个象限的视网膜呈点状或焰状出血,周边部视网膜出血较多,棉絮斑较少,轻到中度视盘水肿,黄斑水肿可有或无。荧光素眼底血管造影显示静脉淤滞,但视网膜灌注仍较好。20%~30%的非缺血型患者在3~6个月发展为缺血型。

缺血型:严重的视力下降,常低于0.1,甚至仅可看见眼前指数。可发生相对性传入瞳孔障碍。检眼镜下可见明显的视网膜静脉充盈、扩张和变形,4个象限的视网膜呈大量火焰状出血,可累及后极部和周边部视网膜。通常可见视网膜棉絮斑、视盘水肿和充血。黄斑区有出血斑覆盖,常合并黄斑囊样水肿。荧光素眼底血管造影显示视网膜循环时间延长,毛细血管扩张,静脉管壁染色和周边部大量毛细血管无灌注区,3~6个月后无灌注区更加明显,可以出现视网膜或视乳头上新生血管及因此而产生的玻璃体积血。缺血型视网膜中央静脉阻塞最重要的并发症为新生血管性青光眼,在无灌注区>10个视盘直径的患者中,约6%在6周~6个月发展为眼前段新生血管和继发性青光眼(图4-6-3)。

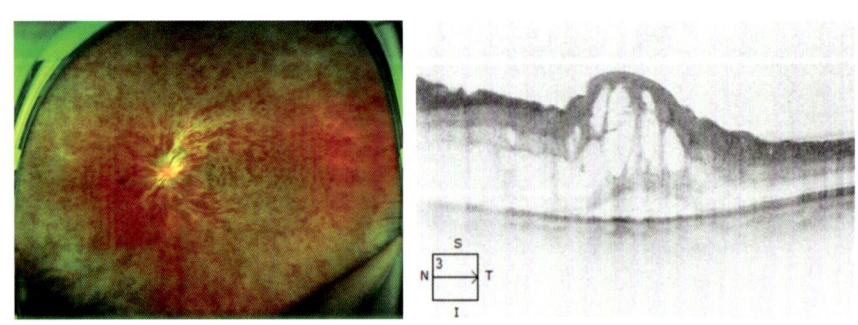

光学相干断层扫描显示黄斑区囊样水肿。

图4-6-3 视网膜中央静脉阻塞

青年型:发生在40岁以下的视网膜中央静脉阻塞,多与血管炎症有关,少数病例与筛板部先天性异常导致液流不稳和血栓形成有关。视力损害较轻,常发生在早晨,视网膜有中等程度出血,视盘水肿,一般预后较好。该型也称为视盘静脉炎。

也可见半侧视网膜静脉阻塞,由于视网膜中央静脉在筛板附近为上、下两大支,当静脉阻塞累及上支或下支时，就发生半侧静脉阻塞。检眼镜下可见半侧静脉阻塞的出血累及上方或下方两个象限，沿受累静脉有视网膜出血和渗出，血管改变同中央静脉阻塞。

【诊断】

早期诊断根据不同的静脉阻塞部位导致不同程度的视力下降，检眼镜下受累部位视网膜静脉充盈、扩张和变形，视网膜浅层出血，严重缺血合并视网膜棉絮斑；荧光素眼底血管造影有助于诊断及分型。

【治疗】

目前视网膜静脉阻塞引起的黄斑水肿，玻璃体注射抗新生血管内皮生长因子（vascular endothelial growth factor，VEGF）药物为一线治疗。

非缺血型合并局部黄斑水肿，可行格栅光凝或微脉冲激光治疗。

缺血型视网膜中央静脉阻塞应进行全视网膜光凝，以阻止新生血管性青光眼或玻璃体积血的发生。

半侧静脉阻塞合并新生血管应进行视网膜光凝，合并大面积无灌注区可以考虑光凝或密切随诊。

针对病因进行治疗，治疗相关的全身疾病，如高血压、高血脂及高黏滞综合征等。

青年型视网膜中央静脉阻塞多与炎症有关，可考虑全身使用糖皮质激素或玻璃体腔注射地塞米松缓释剂治疗。

有玻璃体积血的患者可行玻璃体切割术。

【预防】

治疗心脑血管疾病，控制好高血压、高血脂、糖尿病、炎症等危险因素。

（二）视网膜分支静脉阻塞

【概念】

视网膜分支静脉阻塞比视网膜中央静脉阻塞多见。患者年龄一般在60岁以上，多发生在颞上分支（约60%）。发病的主要全身因素为高血压和动脉硬化，其次为糖尿病。影响黄斑的分支静脉阻塞，可以导致视力下降合并视物变形（图4-6-4）。

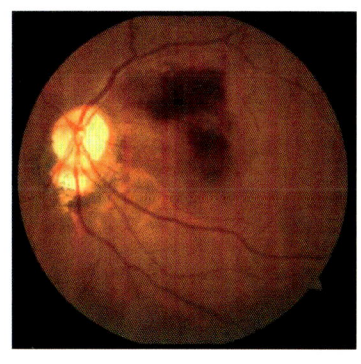

图4-6-4　左眼视网膜颞上黄斑小分支静脉阻塞伴出血，累及黄斑

【临床表现】

视力正常或轻度减退。

视网膜分支静脉阻塞，检眼镜下视网膜出现三角形病变区，包括视网膜出血、水肿和棉絮斑，病变区的尖端指示阻塞部位所在。静脉阻塞常发生在动静脉交叉处。发病 6～12 个月后出血吸收，遗留血管鞘、黄斑囊样水肿、微动脉瘤、硬性渗出和黄斑区色素变化。

约 50% 的分支静脉阻塞患者发病 1 年后视力逐渐恢复到 0.5 以上。中心凹周围毛细血管网完整的患者视力预后较好。

主要并发症是黄斑水肿和继发的视网膜新生血管。视网膜新生血管常引发玻璃体积血和视网膜脱离。

【诊断】

主要根据眼底分支静脉分布区内视网膜血管充盈、扩张和变形，以及视网膜出血、渗出及水肿等改变来诊断；荧光素眼底血管造影有助于诊断；视野检查有助于了解视功能状况。

【治疗】

如果出血未完全遮蔽眼底，应进行荧光素眼底血管造影，以判断视网膜血管的灌注状况。如果黄斑区已出现无灌注区，激光治疗一般不能提高视力。

视网膜分支静脉阻塞引起的黄斑水肿，玻璃体注射抗 VEGF 药物为一线治疗。

荧光素眼底血管造影显示黄斑水肿时，局部轻度水肿可以考虑对水肿区行格栅光凝或微脉冲激光治疗。

如有视网膜大面积无灌注区或视网膜新生血管时，可以在病变区行激光治疗联合玻璃体注射抗 VEGF 药物。

如果玻璃体积血不吸收或有视网膜脱离时，应做玻璃体切割术。

【预防】

治疗心脑血管疾病，控制好高血压、高血脂、糖尿病及炎症等危险因素。

科 普

视网膜分支静脉阻塞是常见的视网膜血管性疾病，比视网膜中央静脉阻塞多见，多发生在颞上分支。多见于年龄较大的患者，与高血压和动脉硬化、糖尿病等全身因素密切相关。在治疗上应积极治疗全身疾病，控制好血糖、血压和血脂，目前主要常用的治疗方法包括视网膜激光光凝术、玻璃体切割术和玻璃体腔药物注射治疗，包括抗 VEGF 和长效激素或留置缓释皮质激素。

糖尿病性视网膜病变

【概念】

糖尿病性视网膜病变是糖尿病全身微血管病变的一部分。其严重程度主要取决于病程长短和血糖控制状况。

【临床表现】

糖尿病性视网膜病变早期患者可无任何症状。当出现黄斑水肿、视网膜水肿或玻璃体积血时，视力会有不同程度的下降。

非增生性视网膜病变如下。①早期出现微血管瘤、小点状或圆形出血、硬性渗出、棉絮斑。②视网膜血管病变：视网膜小动脉硬化、闭塞。视网膜静脉充盈、扩张、管径不规整和血管白鞘。毛细血管闭锁、代偿性扩张及视网膜内微血管异常。微血管异常可导致渗漏，引起视网膜水肿。

增生性视网膜病变如下。①新生血管形成：开始出现在毛细血管无灌注区的边缘，可沿血管生长，可与毛细血管、小动脉及小静脉相连接，受牵拉易破裂出血。②玻璃体增生性病变：新生血管在视网膜与玻璃体之间，使玻璃体产生后脱离；在玻璃体内形成纤维血管膜，其收缩、牵拉可致玻璃体积血、视网膜脱离，亦可形成视网膜前膜、视网膜下膜及黄斑皱褶等。

黄斑病变：黄斑区水肿、渗出、出血、缺血及增生性病变，出现黄斑下膜及黄斑前膜等。

视乳头病变：视盘水肿、缺血和视盘新生血管生成。

荧光素眼底血管造影：微血管瘤呈清晰圆形强荧光斑；小点状视网膜出血表现为形态大小与之相符的荧光遮挡；浓厚的硬性渗出可遮挡其下脉络膜的背景荧光；棉絮斑表现为弱荧光区；扩张的毛细血管管壁着染，有渗漏呈强荧光；早期新生血管显示血管芽形态，渗漏明显，呈强荧光团块；纤维血管增生膜早期遮挡呈弱荧光，晚期着染呈强荧光；黄斑部可显示毛细血管扩张，黄斑拱环结构破坏，黄斑区毛细血管闭塞；黄斑水肿表现为染料积存，晚期于拱环外围呈花瓣状或环形强荧光。

【诊断】

根据糖尿病病史和眼底改变，可以诊断；荧光素眼底血管造影有助于诊断和了解眼底病变的严重程度。

临床分期如下。①我国将糖尿病性视网膜病变分为非增生性和增生性两大类（表4-6-1）。② 2001年美国眼科学会提出了国际临床糖尿病性视网膜病变严重程度的分级及糖尿病黄斑水肿严重程度的分级（表4-6-2，表4-6-3）。

表4-6-1 糖尿病性视网膜病变分类

类型	期别	特征
非增生性	Ⅰ期	微血管瘤或合并小出血点
	Ⅱ期	硬性渗出合并Ⅰ期病变
	Ⅲ期	棉絮斑合并Ⅱ期病变*
增生性	Ⅳ期	视盘新生血管或合并玻璃体积血
	Ⅴ期	纤维血管增生，玻璃体机化
	Ⅵ期	牵拉性视网膜脱离

*此期含增生前期，临床上其标志为：视网膜出血见于4个象限，静脉串珠见于2个象限，中等严重的视网膜内微血管异常至少出现在1个或更多象限。

表 4-6-2　国际临床糖尿病性视网膜病变严重程度的分级

疾病严重程度	散瞳后检眼镜下所见
无明显的糖尿病性视网膜病变	无异常
轻度非增生性糖尿病性视网膜病变	仅有微血管瘤
中度非增生性糖尿病性视网膜病变	不仅有微血管瘤，还有程度轻于重度非增生型糖尿病性视网膜病变的表现
重度非增生性糖尿病性视网膜病变	具有下列各项中任何 1 项： 1）4 个象限中任何 1 个象限有 20 个以上视网膜内出血点 2）2 个以上象限中有明确静脉串珠样改变 3）1 个以上象限中出现明确的视网膜内微血管异常 4）此外，无增生型糖尿病性视网膜病变的体征
增生性糖尿病性视网膜病变	具有下列各项中 1 项或多项： 1）新生血管形成 2）玻璃体/视网膜前出血

表 4-6-3　糖尿病黄斑水肿严重程度的分级

病变严重程度	散瞳后检眼镜下所见
糖尿病黄斑水肿明确不存在	在后极部没有明显的视网膜增厚及硬性渗出
糖尿病黄斑水肿明确存在	在后极部有明显的视网膜增厚或者硬性渗出

如有糖尿病黄斑水肿，则可按如下规定分类。①轻度黄斑水肿：后极部视网膜有一定程度的增厚及硬性渗出，但距黄斑中心较远。②中度黄斑水肿：后极部视网膜有一定程度的增厚及硬性渗出，接近黄斑中心，但并未累及。③重度黄斑水肿：视网膜增厚及硬性渗出累及黄斑中心。

【治疗】

药物治疗如下。①全身：控制血糖。同时也要治疗合并的高血压、高血脂及肾病等全身性疾病。②眼部：常用的药物有胰激肽原酶肠溶片、维生素 E 烟酸酯胶囊、芦丁、阿司匹林及复方丹参片等。

激光治疗如下。①非增生性糖尿病视网膜病变局部激光光凝，主要封闭有渗漏的微血管瘤、视网膜内微血管异常及黄斑病变。②增生性糖尿病视网膜病变行全视网膜激光光凝。

玻璃体注射抗 VEGF 药物治疗黄斑水肿，消除视网膜新生血管。

冷凝治疗：增生性病变病情严重、虹膜有新生血管时，可考虑巩膜外表面冷凝、视网膜周边部或睫状体光凝术。

手术治疗：当严重的玻璃体积血、增生性玻璃体视网膜病变引起牵拉性视网膜脱离，纤维增生膜已侵犯黄斑或发生视网膜裂孔等并发症时，需要手术处置。

【预防】

戒烟，严格控制血糖、血压和血脂，定期复查眼底，同时应保持良好的生活习惯。一旦出现增生性病变，应及时行视网膜激光光凝治疗，防止进一步发生新生血管等并发症，加强科普宣传，早诊断、早治疗。

科普

糖尿病性视网膜病变是糖尿病导致的视网膜微血管病变，是一种常见的造成视力损害甚至致盲的慢性进行性疾病，根据严重程度可分为非增生性和增生性（图4-6-5）。糖尿病患者应控制好血糖、血压、血脂，改善生活方式，定期复查眼底，接受必要、适当的视网膜光凝和玻璃体手术治疗，可使大部分患者避免严重视力下降。

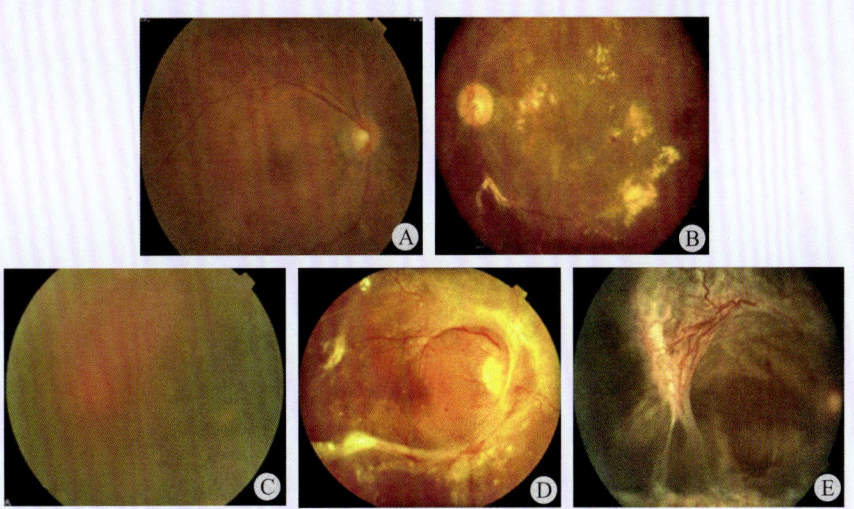

A. Ⅰ期病变；B. Ⅱ期病变；C. Ⅳ期病变；D. Ⅴ期病变；E. Ⅵ期病变。

图4-6-5 不同分期的糖尿病性视网膜病变

与动脉硬化和高血压相关的眼病

（一）动脉硬化性视网膜病变

【概念】

动脉硬化一般包括老年性动脉硬化、动脉粥样硬化和小动脉硬化等。老年性动脉硬化多发生于50岁以上，为全身弥漫性动脉中层玻璃样和纤维样变性。动脉粥样硬化主要损害大动脉和中动脉，也可累及小动脉，最常见于主动脉、冠状动脉和脑动脉，较少累及眼动脉。有时也可见于视网膜中央动脉视神经内段、视乳头筛板区及其附近的主干动脉。小动脉硬化是对血压缓慢而持续升高的一种反应性改变，常与高血压同时存在。

【临床表现】

眼底见到的视网膜动脉硬化为老年退行性硬化及小动脉硬化。前者常见于50岁以上的健康老人，后者常与原发性高血压同时存在，或是原发性高血压的结果。

视网膜动脉弯曲度增加，动脉管径粗细不均，管壁的光反射带显著增宽，颜色浅淡，呈铜丝状或银丝状外观。

在动静脉交叉处，由于动脉管壁失去正常的透明性，遮蔽了后面的静脉，交叉处静脉受硬化动脉的压迫而被推移，两端下陷变尖或与动脉成垂直交叉。如果静脉跨越于动脉之前，静脉隆起呈驼峰状。

硬化动脉管壁有较高的渗透性，特别在伴高血压时，在视网膜上，尤其在后极部可发生渗出和出血。

【诊断】

50岁以上的老年人或有高血压病史者；视网膜动脉呈硬化性改变，如管径弥漫性变细，颜色变浅，动脉反光带增宽，血管弯曲度增加或血管走行平直，动静脉交叉压迫征；视网膜动脉硬化性改变伴视网膜特别是后极部有渗出和出血。

【治疗】

老年性视网膜动脉硬化一般无须治疗。

高血压患者按内科常规治疗。

视网膜有较多出血者可给予对症治疗，如应用促进吸收的药物。

【预防】

避免高脂、高糖饮食，以及肥胖、过度劳累等危险因素。定期监测眼底情况，保证合理健康的饮食。

科　普

> 动脉硬化性视网膜病变多表现为视网膜小动脉硬化，老年性视网膜动脉硬化一般无须治疗，控制好血脂、血压，如视网膜较多出血者可给予对症治疗。

（二）高血压性视网膜病变

【概念】

原发性高血压按病程的缓急分为缓进型（良性）和急进型（恶性）两型，大多伴有眼底改变，并与年龄、病程长短有关。两型高血压的眼底改变也不尽相同。

【临床表现】

缓进型高血压性视网膜病变如下（图4-6-6）。①高血压发病初期，视网膜小动脉呈功能性血管痉挛，管径粗细不均。②随着病程进展，视网膜小动脉呈器质性改变：管径狭窄，动静脉比例由正常的2∶3变成1∶2或1∶3；管壁反光带增宽，呈铜丝状或银丝状外观；动静脉交叉处静脉受硬化的小动脉压迫下陷，出现动静脉交叉征（静脉压陷、移位、削尖等）。动脉分支成锐角。③病变进一步发展，可见视网膜水肿、视网膜浅层呈火焰状出血及硬性渗出。④视网膜毛细血管扩张形成微动脉瘤、毛细血管梗死而出现小的棉絮斑改变。⑤严重者可发生视乳头水肿。

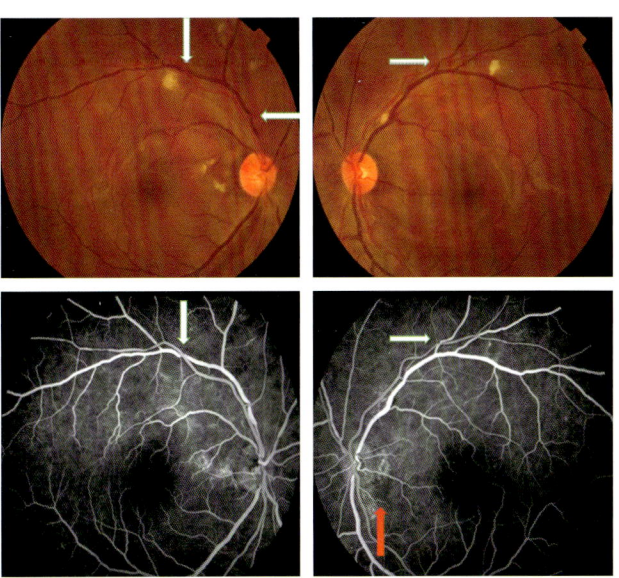

双眼视网膜颞上动脉管径粗细不均,动静脉交叉征(白箭头),伴小片状毛细血管无灌注(红箭头)。

图 4-6-6　双眼缓进型高血压性视网膜病变

急进型高血压性视网膜病变如下(图 4-6-7)。①血压于短期内突然、急剧升高,引起视网膜及脉络膜血管代偿失调:视网膜血管显著缩窄、视网膜弥漫性水肿、眼底多处片状出血、大片状棉絮斑及视乳头水肿。②急性高血压损害脉络膜及视网膜色素上皮屏障功能,导致渗出性视网膜脱离。③荧光素眼底血管造影可见多处毛细血管闭塞区,以及毛细血管扩张和微动脉瘤。视乳头毛细血管扩张,视网膜及视乳头有强烈的荧光素渗漏。

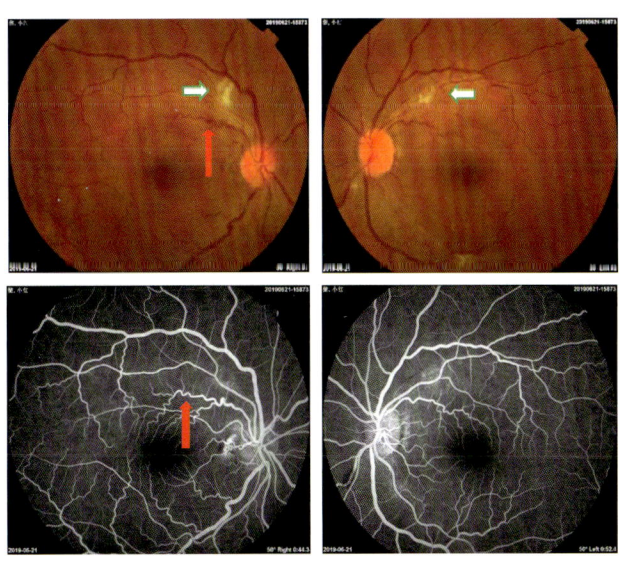

双眼颞上视网膜出血及棉絮斑(白箭头),荧光素眼底血管造影可见小片状毛细血管无灌注及出血性遮蔽荧光,黄斑区的血管呈特征性螺旋状(红箭头)。

图 4-6-7　双眼急进型高血压性视网膜病变

【诊断】

临床上一般根据 Keith-Wagener 的分类，将缓进型高血压性视网膜病变分为四级。Ⅰ级：视网膜小动脉反光带加宽，管径不规则，动静脉交叉征虽不明显，但透过动脉管壁已见不到其深面的静脉血栓。Ⅱ级：动脉反光带加宽，呈铜丝状或银丝状外观，动静脉交叉征明显，视网膜可见硬性渗出或线状小出血。Ⅲ级：视网膜小动脉管径明显变细，视网膜水肿，可见棉絮斑及片状出血。Ⅳ级：Ⅲ级眼底改变加视乳头水肿。

急进型高血压性视网膜病变常见于妊娠高血压综合征、恶性高血压及嗜铬细胞瘤等疾患，结合眼底所见不难诊断。

高血压患者可因心力衰竭而出现眼睑水肿，或由脑血管硬化引起脑出血或梗死，进而发生瞳孔、视野、眼球运动等相应的神经眼科体征，部分患者可发生视网膜下出血。

【治疗】

控制高血压。对急进型高血压性视网膜病变患者，应迅速将患者转给内科医师或急诊室，根据病情采取必要的治疗措施。

对缓进型高血压性视网膜病变患者，需定期随访。最初 3 个月复查 1 次，随后若病情稳定，可 6～12 个月检查 1 次。对出现Ⅲ级或Ⅳ级视网膜病变的患者，应嘱其加强内科诊治。

对于眼底病变，可对症治疗。

【预防】

注意饮食，如低盐、低脂及低胆固醇饮食，控制好血压。同时需要改变不良的生活方式，戒烟限酒，适当运动，保证有充足的睡眠时间，并保持乐观的情绪。定期测量血压，检查眼底。

科　普

高血压性视网膜病变是指高血压导致视网膜发生病变，眼底可见动脉变硬、走行异常，严重者还可能发生出血、水肿等。严重的高血压性视网膜病变会引起视力下降，因此，患者应积极控制好血压，积极治疗全身疾病，定期复查眼底。

视网膜静脉周围炎

【概念】

视网膜静脉周围炎又名 Eales 病，是以慢性和复发性静脉炎为主的炎症，导致视网膜周边部静脉闭塞和视网膜前新生血管形成。多见于青年男性，常为双眼发病。病因不明。

【临床表现】

早期无症状。出血进入玻璃体后有眼前黑点飘动或视物发红、模糊，视力突然减退至眼前数指、手动，甚至光感。

眼底检查视网膜小静脉迂曲扩张，有白鞘，病变血管旁有视网膜出血，灰白渗斑，病变进展后视网膜前有半透明或白色机化膜，可牵拉视网膜血管导致玻璃体腔反复积血。反复出血可导致黄斑水肿和黄斑前膜，牵拉性视网膜脱离和视网膜裂孔。病变常发生在周边部，也可以影响眼后部静脉。

荧光素眼底血管造影：早期受累静脉曲张，管壁染色、渗漏，还可以有毛细血管扩张、微动脉瘤和动静脉短路，晚期周边部可有无灌注区和新生血管（图4-6-8）。

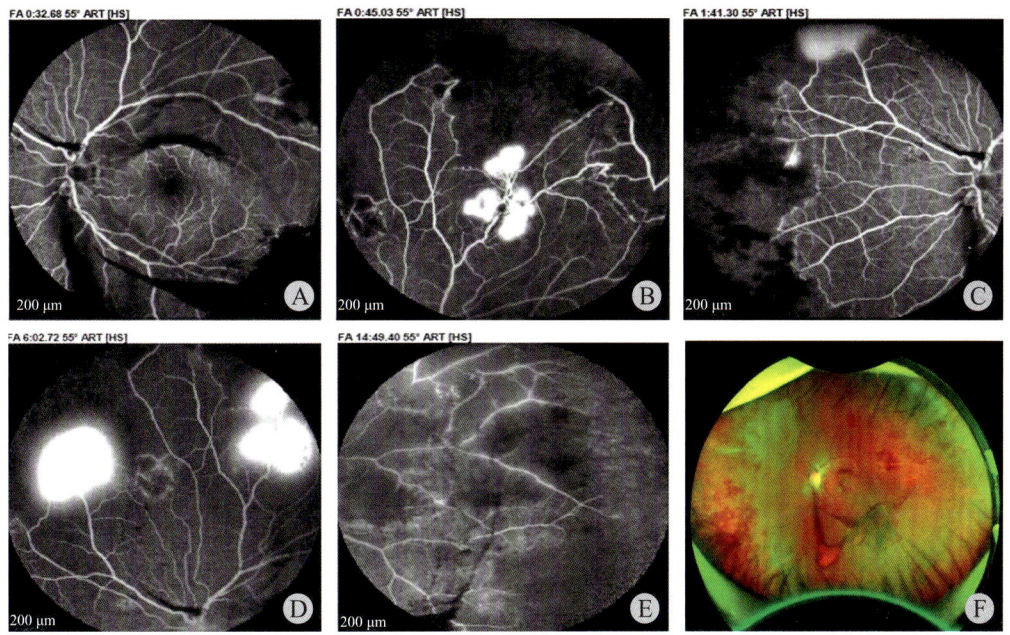

荧光素眼底血管造影（A-E）示左眼各象限周边部多发无灌注区，伴多处新生血管形成。广域眼底照相（F）显示视网膜小静脉迂曲扩张，有白鞘，中周部及周边视网膜出血，伴玻璃体腔积血。

图 4-6-8　左眼静脉周围炎

【诊断】

诊断主要根据患者反复出现眼前黑点飘动、检眼镜下视网膜周边血管周围白鞘、血管白线、出血和新生血管，合并或不合并玻璃体积血。

荧光素眼底血管造影可见视网膜静脉受累，可以协助诊断。

【治疗】

早期以激光光凝病变区，可预防新生血管的形成。

当机化膜形成、玻璃体积血、牵拉性视网膜脱离存在时，可行玻璃体切割术，并联合行眼内激光光凝治疗。

查找原发病因，如有活动性结核，患者应进行抗结核治疗。

【预防】

暂无特效的药物和方法进行预防。

科 普

> 视网膜静脉周围炎多发生于 20～40 岁的男性,其特征是双眼反复发生视网膜及玻璃体积血,最初病变在视网膜的周边部,出血量少时常无症状,量多时血液进入玻璃体,患者会出现眼前黑影飘动。病情进一步发展,可能会出现大量玻璃体积血或视网膜脱离,视力急剧下降而至失明。除积极治疗外,还需去除病因。避免情绪过度刺激,避免精神过度疲劳、体力过度消耗,戒烟酒。若一只眼已患病,应注意检查另一只眼。

视网膜血管炎

【概念】

视网膜血管炎是由各种原因引起的视网膜动脉和静脉炎性病变,对视力影响较大,常合并全身疾病,如白塞综合征。

【临床表现】

视力突然减退。检眼镜下视网膜血管周围浸润和血管呈白鞘、白线,可合并玻璃体炎性混浊、视盘水肿及黄斑水肿(图 4-6-9)。荧光素眼底血管造影显示弥漫的毛细血管渗漏,也可有视网膜毛细血管无灌注区和继发的新生血管(图 4-6-10)。

【诊断】

根据眼底改变可以诊断。

【治疗】

糖皮质激素和免疫抑制剂治疗全身性疾病。

皮下注射 TNF-α 抑制剂的生物制剂疗法。

出现视网膜毛细血管无灌注区和继发的新生血管时,应进行激光光凝治疗。

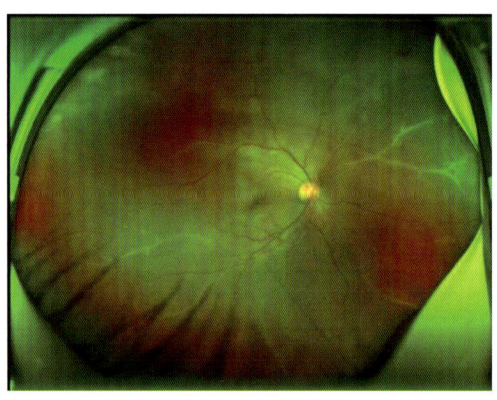

右眼颞下视网膜动脉迂曲,上方视网膜动脉纤细,视网膜多处血管白线化,下方可见渗出性视网膜脱离。

图 4-6-9 广域眼底照相下右眼视网膜血管炎

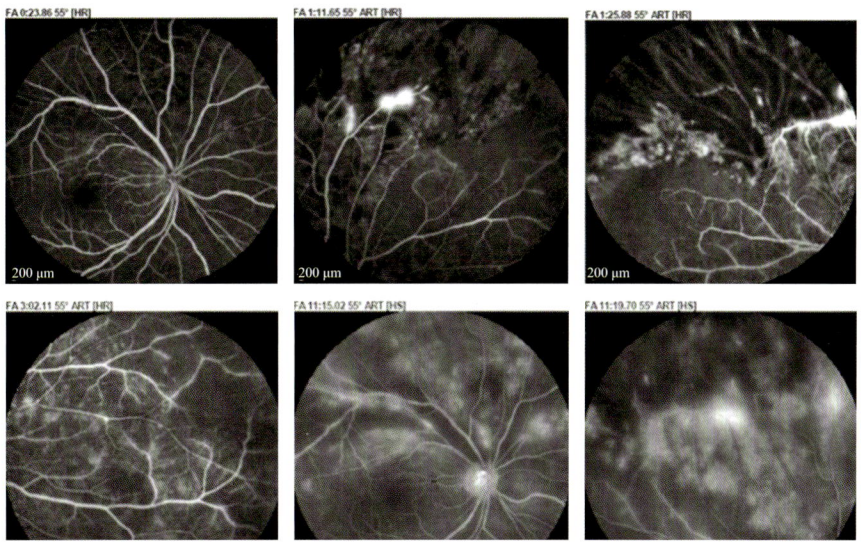

上方颞侧鼻侧周边部大片无灌注区，上方周边部见新生血管，局部透见脉络膜血管。中周部毛细血管扩张，荧光渗漏，下方周边部视网膜血管隆起。

图 4-6-10　荧光素眼底血管造影显示右眼视网膜血管炎

【预防】

视网膜血管炎是免疫相关性疾病，主要是通过积极治疗原发病进行预防，积极锻炼身体，增强机体抵抗力，勿熬夜，保持良好的生活习惯，注意休息，清淡饮食，定期复查，关注视力。

科　普

> 视网膜血管炎是一大类累及视网膜血管的炎症性疾病，常合并全身疾病，可导致视力明显下降。应积极治疗原发病，使用糖皮质激素和免疫抑制剂治疗全身疾病。如出现视网膜毛细血管无灌注区和继发的新生血管时，应进行视网膜激光光凝治疗。

急性视网膜坏死综合征

【概念】

本病是由单纯疱疹病毒和带状疱疹病毒引起的暴发性视网膜炎，主要改变为周边部视网膜脉络膜的血管炎，周边融合性视网膜坏死和中度以上玻璃体炎性反应。

【临床表现】

患者突发视物模糊，眼部红痛，畏光。眼部睫状充血，角膜后灰色或脂状沉积物，玻璃体混浊，视网膜周边部有灰色或白色水肿区，逐渐向后蔓延，动脉闭塞，静脉受累，血管有白鞘（图 4-6-11）。随病情加重视网膜呈网状变薄，并发展成多发裂孔，导致视网膜脱离。部分病例视乳头色浅。晚期前节炎症可退行。

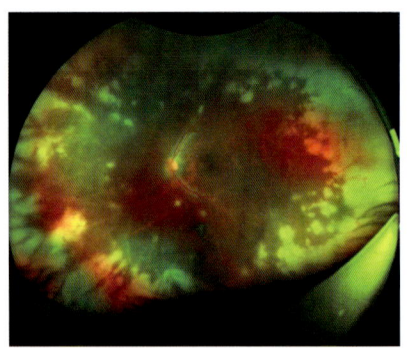

左眼玻璃体混浊，视网膜后极部及各象限血管迂曲扩张，颞侧周边部局部动脉闭塞、白线化，周边部可见多个斑块状黄白色视网膜水肿灶，部分融合。

图 4-6-11　广域眼底照相显示左眼急性视网膜坏死综合征

【诊断】

根据症状突发，早期眼部葡萄膜炎改变合并视网膜水肿、动脉闭塞；晚期视网膜脱离合并视网膜动脉闭塞、视网膜网状变薄、较多裂孔，可以诊断。

玻璃体液或房水中聚合酶链反应，组织培养分离病毒有益于诊断。恢复期血清抗体滴度高于急性期 4 倍。

【治疗】

全身使用阿昔洛韦或更昔洛韦，静脉滴注 7～21 天，然后口服 4～6 周。

应用糖皮质激素，可与阿昔洛韦合并使用。

应用阿司匹林，早期服用可阻止血管发生阻塞。

激光光凝裂孔及病变区。

玻璃体切割术联合眼内硅油灌注，治疗并发的视网膜脱离。

【预防】

避免与感染者或无症状病毒携带者接触。消除诱发刺激的因素。平时养成良好的卫生习惯，尤其注意眼部卫生。注意幼儿防护，注意保暖，尽量避免受凉感冒，防止原发性感染。注意提高自身免疫力。严格遵守隐形眼镜的摘戴及消毒处理原则。积极的抗病毒治疗对于阻止炎症的进展、减轻组织损伤有重要作用。一只眼患病的患者应预防另一只眼也患病。

科　普

急性视网膜坏死综合征是一种由病毒感染（主要为水痘-带状疱疹病毒和单纯疱疹病毒感染）引起的眼部疾病，典型的表现为视网膜灶状坏死、以视网膜动脉炎为主的视网膜血管炎、中度以上的玻璃体混浊和后期发生的视网膜脱离。成人多见，常单眼发病，视力预后差。患者应积极进行抗病毒治疗，抗凝以减轻血管闭塞，抗病毒有效的同时可使用糖皮质激素治疗，眼部病变区可行视网膜光凝，严重时需行玻璃体手术治疗。

外层渗出性视网膜病变

【概念】

外层渗出性视网膜病变是一种严重的视网膜毛细血管扩张症，好发于少年男性，单眼受累多见，左右眼发生无差别。病因不明。患者常因白瞳症、斜视或视力下降就诊。

【临床表现】

早期病变位于眼底周边部时无自觉症状。病变波及黄斑时视力减退。儿童出现斜视或"猫眼"征。

典型改变为视网膜血管扩张、迂曲及视网膜下黄白色渗出，环绕视盘和黄斑附近分布（图 4-6-12A，图 4-6-12B）。

少数病例可自行消退。多数病例病变进展，发生渗出性视网膜脱离，可呈球形隆起，病变附近可见发亮的胆固醇结晶及视网膜出血。以后形成增生性玻璃体视网膜病变。

晚期大块渗出病变可侵犯整个眼底，并发白内障、虹膜红变，继发新生血管性青光眼，最终导致眼球萎缩。

荧光素眼底血管造影主要为血管改变，小动静脉扩张、迂曲，尤以小动脉为主；管壁呈囊样扩张或为串珠状动脉瘤，显示点状强荧光；毛细血管扩张、微动脉瘤、毛细血管无灌注区、动静脉短路及新生血管渗漏；病变区渗出可有荧光素着染、出血，呈现荧光遮蔽；黄斑区可有蜂窝状荧光渗漏，呈花瓣状强荧光（图 4-16-12C，图 4-16-12D）。

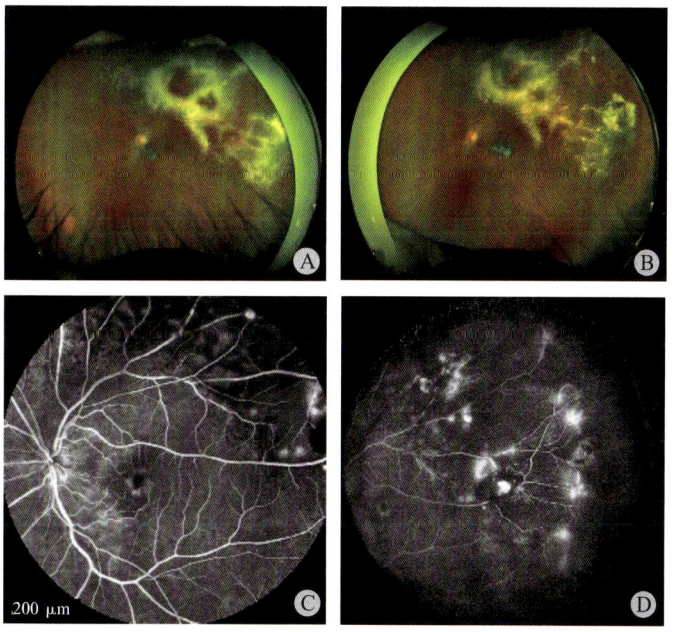

A. 广域眼底照相显示患者行视网膜激光光凝术前；B. 广域眼底照相显示患者行视网膜激光光凝术后；C、D. 荧光素眼底血管造影。

图 4-6-12 左眼外层渗出性视网膜病变

【诊断】

根据青少年患病、视网膜血管异常、视网膜大量渗出，结合荧光素眼底血管造影可诊断；必要时行 B 超、CT 或磁共振成像（magnetic resonance imaging，MRI）检查，以排除视网膜母细胞瘤。

【治疗】

早期病变行激光光凝或冷凝治疗。必要时可联合玻璃体注射抗 VEGF 药物或缓释性激素，一旦视网膜脱离，治疗效果较差。有条件者可行玻璃体手术。

【预防】

本病早期不易发觉，多数病患在出现视力显著减退、白瞳或已出现外斜，甚至继发青光眼时才来就医。因此，对儿童及青少年应定期检查视力，尤其散瞳检查眼底，以便早发现、早治疗。

早产儿视网膜病变综合征

【概念】

早产儿视网膜病变综合征是早产儿和低体重儿暴露在高氧环境下发生的视网膜血管增生性病变。氧气的使用提高了早产儿和低体重儿的成活率，但由于这部分患儿的视网膜血管尚未发育成熟，而纯氧抑制不成熟的视网膜血管发育，从而导致视网膜病变。

【临床表现】

病变的部位分为 3 个区，1 区以视盘为中心，视盘到黄斑为半径画圆；2 区以视盘为中心，视盘到鼻侧锯齿缘为半径画圆；2 区以外剩余的部位为 3 区。早期病变越靠后，进展的危险性越大。

病变严重程度分为 5 期：1 期在颞侧周边有血管区与无血管区之间出现分界线；2 期分界线隆起呈嵴样改变；3 期嵴上发生视网膜新生血管扩张增生，伴随纤维组织增生，胎龄 35～38 周时高发；4 期由于纤维血管增生发生牵引性视网膜脱离，先起于周边，逐渐向后极部发展（未累及黄斑为 4A 期，累及黄斑为 4B 期）；5 期视网膜发生全脱离（大约在出生后 10 周）。此外，当后极部视网膜血管扭曲扩张、变形存在时，应增加病变分期的期数，这种情况称为"附加"病变（"plus"病变）。

病变晚期前房变浅，可继发青光眼、角膜变性。

【诊断】

病变早期在有血管区和无血管区之间的分界线，是早产儿视网膜病变特有的体征。综合病史和临床体征可以明确诊断。

【治疗】

对体重＜ 2000 g 的低体重儿和早产儿从胎龄 32～34 周开始进行眼底检查，可以早期发现病变。

对1区和2区的3期阈值病变及任何区域的"附加"病变，行间接检眼镜下激光光凝或冷凝治疗。

对4期病变行巩膜扣带术或玻璃体切割术。

对5期病变行玻璃体手术联合膜清除术，可使部分病例获得完全或部分视网膜复位。视网膜复位患者中仅很少的病例获得行走视力。

【预防】

预防早产儿发生早产儿视网膜病变需要严格控制用氧，严格掌握氧疗指征。对于经过氧疗且符合眼部筛查标准的早产儿应定期进行眼底筛查。

家族性渗出性玻璃体视网膜病变

【概念】

家族性渗出性玻璃体视网膜病变（familial exudative vitreoretinopathy，FEVR）系常染色体显性或性连锁遗传病，为双侧、缓慢进展的玻璃体视网膜异常。患者家人多数无临床症状，仅眼底颞侧周边部有无血管区。

【临床表现】

患儿有不同程度的视力障碍。

眼底颞侧周边无血管，颞侧血管受牵引后走行变直（图4-6-13）。

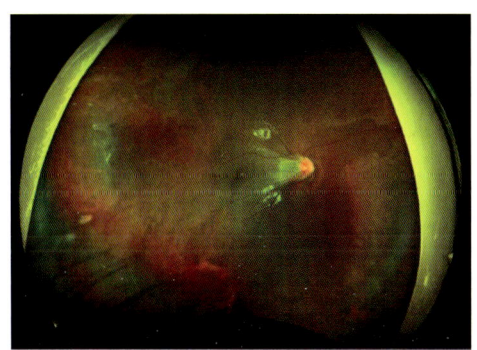

广域眼底照相显示右眼颞侧血管走行僵直，黄斑异位。

图4-6-13　右眼FEVR

与有血管区交界处纤维增生，动静脉互相吻合，伴有黄色渗出，严重者发生渗出性视网膜脱离，亦可出现牵拉性裂孔，导致牵拉裂孔性视网膜脱离。

可发生新生血管性青光眼。

【诊断】

患儿为足月产，无缺氧征或吸氧史。眼底有上述表现，其家庭成员眼底周边部有无血管区，可以确定诊断。荧光素眼底血管造影有助于诊断。明确诊断需要进行FEVR的基因筛查。

【治疗】

仅有周边无血管区时，可行视网膜无灌注区光凝或冷凝。

如有继发性视网膜脱离，可采用巩膜扣带术治疗。

对玻璃体严重增生病变者，则行玻璃体切割术。

【预防】

FEVR 属于遗传性疾病，做好早期新生儿眼底筛查，早发现，密切随访和及时干预是疾病防治的关键。

--- 科 普 ---

FEVR 是一种以周边视网膜血管先天性发育异常为特点的遗传性疾病。多为双眼发病，早期多无临床症状，后期严重者发生渗出性视网膜脱离，亦可出现牵拉性裂孔，导致牵拉裂孔性视网膜脱离。因此早期新生儿眼底筛查非常重要，可及时进行视网膜激光、冷凝、手术等干预治疗。

第七节 黄斑病

中心性浆液性脉络膜视网膜病变

【概念】

本病是黄斑区视网膜色素上皮泵功能障碍和屏障功能异常导致的神经上皮浆液性脱离。部分病例出现色素上皮脱离。患者多为 30～50 岁，男性居多。病变未影响黄斑中央部时可无症状。

【临床表现】

患眼自觉视物变形、变小，中央色暗，视力轻度减退。检眼镜下见黄斑区内局限盘状浆液性脱离，中心光反射消失，有黄白色渗出小点（图 4-7-1）。

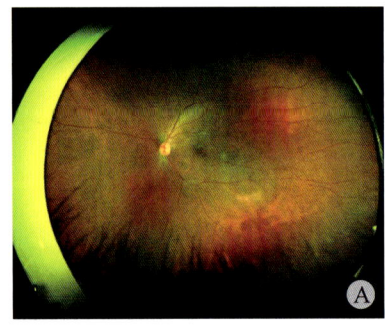
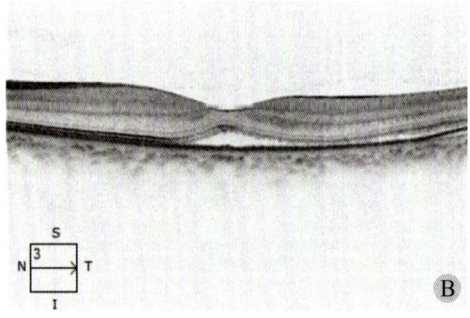

A. 广域眼底照相；B. 光学相干断层扫描。

图 4-7-1 检眼镜下见中心性浆液性脉络膜视网膜病变

荧光素眼底血管造影：典型改变为荧光造影早期出现一点状强荧光，随时间延长染料进入视网膜下腔逐渐扩散，边界变得模糊，呈炊烟状或墨迹状（图4-7-2）。

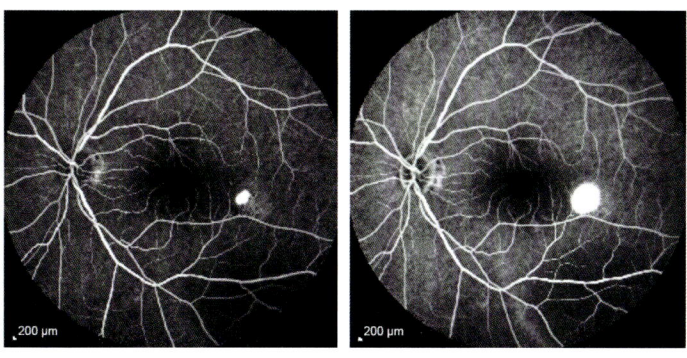

图4-7-2　荧光素眼底血管造影见中心性浆液性脉络膜视网膜病变

【诊断】

根据视物变形，检眼镜下黄斑区内局限盘状浆液性脱离可以诊断。

荧光素眼底血管造影出现荧光渗漏点有助于诊断。

光学相干断层扫描（optical coherence tomography，OCT）见黄斑区神经上皮层浆液性脱离。

【治疗】

自然病程为3～6个月，多能自愈，不需任何药物治疗。

对于病程长、不能自愈、渗漏点位于黄斑拱环外的病例，可考虑行激光光凝治疗。光凝治疗能促进视网膜下积液尽快吸收，但不能阻止复发，不能改善视力。

中心凹下的渗漏可选择半剂量光动力疗法（photodynamic therapy，PDT），中心旁渗漏可选择微脉冲激光治疗。

【预防】

减少诱发因素，如睡眠不足、压力大、情绪波动等。

科　普

中心性浆液性脉络膜视网膜病变是黄斑区视网膜色素上皮泵功能障碍和屏障功能异常导致后极部类圆形区视网膜神经上皮下透明液体积聚的疾病。好发于中青年人，男性居多。本病为自限性疾病，预后良好，但可复发。无有效治疗药物，对于长时间未愈或多次复发者，中心渗漏点可行PDT封闭渗漏点。

特发性脉络膜新生血管膜

【概念】

患者发生脉络膜新生血管膜，不合并眼部其他异常或其他疾病。国内常称为"中心性渗出性视网膜脉络膜病变"。

【临床表现】

患者中心视力下降，视物变形，视野相应部位有暗点。

眼底检查可见黄斑部视网膜下一圆形灰白色膜状物，周围有出血，病变部视网膜水肿，或有少量视网膜下积液。

荧光素眼底血管造影可见视网膜下新生血管渗漏荧光素，恢复期可见病变区透见荧光或色素、机化膜遮挡荧光。必要时可选择 ICGA。

【诊断】

根据患者的症状，检眼镜下黄斑部视网膜下灰白色膜状物可以诊断。

视网膜渗液和出血的存在，或荧光造影显示新生血管渗漏，提示活动性病变。

ICGA 可以较好地显示病变的轮廓。

OCT 有助于确定病变部位。

【治疗】

玻璃体腔注射抗 VEGF 药物为首选治疗方法。

中心凹下病变可以行半剂量 PDT 治疗，中心凹外 150 μm 病灶可行经瞳孔温热治疗术（transpupillary thermotherapy，TTT）治疗。

视网膜下新生血管膜取出术可以治疗中心凹下或中心凹旁的视网膜下膜。

【预防】

积极治疗原发病，均衡饮食，生活规律，劳逸结合。

科 普

> 中心性浆液性脉络膜视网膜病变是脉络膜非肉芽肿性炎症。多为中青年，常单眼发病，主要症状为中心视力下降、视物变形等。以弓形虫感染最多见，该病治疗以寻找病因积极抗感染为主，在病因未明确时，进行对症治疗，比如激光光凝、光动力治疗、抗 VEGF 药物治疗等。

年龄相关性黄斑变性

【概念】

年龄相关性黄斑变性（age-related macular degeneration，AMD）又称老年性黄斑变性，多起病于 50 岁以上。早期以视网膜色素上皮退行性变为主，中心视力逐渐减退。检眼镜下黄斑区色素脱失和增生，中心光反射消失。可见散在的玻璃膜疣。进一步发展分为萎缩性和渗出性（或称"干性"和"湿性"）老年性黄斑变性。其发病可能与遗传因素、环境影响、慢性光损害、营养失调、有毒物质侵害、免疫性和心血管疾病等有关。

【临床表现】

症状：萎缩性黄斑变性患者在早期无任何症状。以后双眼中心视力进行性下降，阿姆斯勒方格表显示线条扭曲。渗出性患者双眼可先后发病。视力下降迅速，视物变形，中心或周边视野出现暗点。

眼底改变：①萎缩性年龄相关性黄斑变性，几乎总是双眼发病。黄斑区色素紊乱，散在玻璃膜疣，视网膜色素上皮增生和萎缩，视网膜和脉络膜毛细血管萎缩融合，出现地图状萎缩（图4-7-3A，图4-7-3C）。②渗出性年龄相关性黄斑变性，黄斑部玻璃膜疣融合，脉络膜新生血管，视网膜神经上皮和（或）色素上皮有浆液和（或）出血性脱离，视网膜下出血、渗出，晚期形成机化瘢痕（图4-7-3B，图4-7-3D）。

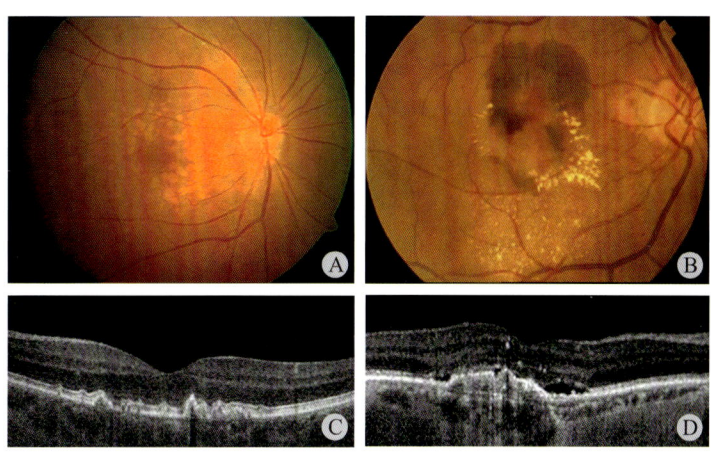

图4-7-3 萎缩性（A、C）和渗出性（B、D）年龄相关性黄斑变性

荧光素眼底血管造影：①萎缩性年龄相关性黄斑变性，造影早期，玻璃膜疣及色素脱失处窗样缺损呈强荧光，随背景荧光而增强、减弱或消退。脉络膜毛细血管萎缩，闭塞处呈弱荧光区。②渗出性年龄相关性黄斑变性，造影早期可显示脉络膜新生血管，造影过程中新生血管迅速渗漏荧光素，并互相融合。晚期背景荧光消退后，病变处仍呈相对强荧光。有时所显示的脉络膜新生血管边界不清，称为隐匿性新生血管。

【诊断】

早期改变依据眼底黄斑区出现色素脱失和增生，或散在的软性玻璃膜疣而诊断。萎缩性改变主要依据黄斑区内RPE萎缩区；渗出性改变依据视网膜下出血、纤维血管膜。荧光素眼底血管造影、ICGA和OCT有助于诊断。

【治疗】

玻璃体腔注射抗VEGF药物为首选一线治疗。

光凝治疗：治疗位于中心凹200μm以外的新生血管膜可采用致热性激光光凝治疗，或经瞳孔温热治疗术治疗。

PDT：对中心凹下新生血管膜可以选用，一般对经典型的效果比隐匿型稍好。

手术治疗：黄斑中心凹旁和中心凹下脉络膜新生血管膜也可考虑手术治疗，可选择黄斑转位术或视网膜下摘除脉络膜新生血管膜手术。

助视器治疗：对晚期视功能严重受损的病例可使用助视器。

【预防】

在饮食中加强补充富含叶黄素的食物，如枸杞、花菜、菠菜、玉米和胡萝卜等，必要时可以口服叶黄素片剂以保护黄斑。

黄斑囊样水肿

【概念】

由于各种病理反应在黄斑中央部外丛状层引起的液体蓄积被 Henle 纤维分隔，形成囊样水肿。引起黄斑水肿的常见疾病有糖尿病性视网膜病变（图 4-7-4）、视网膜静脉阻塞、葡萄膜炎、白内障术后及眼内肿瘤等。

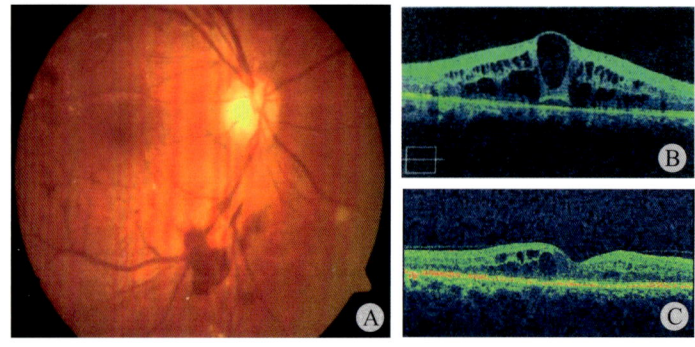

A. 眼底照相可见视网膜散在出血渗出，黄斑区水肿；B. OCT 可见黄斑囊样水肿；C. OCT 显示患者行玻璃体腔注射药物（雷珠单抗）及全视网膜激光光凝后复诊，可见黄斑区水肿明显消退。

图 4-7-4　糖尿病性视网膜病变患者伴发黄斑水肿

【临床表现】

黄斑水肿早期患眼视力轻度下降，持续黄斑水肿可以导致视力严重下降。临床可能出现的症状还有视物变形、变小、暗点和畏光等。白内障术后黄斑水肿常发生在术后 4～6 周。

检眼镜下可见黄斑中央水肿、隆起，伴有囊腔。OCT 显示黄斑部增厚，视网膜神经上皮内有液腔。荧光素眼底血管造影显示造影早期黄斑毛细血管扩张，造影晚期视网膜内荧光蓄积呈花瓣状。

【诊断】

根据患者视力下降、检眼镜下黄斑水肿和荧光素眼底血管造影显示黄斑花瓣状荧光蓄积，可以做出诊断。

【治疗】

白内障术后黄斑水肿多数在 6 个月内自行吸收，全身和局部使用非甾体类药物可以降低黄斑水肿的发生率。

应用玻璃体注射糖皮质激素或玻璃体注射抗 VEGF 药物治疗。

玻璃体手术治疗适合存在玻璃体黄斑牵引/玻璃体与白内障伤口粘连，或与虹膜、人工晶状体粘连的病例。

【预防】

应积极治疗原发病，预防黄斑囊样水肿的发生。

科　普

黄斑囊样水肿是黄斑区细胞外液体积聚，在外丛状层形成特征性囊腔。黄斑水肿早期患眼视力轻度下降，持续黄斑水肿可以导致视力严重下降，应积极治疗原发病，眼内炎症引起的应给予抗炎治疗。

黄斑裂孔

【概念】

黄斑裂孔可以由外伤、近视引起，老年人也可发生，称老年特发性黄斑裂孔，后者很少发生视网膜脱离。黄斑裂孔在老年人中视力下降缓慢，在外伤和高度近视中可突发视力下降。黄斑裂孔患者常有视物变形症状。

【临床表现】

不同病因引起的黄斑裂孔临床症状不同，眼外伤、高度近视等引起的急性黄斑裂孔形成可有明显的视力下降，视物中央部暗点或缺损。黄斑囊样水肿发展为黄斑裂孔时视力下降缓慢，老年特发黄斑裂孔早期可以无或有轻度视力下降。

检眼镜下见黄斑中心凹部或中心凹旁视网膜裂开，裂孔可以是月牙形、椭圆形或圆形（图 4-7-5A）。裂孔周围视网膜可以增厚，呈袖套状，部分患者孔内视网膜有黄白色小点。

OCT 显示黄斑区视网膜神经上皮层有不同程度的断裂（图 4-7-5B）。

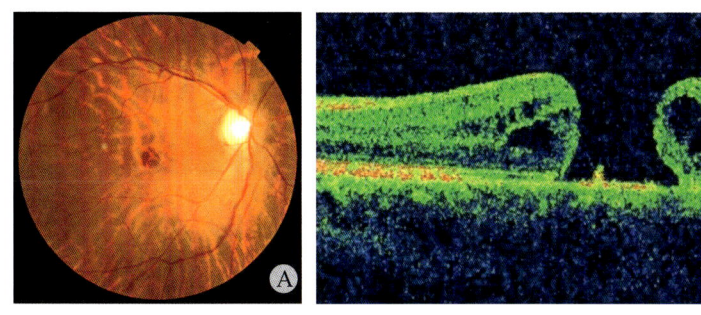

A. 眼底照相可见黄斑中心凹圆形裂孔；B. OCT 显示黄斑中心全层神经上皮缺失。

图 4-7-5　右眼黄斑裂孔的临床检查

【诊断】

根据眼底检查黄斑出现裂孔可以诊断。OCT 检查有助于诊断。

【治疗】

无视力下降的患者和无视网膜脱离的患者可以不治疗，但要随诊观察。

无视网膜脱离的患者，如果已稳定多年，即使视力较差，也可以不手术。

视力下降明显或视力进行性下降者，可以行玻璃体手术治疗（图 4-7-6）。

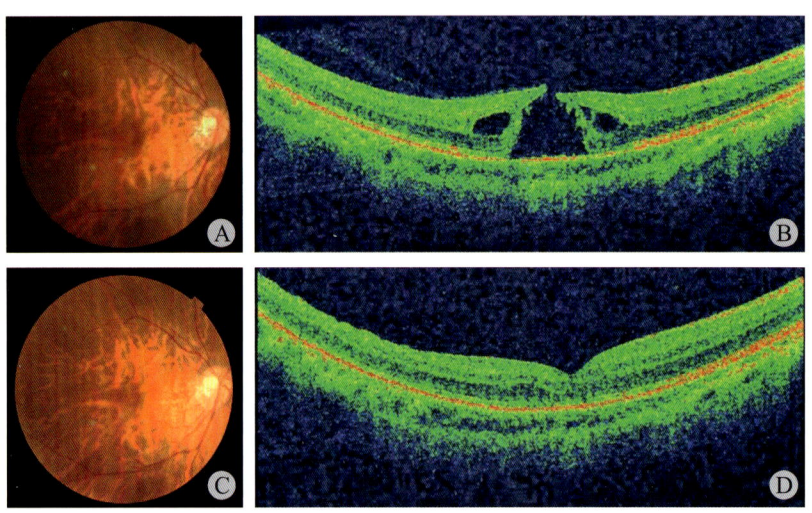

A、B.患者行玻璃体手术治疗前，眼底照相可见眼底豹纹状改变，黄斑中心凹圆形裂孔，OCT 显示黄斑中心全层神经上皮缺失，伴玻璃体牵拉，患者呈现进行性视力下降伴视物变形，术前最佳矫正视力为 0.2；C、D.患者行玻璃体手术治疗后半年复诊，可见黄斑裂孔闭合，患者最佳矫正视力提高到 0.5，视物变形较前好转。

图 4-7-6　右眼黄斑裂孔的玻璃体手术治疗前后

【预防】

特发性黄斑裂孔无有效的预防药物和方法。外伤和近视引起的黄斑裂孔可避免外伤和控制近视程度的加深，定期复查。

科　普

黄斑裂孔是指黄斑中心全层神经上皮缺失。可由外伤、近视所引起，老年人也可发生，称老年特发性黄斑裂孔，后者很少发生视网膜脱离，明显影响视力或视物变形时可行玻璃体手术治疗。

黄斑部视网膜前膜

【概念】

黄斑部视网膜前膜为透明、半透明或白色的不规则形膜。其发生原因可为特发性，推测与玻璃体后脱离过程中视网膜交界面的损伤修复有关；也可为继发性，多发生在视网膜脱离复位术、葡萄膜炎、视网膜血管阻塞及眼外伤等疾病后。

【临床表现】

患者视物变形，大部分患者有不同程度的视力下降。

检眼镜下黄斑部反光增强。随着膜的增厚，从透明的玻璃纸样反光发展为视网膜皱缩，直至呈灰白色膜状物，视网膜血管受牵引，走行扭曲变形（图4-7-7A）。OCT可见与黄斑部视网膜内层相连的中高增强增宽的光带，视网膜增厚，中心凹凹陷变浅（图4-7-7B）。

荧光素眼底血管造影早期仅见黄斑区血管向心移位，走行扭曲。当膜较厚时，可看到晚期荧光渗漏和黄斑水肿。

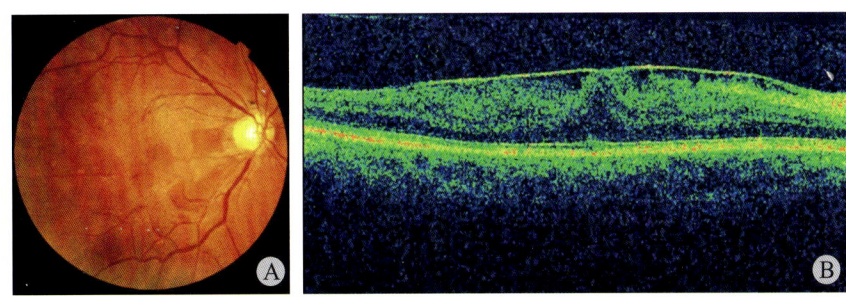

图4-7-7　右眼黄斑前膜的临床检查

【诊断】

根据患者视力下降、视物变形等症状，以及眼底检查结果，可以诊断为黄斑部视网膜前膜。荧光素眼底血管造影和OCT可以协助诊断。

【治疗】

目前无确有疗效的药物可用于治疗。

视物变形明显或视力进行性下降，可行玻璃体手术剥除黄斑前膜。

【预防】

特发性黄斑前膜无有效的预防药物和方法。对于继发性黄斑前膜，应通过积极治疗眼部原发病来预防。

科　普

黄斑前膜是一种沿着视网膜黄斑区内界膜表面生长的纤维增生膜，特发性黄斑前膜多发生于老年人，继发性黄斑前膜可发生于眼部外伤、玻璃体炎症、血管病变、眼内手术或视网膜冷凝术后。会引起视物模糊、视物变形等症状，目前主要的治疗方法为玻璃体手术治疗。

高度近视眼底改变

【概念】

近视眼是指来自无限远的平行光,在视网膜前形成焦点,在视网膜上不能清晰成像。屈光度为 –6.00 D 及以上的近视眼为高度近视眼,常发生眼底改变,可严重影响视力。

【临床表现】

远视力降低,近视力正常。辐辏减弱,可有眼位外斜或外隐斜,易有视疲劳。

多为轴性近视,眼球明显变长,眼球向外突出,前房较深。瞳孔较大而反射较迟钝。

暗适应功能降低。–6.00 D 以上的高度近视眼,眼电图多有异常。

眼底所见如下(图 4-7-8,图 4-7-9)。①视盘:呈椭圆形,长轴位于垂直方向。有近视弧。②后葡萄肿:高度近视眼的眼球后部显著增长,后极部局限性巩膜扩张,边缘呈斜坡或陡峭,与凹底的屈光度差别明显,检眼镜下出现暗棕色半月形线条。视网膜呈屈膝状爬出。③脉络膜大血管:常在后极部暴露,呈豹纹状眼底。局部萎缩,边界清晰,并可有色素聚集。④漆裂纹:表现为很细的线形或星状,粗细不规则的黄白色条纹。可并发黄斑区视网膜下出血。⑤Fuchs 斑:高度近视眼底后极部出现任何黑斑,均可称为 Fuchs 斑。⑥视网膜下或脉络膜新生血管膜:可诱发急性无痛性视力下降,常伴随视物变形。⑦周边视网膜变性:包括非压迫性变白区、格子样变性、雪球状沉着物及萎缩性视网膜裂孔。

并发症如下:①玻璃体变性。②白内障。③在周边视网膜变性区,易引起萎缩区内视网膜裂孔形成。黄斑玻璃体变性及其与视网膜粘连,可导致黄斑裂孔。④高度近视眼合并开角型青光眼比正常眼多 6~8 倍。⑤黄斑脉络膜新生血管。

【诊断】

根据远视力、屈光度及眼底所见可以诊断。

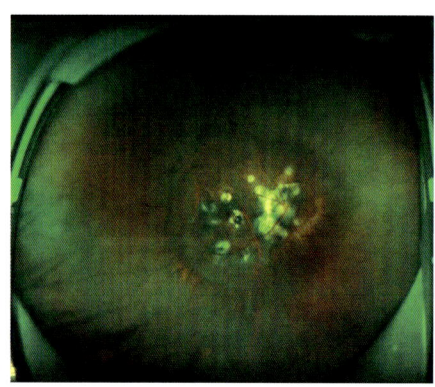 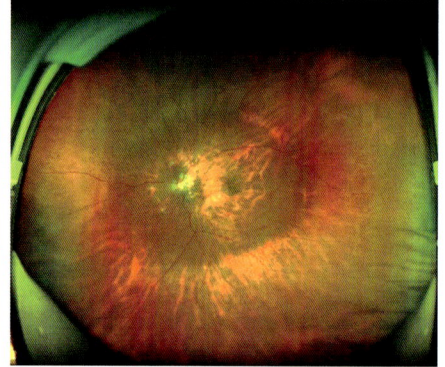

广域眼底照相可见双眼后极部圆形的后巩膜葡萄肿边界。

图 4-7-8 高度近视后巩膜葡萄肿

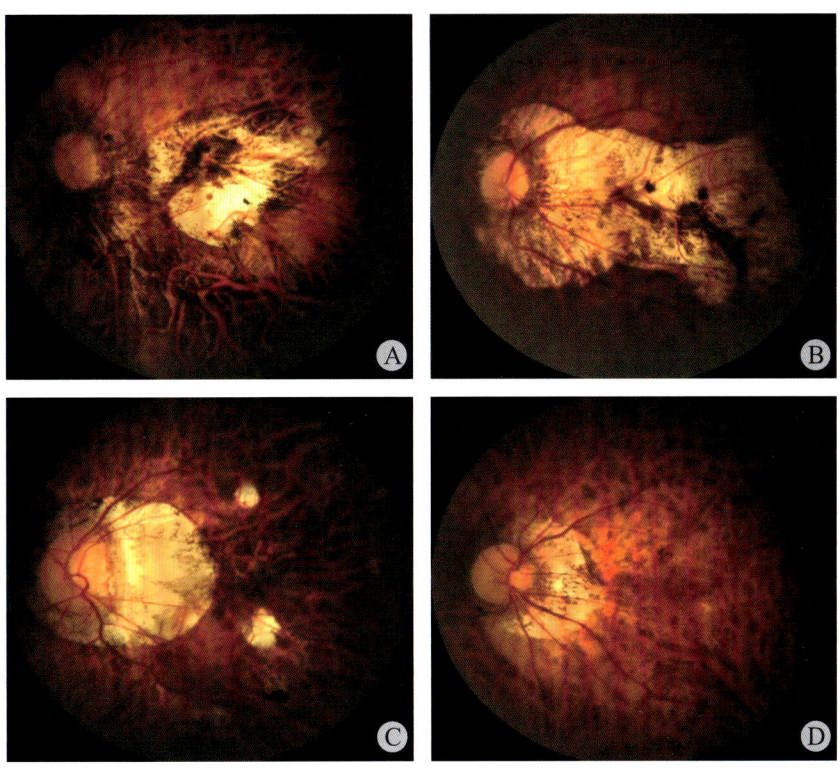

A. 眼底照可见左眼视盘颞侧萎缩弧,后极部视网膜脉络膜萎缩;B. 眼底照显示左眼视盘颞侧萎缩弧,黄斑区可见两个斑块状萎缩病灶;C、D. 眼底照显示左眼后极部巩膜露白,可见 Fuchs 斑。

图 4-7-9　高度近视眼底改变

【治疗】

提倡优生优育,尽量避免遗传因素的影响。

注意全身健康与营养均衡,有助于高度近视的防治。

矫正屈光不正,散瞳验光配戴适当眼镜。

屈光手术治疗,可矫正远视力,但不能解决眼底改变。

针对并发症进行治疗。

【预防】

改善用眼习惯,勿长时间近距离用眼,改善饮食习惯,多进食富含维生素 A 的食物,增加户外运动,重视定期检查。

科　普

高度近视是指屈光度为 −6.00 D 及以上的近视眼,常伴有眼底改变,可严重影响视力。通常以预防为主,鼓励青少年养成良好的用眼习惯,加强户外运动。确诊后应积极验光配镜,定期复查,如发现眼底并发症可进行对症治疗。

第八节 视网膜脱离

孔源性视网膜脱离

【概念】

由于视网膜裂孔的存在,液化玻璃体进入视网膜神经上皮下引起视网膜神经上皮和色素上皮之间发生分离,称孔源性视网膜脱离。常发生在视网膜广泛格子样变性患者和高度近视眼患者中。

【临床表现】

发病前常有飞蚊症、闪光感,后突然视力下降,视物遮挡,范围逐渐扩大。

眼底检查可见脱离的视网膜和视网膜裂孔。

陈旧的视网膜脱离可以出现线状或膜片状视网膜下膜,也可以在裂孔附近发生视网膜囊肿。

【诊断】

诊断主要根据检眼镜下视网膜脱离和视网膜裂孔的存在(图 4-8-1)。

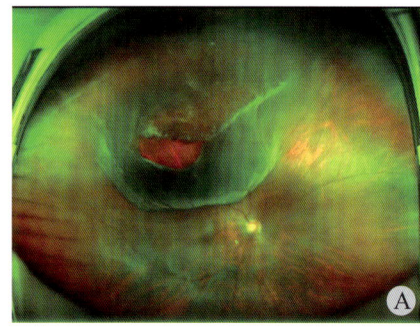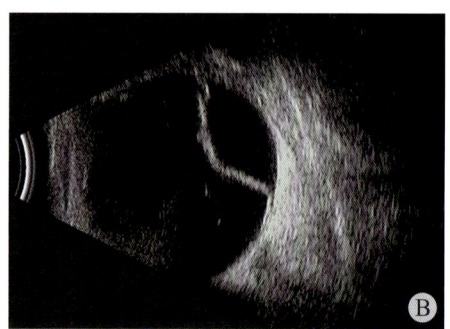

A. 广域眼底照相可见视网膜 11 点至 12 点位马蹄形裂孔,大小约 5 个视盘直径(papilla diameter,PD),11 点至 1 点位格子样视网膜变性,10 点至 1 点位视网膜青灰色隆起;B.B 超显示视网膜脱离,玻璃体轻度混浊。

图 4-8-1　孔源性视网膜脱离

【治疗】

视网膜脱离行外路或玻璃体切割复位手术;单纯的视网膜裂孔和脱离范围小者,可以行激光光凝封闭裂孔。

【预防】

如果出现明显的眼前漂浮物、闪光感或视物遮挡感,应立即至眼科门诊进行眼底检查。对于有孔源性视网膜脱离高危因素的患者,应定期进行眼底检查,常见的高危因素包括高度近视、视网膜裂孔、视网膜变性、玻璃体视网膜牵拉、对侧眼发生过孔源性视网膜脱离等。对于伴有视网膜变性和视网膜裂孔的患者,应根据变性和裂孔的类型和程度决定是否行预防性视网膜激光光凝治疗。

牵拉性视网膜脱离

【概念】

常由于视网膜血管性疾病发生玻璃体积血、玻璃体内机化物,进而牵拉视网膜导致视网膜脱离;也可以发生于眼外伤,由玻璃体积血或玻璃体脱出导致牵拉性视网膜脱离。

【临床表现】

牵拉性视网膜脱离合并玻璃体积血时视力下降,或脱离区波及黄斑区时视力下降合并视物变形。

检眼镜下可以看到玻璃体腔内的膜状或条索状物,部分患者合并玻璃体积血,视网膜脱离呈帐篷形,其顶端有玻璃体腔的牵拉物(图4-8-2)。

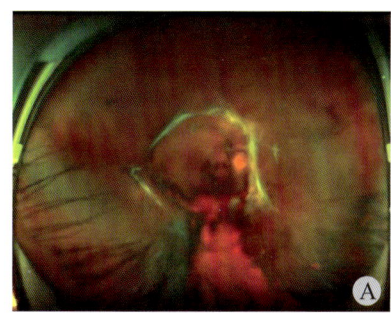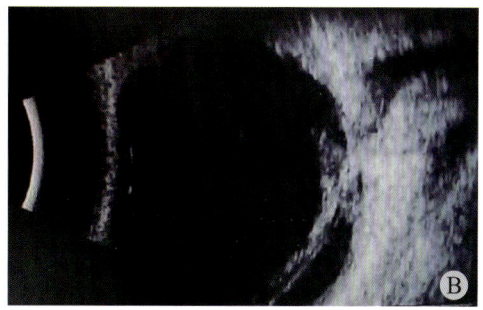

A.广域眼底照相可见视网膜后极部纤维血管膜增生牵拉视网膜,后极部视网膜隆起,伴玻璃体积血;B.B超显示视网膜脱离。

图4-8-2　糖尿病性视网膜病变伴发牵拉性视网膜脱离

【诊断】

根据视力下降或视物变形,检眼镜下看到帐篷样视网膜脱离合并视网膜前或玻璃体腔的纤维膜、血管膜或机化物,可做出诊断。

【治疗】

牵拉性视网膜脱离引起视力下降时,或脱离范围逐渐扩大,则应行手术治疗。根据眼底情况行巩膜扣带术或玻璃体切割术。

【预防】

如果出现明显的眼前漂浮物、闪光感或视物遮挡感,应立即至眼科门诊进行眼底检查。对于有外伤、炎症、反复发生玻璃体积血或眼内手术史的患者,应定期进行眼底检查。

渗出性视网膜脱离

【概念】

渗出性视网膜脱离是继发性视网膜脱离,不存在裂孔。常合并眼内肿瘤、葡萄膜炎、高血压视网膜病变等。

【临床表现】

检眼镜下见视网膜脱离不合并裂孔，视网膜下积液流向眼球最低处。眼部有原发病变，如视网膜血管瘤、脉络膜肿瘤、葡萄膜炎等。

【诊断】

眼底检查发现视网膜脱离，不合并视网膜裂孔，有相应的原发病变（图4-8-3）。

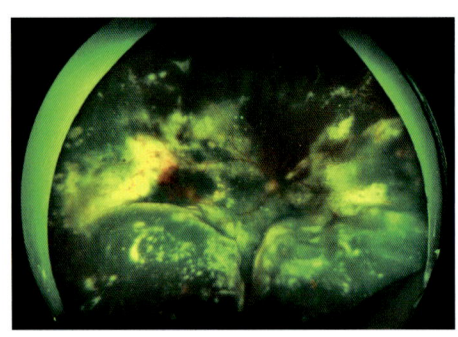

广域眼底照相可见视网膜下广泛黄白色渗出，累及黄斑，颞侧视网膜出血，下方视网膜球形隆起。

图4-8-3　外层渗出性视网膜病变伴发渗出性视网膜脱离

【治疗】

主要治疗原发病。少数渗出性视网膜脱离长期不吸收的病例，可以考虑手术治疗。

【预防】

积极治疗原发病。

科　普

> 渗出性视网膜脱离是由于病变累及视网膜或脉络膜血液循环，引起液体积聚在视网膜神经上皮下造成的。常合并眼内肿瘤、葡萄膜炎、眼内寄生虫等，需针对原发病进行治疗。

第九节　视网膜及脉络膜变性疾病

视网膜色素变性

【概念】

视网膜色素变性为弥漫性杆锥体细胞营养障碍，是一种遗传性眼病。

【临床表现】

多为双眼发病。早期症状为夜盲，部分患者在昏暗光线下行动困难。进行性视野缩小。

检眼镜下可见视网膜有骨细胞样色素沉着，首先出现在视网膜赤道部，随病程延长色素沉着范围扩大。视乳头呈蜡黄色。视网膜血管一致性狭窄。

非典型改变如下。①无色素性视网膜色素变性患者的视网膜无明显色素沉着，其余改变均相同。②单侧性视网膜色素变性。③象限性视网膜色素变性。④中心性视网膜色素变性，色素改变在黄斑区内，患者畏光，视野表现为中央部暗点。⑤视网膜电图 a 波、b 波幅度下降或消失。

【诊断】

根据患者夜盲、视力下降和检眼镜下所见可以诊断。电生理检查有助于判断非典型性改变。眼底照相，自发荧光检测。基因检测。

【治疗】

尚无有效疗法；可适量补充维生素 A 和维生素 E。

【预防】

做好孕前检查，避免近亲联姻，隐性遗传患者应尽量避免与有本病家族史者及患有本病者结婚。

── 科 普 ──

视网膜色素变性是一组由视网膜感光细胞异常导致进行性视力丧失的遗传性疾病。可表现为早期夜盲，进行性视野缺损。目前尚无有效疗法，可适量补充维生素 A、维生素 E 和神经营养因子等。

Stargardt 病

【概念】

Stargardt 病是一种遗传性黄斑萎缩性变性类疾病，常双眼对称发病，多数为常染色体隐性遗传。眼底检查具有两种特殊表现：黄斑椭圆形萎缩区和其周围视网膜的黄色斑点。

【临床表现】

病变开始于 12 岁以下，由于部分病变较轻且开始于周边，故无症状，直至病变发展到黄斑部影响视力，因而就诊时年龄可达中年。多数患者呈低视力。

眼底黄色斑点可以开始于周边部，逐渐向后极部发展，诊为黄色斑点眼底病变。也可以开始于黄斑部，主要表现为眼底黄斑色素紊乱，呈颗粒状，晚期呈牛眼征，视网膜色素上皮层萎缩，呈金箔色改变，诊为 Stargardt 病。

荧光素眼底血管造影常显示脉络膜背景弱荧光和强荧光窗样缺损的斑点状病变。

【诊断】

根据临床表现和典型的眼底改变。多数患者闪光视网膜电图正常，可以和锥体萎缩症及锥杆体变性型视网膜色素变性鉴别。

【治疗】

目前无有效疗法。

【预防】

Stargardt 病多为常染色体隐性遗传病，避免近亲结婚，有家族史者进行孕前检测。

─── 科 普 ───

> Stargardt 病是一种遗传性黄斑萎缩性变性类疾病。双眼后极部眼底可见黄斑椭圆形萎缩区和其周围的黄色斑点。多青少年发病，进行性中心视力下降，目前尚无有效治疗方法。

卵黄样黄斑病变

【概念】

本病又称卵黄样黄斑营养障碍症，或 Best 病。常染色体显性遗传，突变基因位于第 11 对染色体长臂。儿童期黄斑病变形态像卵黄，后病变逐渐瘢痕化。

【临床表现】

典型的黄斑病变出现在 5～15 岁，视力可以维持在 0.4～0.6。随着病变进入萎缩期，视力逐渐下降，可发生中等程度的视力丧失。

早期黄斑病变呈卵黄样改变，后病变吸收、萎缩呈地图样改变。后期改变很难与其他黄斑病变鉴别。早期病变视力可以正常。

电生理检查有鉴别诊断意义，视网膜电图正常，眼电图异常：Arden 比低于 1.50，电生理改变可发生在无眼底改变的基因携带者中。

【诊断】

早期诊断依据眼底和眼电图的改变。

【治疗】

目前无有效治疗方法。

【预防】

避免近亲结婚，有家族史者进行孕前检测。

─── 科 普 ───

> 卵黄样黄斑病变为常染色体显性遗传病，早期发病隐匿且进展缓慢，易忽视，病变进展到一定阶段，黄斑区会出现黄色囊样隆起似蛋黄的病灶，视力会随病程进展逐渐下降，目前尚无有效治疗方法。

视网膜劈裂症

【概念】

视网膜劈裂症常见于年轻男性患者,是发生于视网膜内层和玻璃体视网膜交界面的萎缩性病变。眼底可以出现视网膜纱膜样劈裂和(或)黄斑部视网膜劈裂,属伴性遗传性疾病。部分老年人由于视网膜老年性改变也可发生劈裂,称为获得性视网膜劈裂症。

【临床表现】

遗传性者因合并黄斑部视网膜劈裂样改变出现视力下降。合并玻璃体积血时视力骤降。合并视网膜脱离时出现视物遮挡和视力下降。老年视网膜周边变性劈裂患者可无症状。

纱膜样视网膜劈裂多见于颞下方,视网膜内层隆起,无波动感,薄如纱膜,遗传性劈裂的内层视网膜上有大小不等的裂孔,也可有黄斑部囊性劈裂,使黄斑部视网膜呈轮辐样改变。

伴性遗传性视网膜劈裂可合并玻璃体积血或视网膜脱离。

【诊断】

主要根据眼底视网膜纱膜样改变和黄斑轮辐状劈裂确定诊断。OCT可协助诊断黄斑劈裂。老年人的视网膜劈裂多为球样隆起,视网膜较透明。

【治疗】

一般不予治疗。合并反复和不能吸收的玻璃体积血时,可以行玻璃体切割术。合并视网膜脱离时行视网膜复位手术。

【预防】

目前尚无有效的预防方法,孕妇怀孕期间定期产检,避免接触辐射和有害物质,以保证胎儿良好的发育。

第十节 视网膜脉络膜肿瘤

视网膜母细胞瘤

【概念】

视网膜母细胞瘤是由视网膜发育过程中不成熟的视网膜母细胞基因突变导致的视网膜原发恶性肿瘤。好发于6岁以下的婴幼儿,通过视神经向颅内转移,或侵犯脉络膜、巩膜向眼眶转移。在视网膜母细胞瘤患者中,单眼发病占60%~70%,双眼发病占30%~40%。不治疗者可在2~4年内死亡。

【临床表现】

肿瘤小可无症状，随着肿瘤增大，视力下降，甚至丧失。此时瞳孔开大，可见肿瘤的黄白色反光，表现为白瞳症。

检眼镜下可见灰白色肿瘤结节、白色钙质沉积物，严重者有渗出性视网膜脱离。播散到玻璃体腔时可在玻璃体内看到播散的混浊物。播散于前房时，可形成假性前房积脓。

B超显示肿物的存在和钙化灶的高反射声影。CT扫描可以很好地显示眼内钙化物质的存在，以便与外层渗出性视网膜病变相区别。如果病灶小或早期可以无钙化或不显示钙化。MRI对颅内转移灶和视神经的侵犯能够比CT显示得更好。

【诊断】

患儿出现白瞳症。检眼镜下看见白色肿物和钙质沉积物，渗出性视网膜脱离。B超显示肿物内有钙化灶，CT显示肿物内有钙斑。

【治疗】

根据国际视网膜母细胞瘤分期行相应治疗，如介入、激光、冷冻或玻璃体腔注射化疗等。肿瘤过大或者E期患者根据情况，患眼须行眼球摘除术。

视神经、脉络膜、前房角或眼眶组织存在瘤细胞转移时，除行眼球摘除术外，还应当追加全身化疗。

【预防】

视网膜母细胞瘤具有遗传性，遗传性视网膜母细胞瘤患者后代有50%的患病可能。因此，广泛进行科普教育，提倡优生优育，进行遗传咨询，减少患儿出生。

视网膜大动脉瘤

【概念】

视网膜大动脉瘤为获得性血管异常，常发生视网膜前、视网膜内和视网膜下出血及玻璃体积血。少数患者多次出血，常合并高血压。动脉瘤可以是多发的，约10%双侧发病。

【临床表现】

患者常因视网膜或玻璃体积血、累及黄斑的视网膜水肿而出现视力下降。

检眼镜下可以看到视网膜动脉上的动脉瘤，常发生在上、下黄斑血管弓的动脉上，周围有黄色渗出斑（图4-10-1）。

荧光素眼底血管造影显示动脉上的大动脉瘤，以及动脉瘤周围由渗出导致的弱荧光区。

眼底可发生视网膜前、视网膜内和视网膜下出血及玻璃体积血。

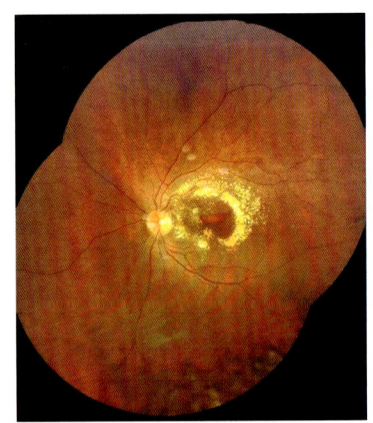

眼底照相显示左眼视网膜大动脉瘤，黄斑前舟样出血，后极部环形渗出，下方周边玻璃体腔内可见陈旧性玻璃体积血。

图4-10-1 左眼视网膜大动脉瘤伴黄斑前出血

【诊断】

根据眼底和荧光素眼底血管造影的改变即可诊断。

【治疗】

视网膜水肿波及黄斑，导致视力下降，可以在动脉瘤周围行激光治疗。

并发黄斑区视网膜神经上皮层浆液性脱离可行玻璃体注射抗新生血管内皮生长因子治疗，玻璃体积血多时可行玻璃体切割术治疗。

【预防】

治疗心血管疾病，控制高血压、糖尿病等危险因素。

── 科 普 ──

> 视网膜大动脉瘤指的是视网膜动脉第三级分支以内的视网膜动脉或小动脉血管管壁局限性的囊样或梭形膨胀，局部血管膨胀破裂而产生不同程度的视网膜出血、渗出或玻璃体积血，常引起视力下降。大多数动脉瘤能自行退化，如出现慢性黄斑渗漏或水肿，可行激光治疗，同时控制好高血压等全身性危险因素。如出现玻璃体积血可行玻璃体手术治疗。

母斑病

（一）视网膜血管瘤

【概念】

视网膜血管瘤为母斑病的一种。

【临床表现】

血管瘤多局限于眼底周边部，早期未发生渗出时多无自觉症状，发生渗出波及黄斑时视力减退。晚期可继发青光眼、葡萄膜炎，并发白内障，产生相应的症状。

检眼镜下见瘤体红色，呈圆形或椭圆形，有一对滋养血管，即一支扩张的动脉和一支怒张的静脉进入瘤体，随着病变发展，周围出现黄白色渗出斑，并可出现渗出性视网膜脱离。血管瘤可以在视网膜上多发，也可累及身体多个器官。

【诊断】

根据临床表现可以诊断。

【治疗】

对小的血管瘤可行光凝治疗。对稍大的血管瘤或合并视网膜脱离的血管瘤可行冷凝治疗。对较大的血管瘤可以进行放射治疗。

【预防】

家族有血管瘤病史可提前行基因检测，避免眼压升高，如提重物或剧烈运动，预防便秘。

科 普

> 视网膜血管瘤是指视网膜部出现小血管瘤，并在瘤体附近伴随视网膜的水肿，渗出的一种良性血管性肿瘤。发病率低，多发生于中青年，有较高的遗传倾向，早期未发生渗出时多无自觉症状，发生渗出波及黄斑时视力减退。根据血管瘤大小可选择激光光凝术、冷凝或放射治疗。

（二）脉络膜血管瘤

【概念】

脉络膜血管瘤为母斑病的一种。

【临床表现】

脉络膜血管瘤常发生在视乳头黄斑区，视力将逐渐下降。

检眼镜下脉络膜血管瘤有两种类型。①局部的脉络膜血管瘤：这种类型的患者往往未累及全身其他系统。病变通常在赤道后，表现为红色或橘黄色，视乳头颞侧较多见。肿瘤常发生继发性视网膜脱离，导致视物模糊、变形、视物变小。肿瘤可影响表面的色素上皮，导致视网膜囊样改变。②弥漫的脉络膜血管瘤：常发生在斯特奇-韦伯综合征的患者中，临床较少见。可继发青光眼，严重危及视功能。

荧光素眼底血管造影的变化较大，典型病例动脉早期和动脉前期可见脉络膜血管形态强荧光，随后瘤体为浓密的强荧光，晚期仍可见强荧光不退（图4-10-2）。

A型超声扫描显示肿瘤内的高反射波（50%～100%）。

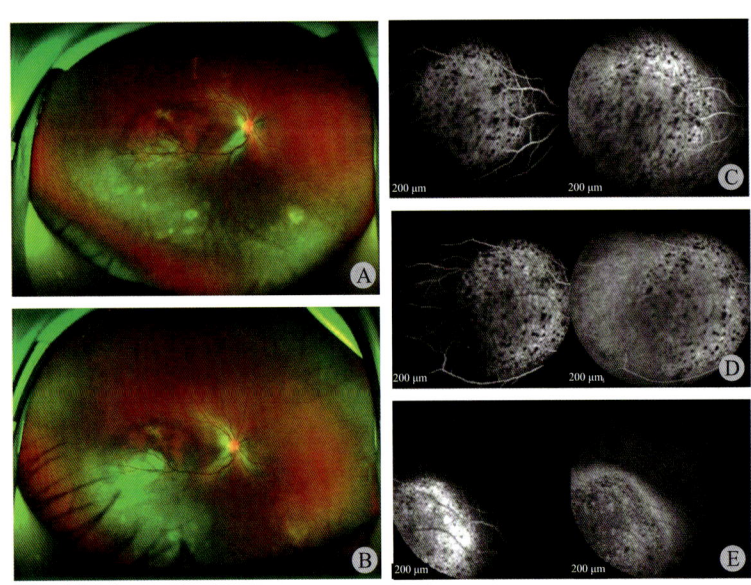

A、B.广域眼底照相显示右眼黄斑区靠颞下血管弓处一红色瘤体，瘤体周围视网膜隆起；C、D.荧光素眼底血管造影显示脉络膜血管形态持续强荧光。

图4-10-2　右眼脉络膜血管瘤

【治疗】

小的脉络膜血管瘤可以进行光凝，有时需要数次光凝，至视网膜下积液完全吸收。中等以上的肿瘤可以选择冷凝、巩膜放射敷贴器、TTT、外放射束治疗（如质子加速器、中子加速器等）。

【预防】

目前暂无有效预防药物和措施。

─────── 科 普 ───────

脉络膜血管瘤属于先天性血管畸形所形成的血管平滑肌脂肪瘤，分为孤立性和弥漫性两种，后者多合并斯特奇－韦伯综合征。多见于青年人，单眼发病，可出现外眼表现，如颜面部红斑，可出现视力下降，治疗上可采用光凝、瞳孔温热治疗、放射性敷贴等。

（三）视网膜海绵状血管瘤

【概念】

视网膜海绵状血管瘤为母斑病的一种。

【临床表现】

多数患者可以单独发生在视网膜，少数患者可以合并颅内和皮肤血管瘤。

常发生在视网膜内层和视乳头上，为囊状壁薄的血管瘤，形状像一串紫葡萄。

荧光素眼底血管造影显示血管瘤充盈非常缓慢和不完全，静脉引流推迟使静脉出现分层染色，注药30分钟后血管瘤的充盈仍不完全。

【诊断】

诊断根据眼底典型的紫葡萄串样血管瘤和荧光素眼底血管造影改变。

【治疗】

视网膜海绵状血管瘤很少发生玻璃体积血，一般无症状，无须治疗。如果发生玻璃体积血，可以进行光凝或冷凝，但可引起出血和瘢痕收缩。玻璃体积血量大时可以考虑手术治疗。

【预防】

目前暂无有效预防药物和方法。

─────── 科 普 ───────

视网膜海绵状血管瘤是一种罕见的视网膜肿瘤。眼底可见血管瘤呈紫葡萄串样，少数患者可以合并颅内和皮肤血管瘤。一般无症状，无须治疗。如出现玻璃体积血可考虑光凝、冷凝或手术治疗。

第五章 青光眼的防治

第一节 可疑青光眼及青光眼排除检查

分类

(一)可疑原发性开角型青光眼

可疑症状:不能用其他原因解释的眼胀痛、偏头痛、视蒙、阅读不能持久、视疲劳、晨起阅读困难、频换老视镜和近视镜等。

异常眼压:压平眼压(Goldmann 压平眼压计)≥ 21 mmHg,24 小时眼压差值 > 8 mmHg,双眼眼压差值 > 5 mmHg。

可疑青光眼性视盘:C/D ≥ 0.6,或双眼 C/D 差 > 0.2。

高度近视:度数进行性加深,矫正视力下降,不能用其他眼病解释。

其他:可疑青光眼性视野改变。有青光眼家族史,年龄 40 岁以上。婴幼儿角膜增大,出现不明原因的畏光流泪。

(二)可疑原发性闭角型青光眼

可疑症状:不能用其他原因解释的一过性眼胀、偏头痛、视蒙及虹视,休息后缓解。

可疑原发性房角关闭:存在双眼浅前房(前房轴深 < 2.0 mm,周边前房 < 1/3 CT)、静

态房角镜下＞3个象限的功能小梁结构不可见，除外继发因素；有青光眼家族史，兼有眼轴短、浅前房、窄房角、年龄40岁以上。

相关青光眼排查

（一）可疑闭角型青光眼

多次测量眼压（或24小时眼压）：波动≥8 mmHg为结果阳性。

测量前房深度。

前房角镜检查：房角有粘连者为异常。可以同时做UBM检查了解睫状体状态。

眼底C/D测量。

暗室或暗室+俯卧试验：试验后眼压升高≥8 mmHg为结果阳性。

对于可疑原发性房角关闭病例，上述检查结果阴性并不能完全排除青光眼，需要定期随诊。检查结果阳性应建议做周边虹膜切除术（手术或激光）。

（二）可疑开角型青光眼

24小时眼压曲线：波动＜5 mmHg为结果阴性，≥8 mmHg为结果阳性。

视杯形态学、C/D等视盘形态学检查、照相。

房角镜检查。

视野检查：至少2次自动视野计检查，呈现可重复的青光眼视野缺损改变者为结果阳性。

视网膜神经纤维层分析、照相：有条件者行视盘结构计算机分析及视网膜神经纤维层断层扫描及定量测量等。必要时选择视盘荧光血管造影、视觉诱发电位，以及全身危险因素（如血液OCT）等辅助诊断检查。

对短期内仍不能确诊者，建立跟踪档案和随访计划，并跟踪随访5~10年。

科　普

对青光眼的认识有哪些常见误区？

误区1：青光眼可以治愈。

回答：目前青光眼不能治愈，只能通过早期诊断和适当治疗延缓疾病的进展。

误区2：只有老年人会得青光眼。

回答：尽管青光眼患者多为老年人，但从婴儿到老年人均可患病，而且多为终生。

误区3：青光眼常有明显的临床症状。

回答：在大多数病例中，早期青光眼没有症状，因此可能直至晚期才发现。

误区4：青光眼造成的视力损伤可以恢复。

回答：青光眼造成的视功能损害是不可逆的，一旦造成视力损伤，就不能恢复。

第二节 原发性开角型青光眼

【概念】

原发性开角型青光眼是指由病理性高眼压引起的一种慢性进行性前部视神经病变，而且眼压升高时前房角开放。本病具有典型的视盘凹陷、萎缩和视野缺损的特征。高眼压是其主要的危险因素，但不是本病所有损害的原因，视盘缺血及全身性疾病也对该病的发生发展起作用。

【临床表现】

原发性开角型青光眼的临床表现复杂多样，在早期通常无明显症状，患者往往难以察觉，直到晚期视力受损时才被发现。部分患者可能感到眼部轻微的不适或者疲劳；也可出现色觉减退，尤其是蓝黄色觉。

【检查及辅助检查】

24小时眼压曲线：基础眼压和眼压波动特性是选择药物的依据。

视杯形态学、C/D等视盘形态学检查、照相：评估疾病的程度及进展情况。

房角镜检查：房角宽窄不一、Ⅱ级以上色素增生等提示其他类型青光眼的可能。

视野检查：2次以上的自动视野计检查，得到稳定的结果。

视网膜神经纤维层（retinal nerve fiber layer，RNFL）分析、照相：有条件者行视盘结构计算机分析及RNFL断层扫描及定量测量等。必要时选择视盘荧光血管造影、模式视觉诱发电位、血流OCT等辅助诊断检查。

【诊断】

眼压升高≥21 mmHg，昼夜眼压波动≥8 mmHg。

宽房角（个别窄角，但无粘连），眼压升高时房角仍开放。

青光眼性视盘损害。

青光眼性RNFL损害（图5-2-1，图5-2-2）。

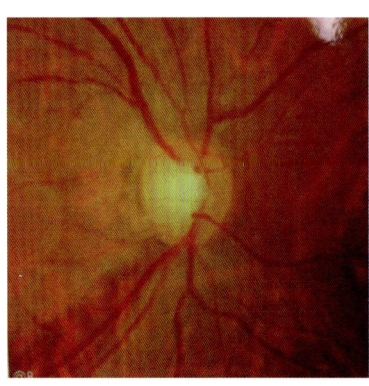

图5-2-1 眼底照相显示颞下方RNFL条状缺损

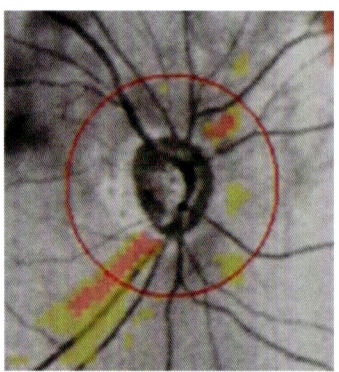

图5-2-2 OCT显示颞下方视盘周围RNLF变薄

青光眼性视野损害。

注意：第1、第2项加其余3项中的任1项即可确诊。①排除因眼部或全身性疾病引起的继发性开角型青光眼；②要注意本病与其他类型青光眼联合存在（混合型青光眼）。

【鉴别诊断】

与其他类型青光眼（如继发性青光眼、原发性闭角型青光眼及发育性青光眼等）相鉴别。

与先天性视盘异常（如先天性大生理凹陷、先天性视盘小凹及牵牛花综合征等）相鉴别。

与其他眼病引起的视盘改变（如屈光不正性视盘改变、视神经萎缩及缺血性视乳头病变）鉴别。

与颅内病变导致的视盘、视野改变等相鉴别。

【治疗】

高眼压症：眼压＜30 mmHg，不伴有眼部症状及眼或全身危险因素的高眼压症，可定期严密随访，不予治疗。否则按早期开角型青光眼给予药物治疗。

原发性开角型青光眼。①药物治疗：包括β肾上腺素受体阻滞剂、前列腺素类、α肾上腺素受体拮抗剂、拟胆碱类药物、拟肾上腺素类药物及局部用碳酸酐酶抑制剂等。根据基础眼压可先用单一药物，观察1周，如一种药物不能控制眼压可更换或联合用药。用药时间应根据药理特点和24小时眼压高峰来合理安排。②根据每一个体制订最佳靶眼压：早期青光眼眼压17～18 mmHg，中度青光眼损害≤15 mmHg，重度损害≤12 mmHg或更低；原则上眼压应降低30%或更多。药物治疗期间应定期复查眼压、观察24小时眼压曲线和视野及眼底视盘改变等，根据病情进展调整治疗方案。③手术治疗：对药物治疗不能控制眼压或需要2种以上药物治疗伴有进行性视盘或视野损害，或眼压需要进一步降低的晚期患者，应行青光眼手术治疗。但视野＜10°者或独眼视力者应慎重选择手术。④选择性激光小梁成形术：对需多种药物控制眼压，或控制不良而视盘或视野无严重损害者。

科 普

青光眼的关键在于早发现、早诊断、早治疗

青光眼导致的视功能损害是不可逆的，及时防治很重要。关键在于"早发现、早诊断、早治疗"，通过及时发现、合理治疗，绝大多数患者可以终生保持有效的视力。青光眼好发人群应及早到眼科医院行青光眼筛查。

第三节 正常眼压性青光眼

【概念】

正常眼压性青光眼是指具有与原发性开角型青光眼相似的视盘损害和视野缺损，在未用任何药物的情况下，24 小时眼压均不超过 21 mmHg，房角结构正常并完全开放，且无其他可能引起上述病变的眼部及全身疾患的青光眼。

【临床表现】

正常眼压性青光眼通常无症状，患者往往在常规眼科检查或因其他原因就诊时被发现。晚期可出现视力下降或视野严重缺损，但此时视神经损害已不可逆。

【检查及辅助检查】

24 小时眼压曲线：基础眼压和眼压波动特性是选择药物的依据。

视杯形态学、C/D 等视盘形态学检查、照相：评估疾病的程度及进展情况。

房角镜检查：同时做 UBM 检查了解睫状体状态。

视野检查：2 次以上的自动视野计检查，得到稳定的结果，评价病情。

RNFL 分析、照相：有条件者行视盘结构计算机分析及 RNFL 断层扫描及定量测量等。必要时选择视盘荧光血管造影、模式视觉诱发电位，以及危险因素（如血液 OCT）等辅助诊断检查（图 5-3-1，图 5-3-2）。

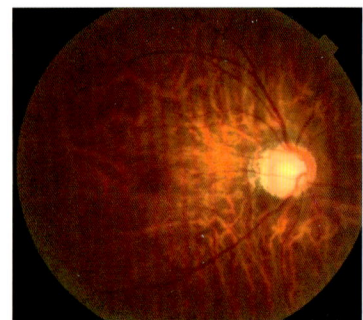

图 5-3-1　眼底照相显示右眼颞下方盘沿变窄　　图 5-3-2　OCT 显示右眼颞下方 RNFL 变薄

【诊断】

反复测量眼压，24 小时眼压曲线高峰值 < 21 mmHg。具有原发性开角型青光眼诊断要点的第 2～5 项。排除颅内、眶内病变所导致的视盘、视野改变。

【鉴别诊断】

与其他类型青光眼，如原发性开角型青光眼、原发性闭角型青光眼缓解期鉴别。除外造成青光眼视神经病变的继发性因素，如长期应用皮质激素、既往外伤性眼压升高等。

与先天性视盘异常，如先天性大生理凹陷、先天性视盘小凹、牵牛花综合征等鉴别。

与其他眼病引起的视盘改变，如屈光不正性视盘改变、视神经萎缩、缺血性视乳头病变等鉴别。

与颅内病变导致的视盘、视野改变等相鉴别，CT、MRI 等显示眶内、颅内无异常。

【治疗】

药物治疗：用药后眼压应在其初始眼压的基础上再降低 20%～30%。药物包括 β 肾上腺素受体阻滞剂、前列腺素类衍生物、α肾上腺素受体激动剂及碳酸酐酶抑制剂等。根据基础眼压可先用单一药物，观察1周，如一种药物不能控制眼压可更换或联合用药。改善视盘血管灌注和增强视神经营养的药物，如钙通道阻滞剂、中药复方丹参、川芎嗪等。

手术治疗：药物治疗平均眼压＞12 mmHg，并且视盘、视野等损害仍有进展，或固视点视野已经受损时，可以考虑滤过性手术或选择性激光小梁成形术。其治疗后目标眼压≤10 mmHg。

治疗全身性疾病（如心血管疾病、糖尿病等），降低血液黏稠度。

科 普

> **正常眼压的范围为10～21 mmHg，是否不在这个范围的眼压就不正常呢？**
>
> 答案是错误！正常眼压的范围是一个统计学的范围，它表示正常人群中95%的人的眼压在10～21 mmHg，还有5%的人群，他们的眼压在10 mmHg以下或者21 mmHg以上，但也是正常的，不会造成任何病理性改变。
>
> 比如：如果一个人的眼压为24 mmHg，但这个眼压并不会造成视神经进行性损伤，那就不是青光眼，我们称为高眼压症；反之，如果一个人的眼压为18 mmHg，但在这个眼压下，这个患者的视神经依然发生眼压造成的进行性损伤，那么这也是青光眼，我们称为正常眼压性青光眼。所以不能简单根据眼压数值10～21 mmHg来判断是否患青光眼。

第四节 高眼压症

【概念】

高眼压症是指眼压高于正常值上限，即21 mmHg，但没有青光眼性视神经损伤，没有视野缺损，且前房角开放的一种临床情况。大多数高眼压症经长期随诊，并不出现视神经和视野改变，仅有少部分高眼压症最终发生原发性开角型青光眼。

【临床表现】

多数患者没有任何临床症状；眼压最高值＞21 mmHg；前房角开放；视盘和RNFL正常；无视野缺损。

【诊断】

根据眼压＞21 mmHg，但视盘和RNFL正常，无视野缺损，即可诊断。

【治疗】

密切随诊观察，定期检查眼压、视神经和视野。

药物治疗：一般对眼压＞30 mmHg的高眼压症患者，可给予降眼压药物以降低眼压。一般选择β受体阻滞剂、$α_2$受体激动剂、前列腺素类、碳酸酐酶抑制剂等。

科 普

眼压高于 21 mmHg 就是青光眼吗？

眼压虽然是判断是否青光眼的重要指标，但我们并不能单纯通过眼压的高低来判断是否有青光眼。从青光眼的解释中我们就能了解眼压和青光眼的关系：青光眼是一种视神经进行性损伤的疾病，而造成这种损伤的原因是眼压的升高超过了视神经的耐受程度。所以，这里面存在一个平衡的关系，眼压是否会造成视神经的进行性损伤引起青光眼，还得看视神经的耐受程度。这也是为什么我们在临床上发现诊断青光眼有时候是一件非常困难的事情：我们要看这个患者在这个眼压下，是否存在视神经损伤，而且这种损伤是否是进行性的。所以我们会给可疑的青光眼患者做多次视野分析、多次视盘 OCT 扫描来分析这种视神经进行性损伤的可能。

眼压，顾名思义，即眼内的压力，而我们所进行的眼压测量是从眼外测量的，特别是我们最常用的非接触眼压测量，它所测量出来的眼压和我们眼内的实际眼压是有一定的差别的，并且会受到角膜厚度、患者的配合程度等一系列因素的影响，这个眼压值只能供我们参考。

对于比较厚的角膜，非接触式眼压计测出来的眼压值会偏高，这也是为什么我们在门诊上遇到一些患者眼压测出来为 22 mmHg 或 23 mmHg 的时候，会让患者去测角膜厚度，如果这个患者角膜厚度超过 550 μm（一般人的角膜厚度基本上在 500～530 μm），那么我们就会认为这个患者的实际眼压基本是在 21 mmHg 以下的，继续观察就可以。同样的道理，存在厚角膜，就会有薄的角膜，薄角膜在非接触式眼压计测量下，其测量值就会比实际的眼内压值偏低。最常见的例子就是激光近视矫正术后的患眼，角膜变薄，如果这时候测出来眼压在 18 mmHg 或 19 mmHg，即便在正常眼压范围之内，依然需要警惕存在眼压偏高的可能。

其实，眼压和我们的血压一样，并不是一成不变的，而是会在不同的时间随着我们的激素水平、情绪状态而发生波动。正常情况下，我们双眼的眼压差别不超过 5 mmHg，而同一眼在 24 小时内的眼压波动不超过 8 mmHg。所以，对于一些可疑青光眼的人，我们会建议其进行 24 小时眼压监测，看一看一天内眼压的波动情况，特别是对于正常眼压性青光眼患者，他们一天内的眼压波动会是明显加大的，有可能某一时间点测的眼压只有 14 mmHg 或 15 mmHg，但另一个时间点测出来的眼压可能高达 25 mmHg 或 26 mmHg，如果出现这种情况，我们就高度怀疑这个患者存在青光眼的可能，需要进行进一步的视野、视盘 OCT 等检查。

第五节 原发性急性闭角型青光眼

【概念】

原发性急性闭角型青光眼属于眼科急症，是一种由于房角突然关闭，周边虹膜阻塞小梁网使房水排出受阻，眼内压急剧上升的急性致盲性眼病。患者具有眼轴短、浅前房、窄房角、晶状体厚的解剖特点，发作期伴有明显的临床症状和体征。早期干预性治疗有望较好地控制病情。

【检查及辅助检查】

常规眼科检查（包括视力、裂隙灯、眼底）：详细观察角膜、前房深度、虹膜膨隆程度、晶状体等。

眼压测量：急性期应测量治疗前后眼压，初步控制眼压应＜21 mmHg。

前房深度测量：UBM 或 IOLMaster700。

房角镜检查：如果角膜水肿明显，可做 UBM 检查以了解房角情况和睫状体状态。

视杯形态学、C/D 等视盘形态学检查。

视野检查：自动视野计检查，评估病情（急性发作期一般不做视野检查）。

其他检查：B 超、A 超等。

【诊断】

临床前期：①一只眼为急性发作；另一只眼具有前房浅或房角窄，无任何症状者。②具有危险浅前房、房角窄，激发试验阳性等特点。③有家族史，并伴有浅前房、窄房角，激发试验阳性。

前驱期：①暂时性眼胀、头痛、视蒙和虹视，充分休息或睡眠后症状完全消失。②一过性眼压轻度升高，高眼压下房角闭合，轻度睫状充血，眼压降低后房角重新开放或轻度房角粘连、小梁网色素沉着。

急性发作期：①发病急，视力明显下降，伴剧烈眼胀痛、偏头痛，甚至恶心、呕吐、心动过缓、多汗等。②眼压急剧升高（多在 60 mmHg 以上）。③角膜水肿（如毛玻璃样）失去透明光滑的表面；混合性充血，色素性 KP（+）。④中央前房和周边前房浅，房水闪辉（+），少数可有絮状渗出。⑤虹膜膨隆，瞳孔散大固定，对光反射消失（图 5-5-1）。

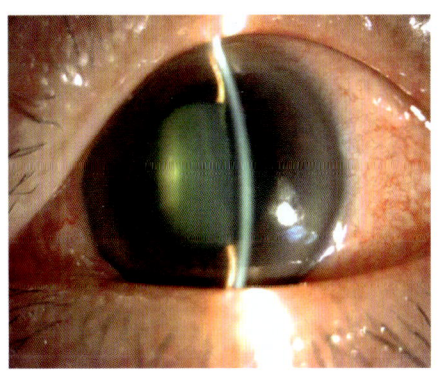

图 5-5-1　原发性急性闭角型青光眼急性发作期

间歇期（缓解期）：①急性发作后经过药物治疗或自行缓解后，症状体征基本消失，停用一切降眼压药物眼压在正常范围。②房角镜检查是房角重新开放或部分周边虹膜前粘连。③可见急性发作后三联征，即眼前段色素沉着、虹膜节段性萎缩及晶状体前囊下青光眼斑（图 5-5-2）。

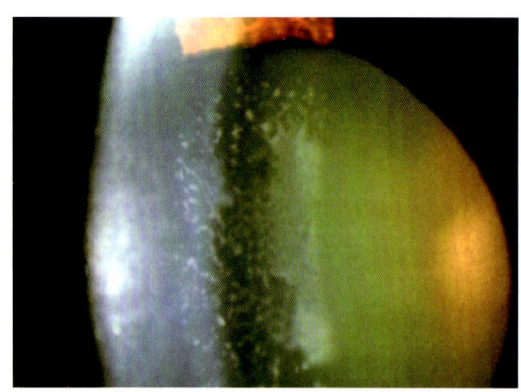

图 5-5-2 青光眼斑

慢性期：急性发作后症状虽然缓解，但病情尚未控制，迁延而转入慢性期，具体表现如下。①眼压持续升高；②房角永久性广泛性粘连，房水排出受阻；③早期可见急性发作期的体征，但较轻，到晚期则自觉症状和充血均消退，仅留下瞳孔中度散大变形、虹膜萎缩和青光眼斑；早期视盘正常，晚期出现青光眼性视盘凹陷和萎缩，视野缺损。

绝对期：眼压持续升高，视神经完全萎缩，患者视力完全丧失。

【鉴别诊断】

急性虹膜睫状体炎；急性结膜炎；青光眼睫状体炎综合征；继发性闭角型青光眼，如白内障晶状体膨胀期青光眼、新生血管性青光眼等；伴有头痛、恶心、呕吐等不适的心脑血管疾病及消化系统疾病。

【治疗】

临床前期及前驱期：可选择行周边虹膜切除术（手术或激光），无条件行此术者，须规律性、预防性使用 1%～2% 毛果芸香碱滴眼液。

急性发作期：是最重要的眼科急症之一。治疗应着手于紧急降低眼压和解除瞳孔阻滞。在患者全身状况允许的条件下首选大剂量快速降压药物，及时抢救。以药物动力学为基础，争取各种药物在同一时间段内达到最大药效浓度。①即刻口服乙酰唑胺 250 mg（加碳酸氢钠 500 mg）2～3 次/日，首次剂量可加倍和（或）即刻口服 50% 甘油 50 mL（或 1.5 g/kg）。② 20% 甘露醇 500 mL（或 1～3 g/kg）静脉快速滴注，于局部药物首次给药 20 分钟后开始。③ β 肾上腺素受体阻滞剂，如噻吗洛尔，每日 2 次。④ 1%～2% 毛果芸香碱滴眼液：1 次/10 分钟 ×6 次，以后 1 次/小时 ×6 次，以后每日 4 次。⑤激素类抗炎药：含地塞米松类眼液点眼 4～6 次/日。⑥其他降眼压药，如 α_2 肾上腺素受体激动剂、碳酸酐酶抑制剂等可适当联合使用。

间歇期：应抓紧时间行周边虹膜切除术（激光或手术）。根据房角开放程度可联合激光周边虹膜成形术。合并白内障的老年患者，可首先行白内障摘除联合房角分离术。

慢性期：应行青光眼滤过性手术。

绝对期：无症状者无须处理。

科　普

青光眼的患者多半有自身因素，好发于下列人群：有青光眼家族史、高度近视、高度远视患者，40岁以上脾气暴躁的女性，有高血压、糖尿病等慢性疾病的患者。有以上因素的人，建议及时做青光眼筛查。

第六节　继发性青光眼

青光眼睫状体炎危象

【概念】

青光眼睫状体炎危象又称青光眼睫状体炎综合征，是以发作性、复发性虹膜睫状体炎和眼压升高为特征的一种继发性开角型青光眼。

【临床表现】

好发于中青年。常单眼发作，且恒为同眼受累。少数双眼发病者，也不同时发病。发作时眼压升高，一般为 40～60 mmHg。发作时患眼一般不充血，仅有轻度睫状充血。

眼压升高与自觉症状不成比例，只有轻度不适、轻微疼痛和虹视。不会出现原发性闭角型青光眼急性期出现的恶心、呕吐、剧烈头痛和眼痛等症状。视力正常或轻度下降。

角膜上皮可有轻度水肿。发作后 3 天内角膜后出现一个或几个大小不等、孤立、无色素的灰白色羊脂状沉着物，多位于角膜中央或下半部。眼压恢复正常后几天至 1 个月内，角膜后沉着物消失（图 5-6-1）。

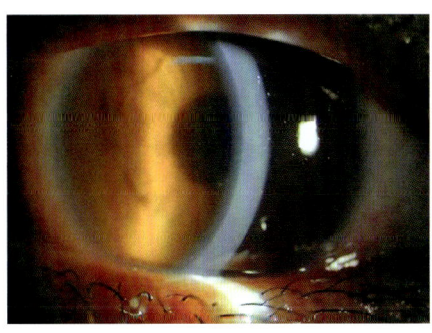

图 5-6-1　角膜雾状水肿、瞳孔区下方角膜内皮面可见灰白色角膜后沉着物

前房轻度炎症反应，房水中有少量细胞，轻度房水闪辉。无虹膜后粘连。前房角为开角，一般无周边部虹膜前粘连。预后较好。虽有多次反复发作，但一般没有视乳头改变等永久性损害。

【诊断】

根据眼压升高、轻度虹膜睫状体炎、发作时视功能无明显影响的临床特点，本病的诊断一般不会困难。

【治疗】

β 肾上腺素受体阻滞剂：0.5% 噻吗洛尔滴眼液、2% 卡替洛尔滴眼液、0.5% 盐酸左布诺洛尔滴眼液。

$α_2$ 受体激动剂：0.2% 溴莫尼定滴眼液。碳酸酐酶抑制剂：乙酰唑胺 125～250 mg，每日 3 次，醋甲唑胺 25～50 mg，每日 3 次。如果眼压急性升高可应用高渗剂，如 20% 甘露醇静脉滴注，1～2 g/kg。

滴用糖皮质激素滴眼液：1% 泼尼松龙滴眼液，每日 4 次。

全身应用抑制前列腺素合成的药物：吲哚美辛 25～50 mg，每日 3 次；氟芬那酸 200 mg，每日 3 次；肠溶阿司匹林 25 mg，每日 3 次。

滴用睫状肌麻痹剂，缓解眼痛。

新生血管性青光眼

【概念】

新生血管性青光眼是指由于纤维血管膜长入前房角组织引起的青光眼。开始时前房角开放，但表面的纤维血管膜阻塞前房角。前房角的纤维血管膜最终会收缩，引起周边部虹膜前粘连，导致继发性闭角型青光眼。

【临床表现】

一般有眼痛、眼红、畏光和明显视力减退。

新生血管性青光眼的临床发展可分为 3 期。第 Ⅰ 期：瞳孔缘和（或）小梁网出现非放射状、走行杂乱的异常血管。无青光眼体征。第 Ⅱ 期：在第 Ⅰ 期表现的基础上出现眼压升高，为继发性开角型青光眼期。第 Ⅲ 期：由于小梁网纤维血管膜收缩引起部分或全部前房角关闭，为继发性闭角型青光眼期。常见周边虹膜前粘连和虹膜红变。

患眼常有结膜充血，当眼压升高时可有角膜水肿、瞳孔散大、瞳孔缘色素外翻。可出现青光眼性视盘和 RNFL 改变，视野缺损。

晚期发生剧烈眼痛、头痛，出现大泡性角膜病变。

【诊断】

患有引起眼部缺血的疾病，如糖尿病性视网膜病变、视网膜中央静脉阻塞（尤其是缺血型）、眼缺血综合征（颈动脉阻塞性疾病），以及其他眼病，如视网膜分支静脉阻塞、慢性葡萄膜炎、陈旧性视网膜脱离、眼内肿瘤、外伤及其他眼血管性疾病等。前房角和虹膜有新生血管（图 5-6-2，图 5-6-3）。眼压升高（图 5-6-4）。

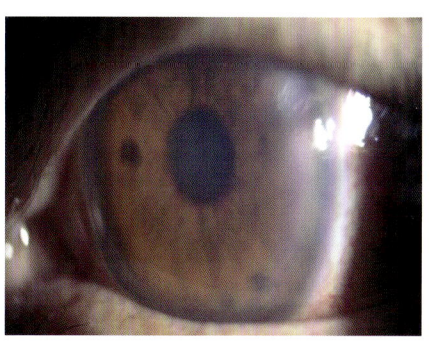 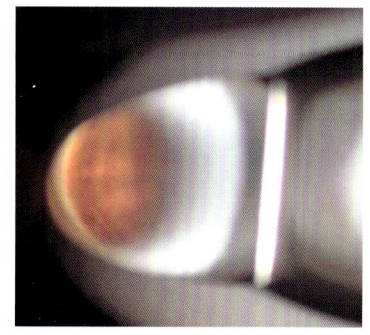

图 5-6-2　全周瞳孔缘可见新生血管　　图 5-6-3　房角镜下房角可见新生血管

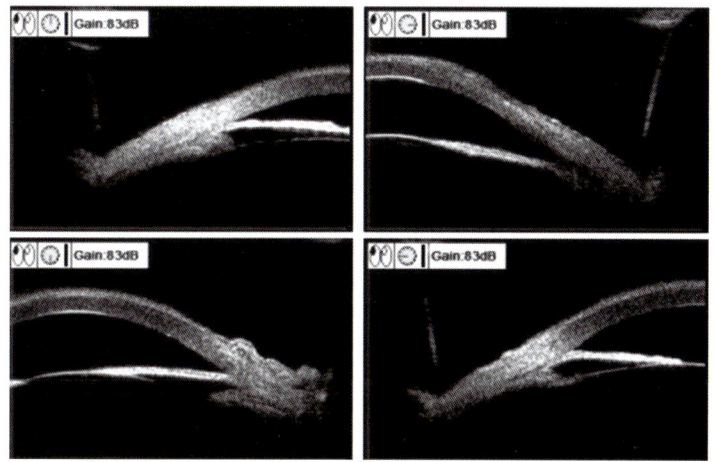

图 5-6-4　UBM 显示虹膜变薄，形态僵直，全周房角高位粘连关闭

【治疗】

对于虹膜红变但眼压尚未升高的患者，应找出发生新生血管膜的原因，及时处理，防止眼压升高，例如，因视网膜病变引起的新生血管膜，可采用氩激光全视网膜光凝治疗。如屈光间质混浊不宜采用激光治疗时，可采用全视网膜冷冻术。

用降眼压药物以降低眼压，缩瞳药物禁用。

减轻疼痛和炎症：可眼部滴用 1% 泼尼松龙滴眼液，每 1～6 小时 1 次；滴用睫状肌麻痹剂，如 1% 阿托品滴眼液。在前房角关闭时，滴用阿托品可增加房水经非常规通道外流，因此可降低眼压。

必要时可给予高渗剂。

手术治疗：虹膜新生血管较少者，可选用小梁切除术。对于前房深者，可行青光眼房水引流装置植入术。

对于无晶状体眼或人工晶状体眼，也可以选用内镜下激光睫状体光凝术。

对于无光感眼，治疗目的是减轻患者的痛苦，可选用睫状体冷凝术、激光睫状体光凝术、无水酒精球后注射等。

第六章 小儿眼病的防治

第一节 婴幼儿视力评估

儿童视觉发育是智力和情感发育的基础，视觉发育异常可能导致婴幼儿智力发育障碍、生活能力丧失、社会适应能力低下等。视觉发育障碍、视力异常等视力缺陷是导致儿童视力残疾的重要原因，视力残疾中30%～72%为可避免盲，且大部分是从出生就可发现、可治疗的先天性眼病。0～6岁是儿童视觉发育的关键期，通过眼保健宣传教育、视力评估和相关眼病的筛查，可早期发现影响儿童视觉发育的眼病，及早矫治或及时转诊，以预防儿童可控制性眼病的发生发展，保护和促进儿童视功能的正常发育。因此，参考深圳市《0～6岁儿童眼保健和视力检查实施方案》，尽早对0～6岁儿童开展规范、系统的眼保健和视力检查，争取早筛查、早发现、早干预。

检查时间

健康儿童：应当分别在出生后7天内、生后28～30天、3月龄、6月龄、12月龄和2岁、3岁、4岁、5岁、6岁时进行眼保健和视力检查。

具有眼病高危因素的新生儿，应当在出生后尽早由眼科医师进行检查。新生儿眼病的高危因素：①新生儿重症监护病房住院超过7天并有连续吸氧（高浓度）史；②临床上存在遗传性眼病家族史或怀疑有与眼病有关的综合征，如先天性白内障、先天性青光眼、视网膜母细胞瘤、先天性小眼球、眼球震颤、视网膜色素变性等；③巨细胞病毒、风疹病毒、疱疹病毒、梅毒或毒浆体原虫（弓形体）等引起的宫内感染；④颅面形态畸形、大面积颜面血管瘤，或者哭闹时眼球外凸；⑤出生难产、器械助产；⑥眼部持续流泪、有大量分泌物。

出生体重＜2000 g 或孕周≤34 周的早产儿和低出生体重儿，生后 4～6 周进行视网膜病变筛查，随诊直至周边视网膜血管化。对患有严重疾病或有明确较长时间吸氧史，新生儿科/儿科医师认为比较高危的患者可适当扩大筛查范围。

检查内容

早产儿和低出生体重儿，出生后 4～6 周进行眼外观和视网膜病变筛查（广域视网膜系统筛查/间接眼底镜），筛查诊治结束后，按矫正胎龄对 0～6 岁儿童进行相应年龄阶段的眼保健和视力检查。

各医疗保健机构根据儿童年龄、出生情况（高危因素、早产等）及医疗机构服务能力提供相应的眼保健和视力检查服务（具体流程见图 6-1-1），本机构不能完成的检查或处理应及时告知家属，提供转诊建议，并做好追踪随访。

检查方法

眼外观：观察眼睑有无缺损、炎症、肿物，眼睫毛内翻，两眼大小是否对称；结膜有无充血，结膜囊有无分泌物，持续溢泪；角膜是否透明呈圆形；瞳孔是否居中、形圆、两眼对称、黑色外观。

光照反应：检查者将手电筒快速移至婴儿眼前照亮瞳孔区，重复多次，两眼分别进行。婴儿出现反射性闭目动作为正常。

眼底红光反射（图 6-1-2）：用直接检眼镜屈光度 0（可转动屈光盘调至清晰），距离 50～60 cm（检查双眼）和 10～20 cm（检查单眼），观察眼底红光是否均匀、有无黑影、双眼颜色是否一致，如果颜色不一致或者有黑影，则有屈光间质混浊（如先天性白内障、玻璃体混浊等），提示该眼视力不良；检影光带暗者，提示可能存在较大度数的屈光不正。

瞬目反射：受检者取顺光方向，检查者以手或人物体在受检者眼前快速移动，不接触到受检者。婴儿立刻出现反射性、防御性的眨眼动作为正常。如 3 月龄未能完成，6 月龄继续此项检查。

红球试验：用直径 5 cm 左右色彩鲜艳的红球在婴儿眼前 20～33 cm 处缓慢移动，可以重复检查 2～3 次。婴儿出现短暂寻找或追随注视红球的表现为正常。如 3 月龄未能完成，6 月龄继续此项检查。

眼位检查（角膜映光加遮盖试验）（图 6-1-3，图 6-1-4）：将手电筒放至儿童眼正前方 33 cm 处，吸引儿童注视光源；用遮眼板分别遮盖儿童的左右眼，观察眼球有无水平或上下的移动。正常儿童双眼注视光源时，瞳孔中心各有一反光点，分别遮盖左右眼时没有明显的眼球移动。单眼恒定性斜视者，主斜眼可能存在眼病引起的视力不良，需尽快转诊小儿眼科医师；而双眼交替性斜视者，双眼视力可能均衡。

眼球运动：自儿童正前方，分别向上、下、左、右慢速移动手电筒。正常儿童两眼注视光源时，两眼能够同时、同方向平稳移动，反光点保持在两眼瞳孔中央。观察眼球转动时有无震颤，如果有眼球震颤，提示可能存在视力障碍。

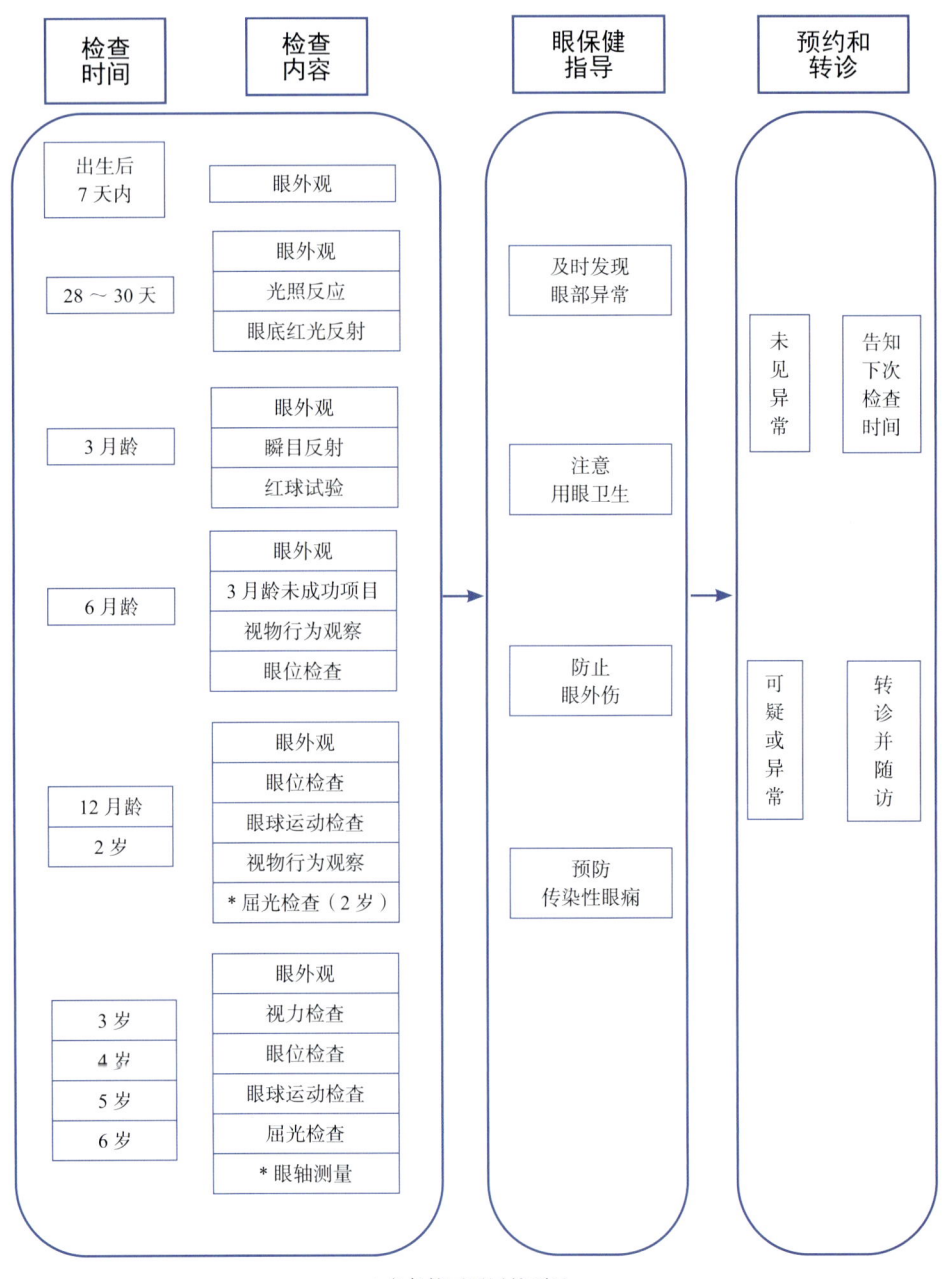

图 6-1-1　0～6 岁儿童保健和视力筛查流程

第六章 小儿眼病的防治

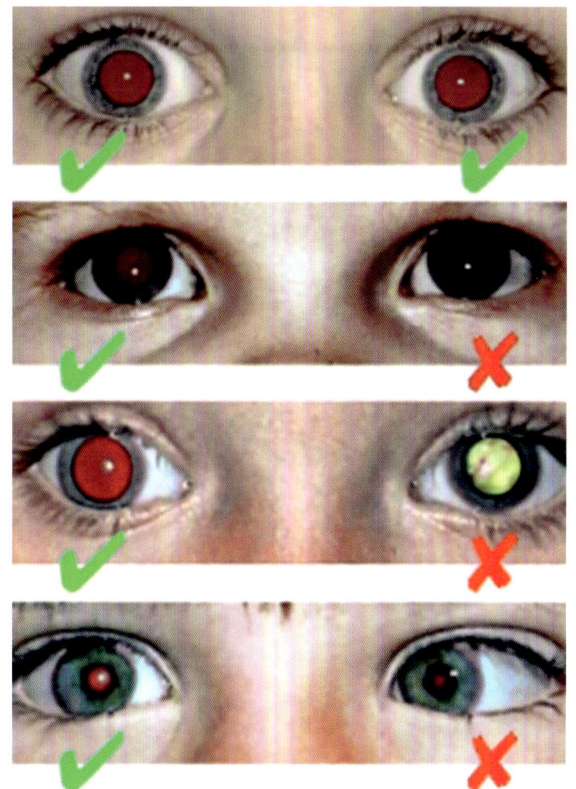

图 6-1-2 眼底红光反射示意

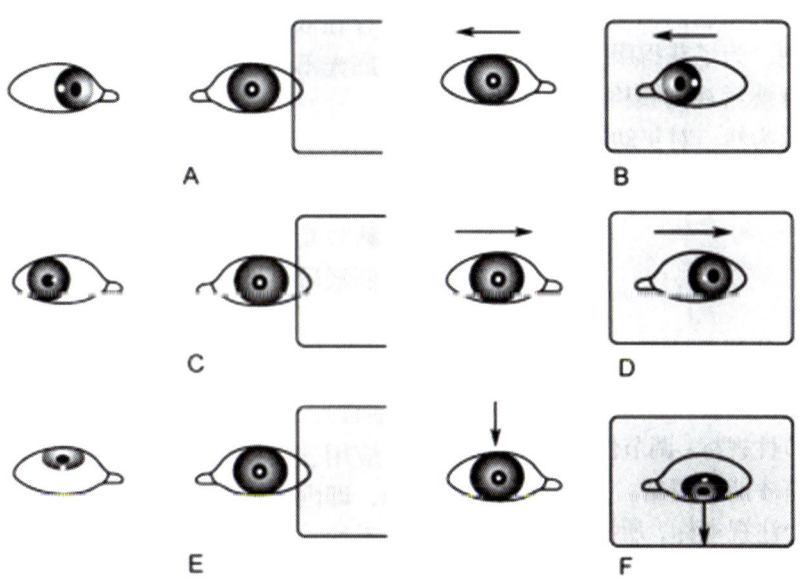

A.显性内斜视：遮盖前右眼内斜视；B.遮盖左眼，右眼从鼻侧向颞侧移动；C.显性外斜视：遮盖前右眼外斜视；D.遮盖左眼，右眼从颞侧向鼻侧移动；E.显性上斜视：遮盖前右眼上斜视；F.遮盖左眼，右眼从上向下移动。

图 6-1-3 单眼遮盖试验

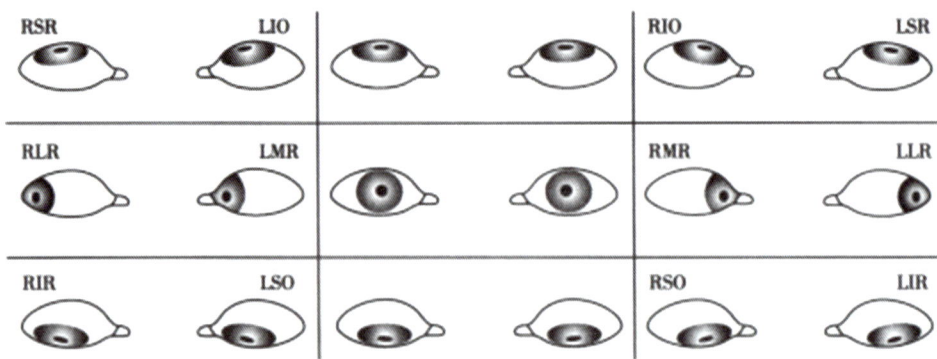

图 6-1-4　诊断眼位

视物行为观察：询问家长关于儿童在视物时是否有异常的行为表现，如不会与家人对视或对外界反应差、对前方障碍避让迟缓、暗处行走困难、视物明显歪头或距离近、畏光或眯眼、眼球震颤等。

视力检查：采用国际标准视力表或对数视力表检查儿童视力，检测距离 5 m，视力表照度为 500 lx，视力表 1.0 行高度为受检者眼睛高度。检查时，一眼遮挡，但勿压迫眼球，按照先右后左顺序，单眼进行检查。自上而下辨认视标，直到不能辨认的一行时为止，其前一行即可记录为被检者的视力。对 4 岁视力≤0.6、5 岁及以上视力≤0.8 的视力低常儿童，或两眼视力相差两行及以上的儿童，都应当在 2 周～1 个月复查一次。婴幼儿视力评估包括评估双眼视力和两眼视力是否存在显著差距，以尽早获得其视力水平和排除弱视可能。其中，定量评估方法有：①视动性眼球震颤（optokinetic nystagmus，OKN）可大致评估婴儿视力。②优先注视法（preferential looking，PL）可以通过运用条栅视力卡（如 Teller、Lea、Patti 等视力卡）测量婴幼儿视力。③通过检查 VEP 的阈值可以大致评估幼儿视力。④3 岁左右儿童可以用图形视力表进行视力检查。

屈光检查：采用屈光筛查仪、电脑验光仪检查屈光状态。

眼轴测量：采用眼球生物测量仪测量角膜前表面到黄斑中心凹的距离。

儿童屈光不正检查时睫状肌麻痹剂的使用

屈光不正检查结果因人眼调节状态不同而有所改变，12 岁以下儿童的睫状肌张力大，调节更明显。使用睫状肌麻痹剂放松调节后验光是实现儿童精确验光的方法之一。目前临床使用的睫状肌麻痹剂主要有：1% 阿托品滴眼液或眼膏、1% 盐酸环喷托酯滴眼液和 0.5% 复方托吡卡胺滴眼液。

（一）适应证

以下情况首诊时建议应用睫状肌麻痹验光。①年龄：建议 10 岁以下常规使用，12～19 岁酌情使用；②斜视与否：伴随斜视患者，尤其内斜视患者；③调节痉挛；④矫正视力不理想。

（二）睫状肌麻痹剂的选择

1% 阿托品滴眼液或眼膏：能充分麻痹睫状肌，最大限度抑制调节。适应证：①屈光不正伴斜视、弱视者，特别是远视伴内斜视者和远视伴弱视者首选阿托品散瞳；②验光过程中屈光度波动明显者。由于阿托品使用后会出现较长时间的视近模糊、畏光等反应，其在学龄期儿童中的使用受到一定限制。禁忌证：①小于3月龄的婴儿；②唐氏综合征、癫痫、痉挛性麻痹、颅脑外伤、闭角型青光眼、低色素者及对药物成分过敏者慎用。

1% 盐酸环喷托酯滴眼液：研究显示1% 盐酸环喷托酯滴眼液具有和阿托品相近的睫状肌麻痹作用，在不适宜使用阿托品的情况下可首选盐酸环喷托酯滴眼液替代，如学龄期近视、近视散光和远视矫正视力正常者。深色虹膜色素人种可能需要稍增加使用量。滴眼前使用表面麻醉剂可减轻眼部刺激症状。滴药后按压泪囊对应位置2～3分钟可减少鼻黏膜吸收。闭角型青光眼及对药物成分过敏为禁忌证。

0.5% 复方托吡卡胺滴眼液：睫状肌麻痹效果弱，很少单独用于睫状肌麻痹验光，可作为辅助用药，与盐酸环喷托酯滴眼液联合使用可以加强后者的散瞳作用。闭角型青光眼为禁忌证。

使用睫状肌麻痹剂的注意事项：使用阿托品后患者可能出现皮肤潮红、口干、发热、恶心或呕吐等全身症状，散瞳后21天内有畏光、视近模糊等症状，滴药后按压泪囊对应位置2～5分钟有助于减轻全身反应；盐酸环喷托酯滴眼液散瞳后3天内患者有眼部畏光、视近模糊症状；0.5% 复方托吡卡胺滴眼液散瞳后6～8小时内患者有眼部畏光、视近模糊症状。

科 普

正常情况下光线进入瞳孔后会被视网膜、脉络膜吸收，瞳孔无反光，所以瞳孔在肉眼状态下看似黑色的。而当瞳孔至视网膜之间有白色物，如晶状体混浊、渗出、机化、肿瘤或脉络膜缺失时，瞳孔区则反射出白光，外观上看可见瞳孔区呈白色，医学上称为"白瞳症"（图6-1-5）。如果孩子瞳孔呈白色，需要考虑是否患有如下疾病。

先天性白内障（图6-1-5A）：出生数月的婴儿眼睛瞳孔发白、视力较差，或母亲孕期有风疹史，可能是先天性白内障。治疗方法多采用白内障摘除和人工晶状体植入术。

视网膜母细胞瘤（图6-1-5B）：瞳孔区在暗处出现白光或黄光，称为"黑蒙性猫眼"，是一种发生在眼底视网膜的恶性肿瘤。发病率在眼肿瘤中占第一位，多见于3岁以下儿童。常为单眼，也有双眼发病。该病与遗传有关，也有人认为与病毒感染因素有关。本病易发生颅内及远处转移，常危及患儿生命，因此早期发现、早期诊断及早期治疗是提高治愈率、降低死亡率的关键。根据肿瘤的表现和发展过程一般可分4期：眼内生长期、青光眼期、眼外期、全身转移期。过去，对视网膜母细胞瘤的治疗多采用摘除眼球，并放射治疗的化学治疗。近年来，采用放射性敷贴器植入治疗取得较好疗效，很多孩子保住了眼球和生命。

永存原始玻璃体增生症（图6-1-5C）：为胚胎期原始玻璃体未消失且继续增生所致的一种较少见的玻璃体先天性异常。最特征的表现是小眼球畸形伴有垂直方向的隔膜。临床表现为斜视、视力差、眼球震颤、小眼球等先天异常。治疗上主要是采用玻璃体切割术。

早产儿视网膜病（图6-1-5D）：也称晶状体后纤维增生症，是一种视网膜毛细血管发育异常的双侧性眼病。本病多发生于早产儿或体重低于1500 g的婴儿，出生后10～14天曾接受过高浓度氧治疗，有长期暖箱抚养史。轻微病变眼球大小可以正常，严重病变可形成小眼球，可导致视网膜缺血、新生血管形成和增生性视网膜病变，重症者可引起视网膜脱离而导致永久性失明。治疗上也主要是采用玻璃体切割术。

外层渗出性视网膜病变（图6-1-5E）：常发生于年轻男性的单侧视网膜血管异常和渗出性疾病，并伴有视网膜变性。外层渗出性视网膜病变可发生于任何年龄，但大多数患者在20岁之前被诊断。外层渗出性视网膜病变是偶发的、非遗传性的疾病，不伴有其他系统异常。发病率无种族差异，但有性别差异，76%的患者是男性。大部分病例是单侧发病，约占95%。大多数外层渗出性视网膜病变患者有视力下降、斜视、白瞳等症状。这种疾病至今尚无特效治疗方法，可以口服一些改善血循环、促进渗出物吸收的药物。

眼内炎（图6-1-5F）：患儿由于全身感染性疾病或外眼出现伤口（外伤、手术后）后，出现眼痛、畏光、流泪、头痛、发热、眼球充血、瞳孔混浊，甚至眼球突出、眼运动受限等症状，可能是眼内炎。治疗上主要是采用玻璃体切割术合并药物抗感染治疗。

总之，引起孩子瞳孔呈白色的原因较多，治疗也不尽相同，需要有经验的医师诊断和治疗。家长一旦发现孩子瞳孔呈白色，应该及早就医，以免疾病加重。只要及时发现和治疗，一般治疗效果较好。

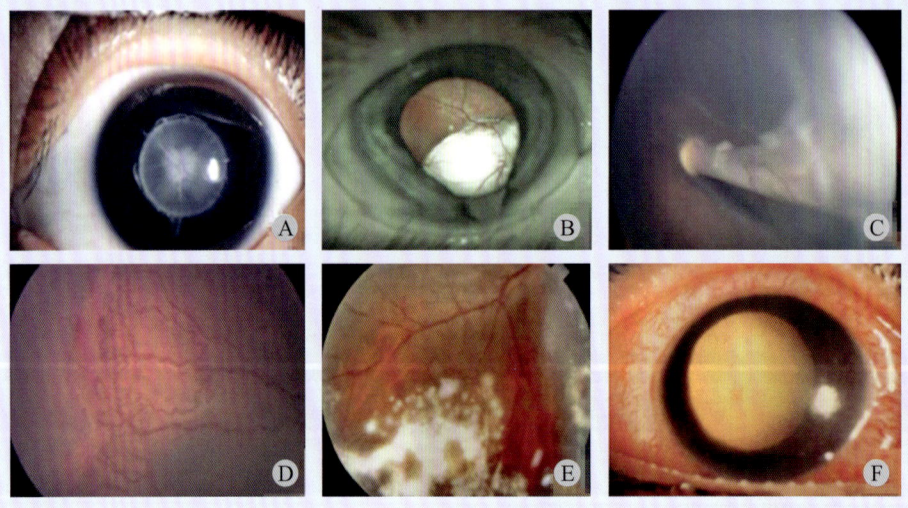

图6-1-5 儿童常见"白瞳症"

第二节 屈光不正

近视眼

详见第九章。

远视眼

【概念】

远视眼是眼在调节松弛状态下，平行光线经过眼的屈光系统后聚焦在视网膜之后，其远点在眼后，为虚焦点。当远视度数较低时，患者可以利用其调节能力，增加眼的屈光力，将光线聚焦在视网膜上，从而获得清晰视力。但由于频繁并过度使用调节，远视者的视疲劳症状比较明显。根据远视度数分类：低度远视 < +3.00 D，中度远视 +3.00 ～ +5.00 D，高度远视 > +5.00 D。能被调节所代偿的那一部分远视称为隐性远视，在未行睫状肌麻痹验光时难以发现。随着年龄的增大，调节幅度或能力下降，被调节所代偿的那部分隐性远视则逐渐暴露出来。

【临床表现】

视力障碍：典型的高度远视看远不清，看近更不清。对于低中度远视，由于调节的存在，其视力障碍与年龄和远视度数有关。< 6 岁，低中度远视者可以无任何视力问题；6 ～ 20 岁，阅读量增加，阅读字体变小，开始出现视觉症状；20 ～ 40 岁，近距离阅读时出现一些视力问题；> 40 岁，隐性远视转为显性远视，开始出现典型的远视症状。

视疲劳：出现明显的阅读时视觉疲劳症状，并随年龄和远视度数的增加而增加。

内斜：远视者未进行屈光矫正时，为了获得清晰视力，在远距离工作时就开始使用调节，近距离工作时使用更多的调节，产生内隐斜或内斜。

弱视：远视未矫正者，在充分使用调节状态下仍未获得清晰视力者，易发生弱视。因远视诱发的内斜持续存在，出现斜视性弱视。

眼底改变：远视眼的眼底常可见视盘小、色红、边缘不清、稍隆起，类似视盘炎或水肿，但矫正视力正常或与以往相比无变化，视野无改变，长期观察眼底无改变，称为假性视盘炎。

其他：远视眼常伴有小眼球、浅前房，因此远视者散瞳前要特别注意检查前房深度和前房角。

【诊断】

远、近视力差，或仅表现为近视力差，与年龄和阅读相关。

屈光检查：呈远视屈光状态。为了减少调节的干扰，可根据患者的具体情况进行睫状肌麻痹验光，小于 6 岁的儿童或中高度远视或伴内斜视的远视，应当采用 1% 阿托品滴眼，每日 3 次，持续 3 日，或 1% 阿托品眼膏，每日 1 ～ 2 次，3 ～ 5 日后验光，或者滴用 1% 硫酸环戊酮滴眼液 2 ～ 3 次，使瞳孔直径至少为 6 mm，以及瞳孔对光反射消失后验光。一般的低度远视可用其他麻痹剂。

斜视、弱视、中低度远视者可能出现内斜视，睫状肌麻痹验光或屈光矫正后斜视明显改善；高度远视者双眼可能出现弱视，或双眼度数参差较大者的高度数眼出现弱视，或长期内斜视未矫正者的内斜眼出现弱视。

【治疗】

非手术治疗（表 6-2-1）：验光配镜（框镜）。原则：以最高度数矫正达到最佳视力，一般以矫正视力达 1.0 即可，但应考虑到患者的接受能力，一般为最高度数减低 1.0 DS 左右。伴有散光，应全部矫正。有内斜者，应全矫，有弱视者，应积极治疗弱视。①3～10 岁儿童：a. 低度远视，若无斜视、弱视及其他视觉问题，可随访观察；如出现视力下降，伴双眼视功能障碍或其他功能性视觉问题，则需要矫正远视。b. 中高度远视需要进行光学矫正，一般认为，屈光度数＞+3.00 D 者，必须进行屈光矫正；屈光矫正的度数需结合小瞳孔下检影验光及睫状肌麻痹后检影和主觉验光的结果，同时需考虑调节、双眼视功能评估及患儿的依从性等来确定；高度远视，特别伴有屈光参差性远视的儿童，他们在早期（2～3 岁以前）往往没有明显体征（如尚未表现出内斜视等），往往伴弱视或斜视风险，需更加密切随访并早期进行干预。②10 岁以上儿童：a. 如为低度远视，通常不需要屈光矫正；如伴有视觉症状或者双眼视功能问题，配戴低度数的框架眼镜往往可以缓解相应症状；相关的视觉训练对该类患者也有所益处。b. 如为中高度远视，通常需要进行屈光矫正；如不伴有斜视或弱视，屈光处方度数通常为全矫远视度数的 1/2～2/3，同时结合隐性远视与显性远视的度数来最终确定；如伴有斜视，需根据斜视的性质、类型来个性化矫正；如远视伴内斜视应足矫，远视伴外斜视应欠矫，最终处方的确定需要结合矫正视力、调节能力及双眼视功能的情况。③随访：一般每 6 个月随访，远视伴有双眼视功能异常、斜视或者弱视者，建议每 3 个月随访，重度弱视建议每月随访。

表 6-2-1　婴幼儿、低龄儿童屈光不正矫正度数原则

年龄段	须配镜矫正的屈光不正度数（D）				须配镜矫正的屈光参差（不伴斜视）度数（D）		
	近视	远视（无显性斜视）	远视（伴内斜视）	散光	近视	远视	散光
1 岁以下	≥5.00	≥6.00	≥2.00	≥3.00	≥4.00	≥2.50	≥2.50
1～2 岁	≥4.00	≥5.00	≥2.00	≥2.50	≥3.00	≥2.00	≥2.00
2～3 岁	≥3.00	≥4.50	≥1.50	≥2.00	≥3.00	≥1.50	≥2.00
3～4 岁	≥2.50	≥3.50	≥1.50	≥1.50	≥2.50	≥1.50	≥1.50

手术治疗（准分子激光）：适用于 18 岁以上，远视眼屈光度基本稳定；不适合或不愿戴镜者；远视度数在 6.0 DS 以内者；眼底功能正常、角膜厚度超过 500 μm 者。

【预防】

远视眼易产生视疲劳、近距离工作或阅读时间不能持久，应验光检查，然后配适宜的凸球面透镜即可以解决。凡是发现有斜视的儿童，应及早来医院检查，散瞳验光配戴适宜度数的眼镜，有利于视力提高，矫正部分斜视及防止弱视产生。

需要警惕：真性小眼球是胎儿发育过程中眼球在胚胎裂闭合以后停止发育，眼球体积较正常者小而无其他先天性畸形典型的小眼球，具有眼球小、角膜小、前房浅、房角窄、巩膜厚、晶状体大小正常或球形晶状体、黄斑发育不良等临床特征。因此具有随年龄增加而发生闭角型青光眼和自发性葡萄膜渗漏倾向且治疗效果很差，所以是一种具有潜在破坏性的眼病，处理不当可以致盲。

远视儿童饮食选择的原则是：选择富含蛋白质、钙质、维生素类的食物，以改善全身及眼的营养，增强眼的抵抗力与调节作用。避免长时间连续操作电脑，注意中间休息，休息时可以看远处或做眼保健操。定期进行常规眼科检查。

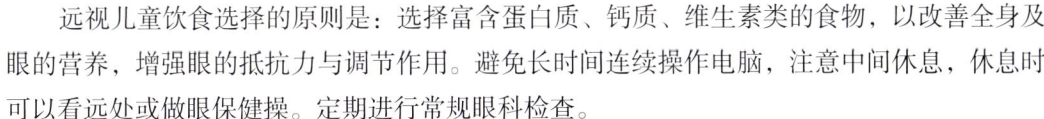

婴儿时期人眼没有发育到位，出生时人的眼轴平均约为 17.3 mm，较正常成人的眼轴（平均约 24 mm）明显要短，这种短眼轴导致的远视称为生理性远视。出生时生理性远视 +2.50～+3.00 D，之后，随着婴儿身体的发育，眼轴也慢慢增长，待到成年，人眼应当是正视或者接近正视。有些人在眼的发育过程中，由于内在因素（如遗传）或外界环境的影响使眼球停止发育，眼轴不能达到正常眼轴的长度，因而到成年时仍保持婴儿或幼儿的眼球轴长，称为轴性远视眼。还有一类患者的眼球长度是正常的，但是眼睛内屈光成分的折射力太弱，称为屈光指数性远视。中、高度远视眼看近看远均不清楚，而轻度远视眼远视力较好，并且在动用调节力量后可以得到较好的近视力，但是容易产生视疲劳。

散光

【概念】

眼球在不同子午线上的屈光力不同，形成两条焦线和最小弥散斑的屈光状态，称为散光。散光可由角膜或晶状体产生。散光分为规则散光和不规则散光。最大屈光力和最小屈光力主子午线相互垂直者为规则散光，不相互垂直者为不规则散光。规则散光又分为顺规散光、逆规散光、斜向散光。最大屈光力主子午线在 90°±30° 位置的散光称为顺规散光，最大屈光力主子午线在 180°±30° 位置的散光称为逆规散光，其余为斜向散光。根据两条主子午线聚焦与视网膜的位置关系分为以下类型。①单纯近视散光：一主子午线聚焦在视网膜上，另一主子午线聚焦在视网膜之前。②单纯远视散光：一主子午线聚焦在视网膜上，另一主子午线聚焦在视网膜之后。③复合近视散光：两互相垂直的主子午线均聚焦在视网膜之前，但聚焦位置前后不同。④复合远视散光：两互相垂直的主子午线均聚焦在视网膜之后，但聚焦位置前后不同。⑤混合散光：一主子午线聚焦在视网膜之前，另一主子午线聚焦在视网膜之后。

【临床表现】

视力障碍：散光对视力下降的影响取决于散光的类型、度数和轴位。散光度数高或斜轴散光对视力影响较大，逆规散光对视力的影响比顺规散光大。

视觉疲劳：在未矫正状态下可表现出视觉疲劳，在阅读或长期用眼状态下表现明显。

斜视和弱视：可因散光类型、度数和轴位不同或严重程度，出现屈光性弱视或斜视。

眼底检查：可以发现视盘倾斜等体征。

【诊断】

出现类似远视或近视的视力症状和视觉疲劳症状。

屈光检查通过检影验光和规范主觉验光，可得出散光量和散光轴位。必要时可进行睫状肌麻痹验光。

角膜曲率计检查：由于大部分散光发生在角膜，因此角膜曲率计检查发现的角膜散光比较接近验光中的散光量和散光轴位，其与角膜曲率计读数相差的部分为内散光（晶状体）。

角膜地形图检查：发现不规则散光。角膜地形图可以早期发现因圆锥角膜而出现的散光现象。

【治疗】

非手术治疗：规则散光可以戴框镜或角膜接触镜矫正；不规则散光可以戴角膜接触镜矫正。①学龄前及学龄儿童：＞1.50 D 的顺规及逆规散光，＞1.00 D 的斜轴散光需配镜矫正。在表 6-2-1 中需要矫正的远视或近视同时伴有散光时，如散光≥0.50 D，需同时矫正散光。如果只有 0.25 D 散光，但矫正后视力明显提高者，也应给予矫正。初诊 2.00 D 以上散光或随访时散光变化较大者应检查角膜地形图或眼前节分析系统以排除圆锥角膜的可能。②随访：一般每 6 个月随访 1 次，如伴随斜视或弱视，建议每 3 个月随访 1 次，重度弱视建议每月随访。

手术治疗：适用于 18 岁以上、用镜片矫正不良或无法矫正者，可以采用准分子激光矫正，也可以采用角膜切开的方法矫正。

【预防】

一般而言，孩子的先天性散光是在胚胎发育时导致的，并且以角膜散光为主，所以，目前还没有预防的有效措施。不过先天性的散光一般都会比较稳定，不会增长；事实上每个人或多或少都会有一些散光，100°以内的散光都比较常见，50°以内的散光都属于正常范畴。

后天因素也不少见，倒睫会刺激角膜，引起角膜上很多干燥斑，就会导致散光度数增加；揉眼、不当的睡姿、长时间的眼睑闭合，这些动作只要影响到角膜形态改变，就可能导致散光度数增加；外伤损伤角膜，遗留角膜瘢痕导致散光；圆锥角膜、角膜炎也有可能导致角膜瘢痕，进一步引起不规则散光。

科　普

把人的眼球当作一个玻璃球，如果"玻璃球"足够均匀，那么所有方向上的屈光度都是一样的，那么这就叫作"正视"；如果"玻璃球"有些方向上的屈光度与其他方向不一样，我们可以把它看作是一个"橄榄球"，有些地方屈光度较大，有些地方较小，这样就会导致散光的出现。从字面上理解散光的意思就是"不能形成像点"，是指来自物体的光线经过眼球的光学系统后不会形成像点，因为至少有一条经线上成像模糊，所以影像会变形，并且无论怎样移动目标均不能获得清晰的物像，除非配戴合适的散光眼镜。这是因为散光眼的不同经线，具有不同屈光力，甚至在同一经线上也可能会具有不同屈光力。散光可以分为不规则散光和规则散光。前者散光无规律，常为病理原因引起，如角膜伤病或白内障术后，一般很难通过镜片矫正；后者是指两条主要经线（屈光力最大的和最小的两条经线）互相垂直的散光状态，常为角膜两条主经线弯曲度不一致造成，通常可以用镜片矫正。

屈光参差

【概念】

双眼屈光度相差球镜≥1.50 DS，柱镜≥1.00 DC，称为屈光参差。由于人的融像功能可以克服低度屈光参差造成的双眼单视融像问题，因此在临床上只有当两眼屈光度数相差≥2.50 D 时，此时框架眼镜造成的双眼融像大小差异在 5%，才会因融像困难出现症状，但个体间存在差异。由于人眼的调节活动是双眼同时性的，屈光参差者的度数较高眼常处于视觉模糊状态，容易引起弱视。屈光参差的远视者，其度数较高眼更容易成为弱视眼。单眼无晶状体眼是典型的屈光参差。

对屈光参差者进行屈光矫正时，需考虑矫正方法的视网膜像放大率。如单眼为无晶状体者，配戴框架眼镜后双眼视网膜像大小差异约为 25%，无法融像而产生许多症状。若配戴角膜接触镜，则放大率的差异约为 6%。接近双眼融像的能力范围（5%），可以减少因融像困难带来的视觉症状。

【临床表现】

屈光参差低于 2.50 D，或屈光参差大于 2.50 D 但未行屈光矫正状态下，患者一般不表现任何症状。

只有对屈光参差超过 2.50 D 同时进行屈光矫正，特别是进行框架眼镜矫正时，才会出现一些因融像问题导致的症状，主要表现为视物变形、路面倾斜、头晕、恶心等非特异性症状。

【诊断】

通过规范验光可以确定双眼屈光度数和双眼度数的差异，同时可以发现是否存在因屈光参差造成的弱视和斜视。部分患者的高度数眼可能出现弱视，屈光参差造成的弱视主要发生在远视眼。

【治疗】

非手术治疗：对两眼屈光度相差低于 2.5 DS、散光度相差低于 2.0 DS 者，可配戴框镜或角膜接触镜。对两眼屈光度相差较大者，应配戴角膜接触镜为好。

手术治疗：对两眼屈光度相差高于 3.0 DS、散光度相差低于 3.0 DS 者，可考虑行准分子激光矫正。

【预防】

屈光参差的发展有遗传因素的影响，还有一些其他因素可以引起屈光参差。平时需要保持双眼同时视并平衡注视物体，特别是近看物体的时候，不要偏头看书，不要躺着看书，注意握笔的姿势，不要歪着头写字。看电视要坐在双眼可以同时注视的地方，同时注意正确的睡觉姿势，不宜经常侧一边睡觉，也有可能会导致屈光参差。

科　普

> 屈光参差的危害有两点：①损害双眼单视功能；②导致单眼弱视及外斜视。屈光参差性弱视是弱视的一种，需要提醒父母注意的是，屈光参差性弱视是不能自愈的，因此早发现、早治疗非常关键。虽然屈光参差性弱视是功能性的、可逆的，也是可以治疗的，但是如果屈光度数较大的弱视眼抑制时间过长，抑制程度较深，即便戴了矫正眼镜，由于物像的大小仍然不等，两眼的融合困难依然存在，往往疗效很慢，疗程长，尤其是年龄大的屈光参差性弱视儿童的疗效就更差些。所有家长要注意早发现、早诊断、早治疗。

第三节　弱视

【概念】

在视觉发育期，由单眼斜视、未矫正的屈光参差、未矫正的高度屈光不正、形觉剥夺引起的单眼或双眼最佳矫正视力低于相应年龄的视力为弱视；或双眼视力相差2行及以上，视力较低眼为弱视。根据儿童视力发育规律，3～5岁儿童视力的正常值下限为0.5，6岁及以上儿童视力的正常值下限为0.7。

【临床表现】

通常为单眼，但也有双侧发生，最佳矫正视力低于相应年龄视力的正常值下限。

导致弱视的原因如下。①斜视性弱视：单眼斜视形成的弱视。②屈光参差性弱视：双眼远视性屈光不正，球镜屈光度数相差≥1.50 DS，或柱镜屈光度数相差≥1.00 DC，屈光度数较高眼形成的弱视。③屈光不正性弱视：为双眼弱视，多发生于未配戴过矫正眼镜的高度屈光不正患者［远视屈光度数≥5.00 DS 和（或）散光度数≥2.00 DC 可增加形成弱视的危险性］，双眼矫正视力相等或接近。一般在配戴屈光不正矫正眼镜3～6个月后确诊。④形觉剥夺性弱视：由屈光间质混浊（如先天性白内障、角膜混浊等）、先天性上睑下垂遮挡视轴、不适当的遮盖等形觉剥夺因素所引起的单眼或双眼弱视。

阅读时出现拥挤现象，即患眼对大小相同、排列成行字母的识别能力，比同样大小单个字母的识别能力小得多。

对比敏感度检查显示全频段降低，高峰左移。图形视觉诱发电位（pattern visual evoked potential，P-VEP）显示P100波振幅降低，潜伏期延长。

【诊断】

弱视的相关检查，除了常规的视力、外眼、眼前节与眼底检查，还包括双眼红光反射试验、注视类型、双眼视及立体视检查、双眼眼位和眼球运动检测、睫状肌麻痹下视网膜检影验光等。

儿童视力检查方法的选择要根据儿童的年龄和认知能力而定。3岁以下儿童视力的评估：

①注视和追随试验用于评估儿童单眼注视的能力,包括注视的质量(稳定、不稳定)、注视持续的时间(持续性注视、非持续性注视)、注视的位置(中心注视、偏中心注视)。②遮盖厌恶试验,即交替遮盖患儿两眼,观察其反应有无差别,从而比较患儿两眼视力的不同。通常患儿会拒绝检查者遮盖其视力较好的一眼,表现为哭闹、扭脸等拒绝反应(表6-3-1)。

表6-3-1 婴幼儿、低龄儿童不同弱视类型的诊断方法和标准

弱视类型	评估方法和指标	判断标准
单眼弱视	单眼遮盖试验 注视偏好反应 选择性观看 最佳矫正视力	双眼抗拒反应不对称 单眼不能注视或不能持续注视 双眼相差≥2个倍频 双眼相差≥2行
双眼弱视	最佳矫正视力	①年龄3岁~4岁,视力<0.4 ②年龄4岁~5岁,视力<0.5 ③年龄5岁以上,视力<0.6

注:使用全套Teller视敏度卡进行选择性观看检查,2个倍频为4块检测卡的视力差距,即视力较低眼条栅视力值相当于视力较高眼条栅视力值对应的1/4视角。

诊断标准:①最佳矫正视力低于相应年龄视力的正常值下限,参考表6-3-1。②眼屈光介质及眼底检查未见异常(形觉剥夺性弱视除外),具备弱视的危险因素。③VEP检查结果异常有助于诊断。

鉴别诊断:①视神经炎:视力突然下降,眼底检查可见视盘异常(有些无异常),VEP检查明显异常,糖皮质激素和能量合剂、B族维生素等治疗有显效。②视神经萎缩:视盘苍白,VEP明显异常,视力明显低下,治疗无效。③先天性黄斑缺损:眼底黄斑部可见异常(组织缺失),视网膜电图明显异常,治疗无效。

【治疗】

弱视一旦确诊,应立即治疗。弱视的治疗原则包括3个方面:①消除形觉剥夺的原因;②矫正屈光不正;③单眼弱视者遮盖非弱视眼,双眼弱视者,若双眼视力无差别、无眼位偏斜,则无须遮盖。弱视治愈后可能复发,治愈后仍需追踪观察2~3年。

消除形觉剥夺的原因。形觉剥夺性弱视是最严重的弱视类型,治疗困难,预后差。对于危及视觉发育的先天性白内障,应尽早行白内障摘除手术并进行光学矫正,以获得相对较好的预后。在患儿全身麻醉条件允许情况下,可考虑单眼致密性先天性白内障在出生后6周内、双眼致密性先天性白内障在出生后10周行白内障摘除手术,并于术后进行光学矫正,预后较好。双眼先天性白内障摘除手术间隔时间应尽量不超过1周。对导致形觉剥夺性弱视的重度上睑下垂须尽早进行手术治疗。

矫正屈光不正。规范进行视网膜检影验光和准确矫正屈光不正是弱视治疗的基础。①伴发内斜视者:首次配镜应充分矫正远视性屈光不正;配镜后须定期复查视力;根据年龄每半年至1年重新给予睫状肌麻痹后检影验光1次。调节性内斜视在维持眼位正、视力好的情况下,酌情降低球镜度数,保留一定的生理性远视。近视性屈光不正根据睫状肌麻痹检影验光结果或

复验结果，按获得最佳矫正视力的较低度数进行矫正。②伴发外斜视者：远视性屈光不正按获得最佳矫正视力的较低度数进行矫正；3岁及以下尚不能配合视力检查的儿童，可依据检影验光的屈光度数减去生理性远视屈光度数。近视性屈光不正根据睫状肌麻痹检影验光结果或复验结果进行矫正。③不伴斜视者：远视性屈光不正根据睫状肌麻痹检影验光结果酌情低矫配镜（低于实际验光结果配镜）。近视性屈光不正根据睫状肌麻痹检影验光结果或复验结果进行矫正。④散光根据睫状肌麻痹检影验光结果或复验结果进行矫正，原则上不增减度数。⑤幼儿可以适当缩短睫状肌麻痹检影验光的间隔时间。婴幼儿、低龄儿童配镜原则可参考表6-2-1。

遮盖疗法。①常规遮盖：单眼弱视治疗的首选方法，适用于中心注视或旁中心注视的弱视。遮盖视力相对较好眼，强迫弱视眼注视。根据弱视发生的原因及程度确定遮盖强度。为避免遮盖眼视力下降，通常年龄越小，遮盖时间越短。可以根据弱视程度、患者的年龄和依从性调整遮盖强度，采用2小时/日、4小时/日或6小时/日遮盖以提高弱视眼视力。这种部分时间遮盖用于以下情况：3岁以下儿童初始治疗时，为避免发生遮盖性弱视；轻度弱视（双眼视力相差不大）；经治疗双眼视力平行或接近时，巩固疗效，避免弱视复发；弱视治愈后复发，部分时间遮盖常可达到再次治愈的效果。若部分时间遮盖1～2个月效果不显著，则应提高遮盖强度。随访间隔时间：根据弱视发生的原因和程度确定随访间隔时间；年龄愈小，随访间隔时间愈短。弱视治愈后应巩固治疗3～6个月，然后逐渐降低遮盖强度直至去除遮盖，并继续随访2～3年。在遮盖过程中定期复查双眼视力，警惕遮盖眼由于遮盖出现视力下降。若遮盖眼视力下降，首先检影验光，一旦确定发生遮盖性弱视，应及时停止遮盖，一般1～2周视力即可恢复。②不完全遮盖：将半透明材料贴在视力相对较好眼的镜片上，使该眼矫正视力低于弱视眼，适用于轻度弱视、弱视治愈后复发和伴有眼球震颤的弱视。

压抑疗法。一般采用药物压抑，适用于轻、中度弱视。视力相对较好眼局部点用阿托品滴眼液抑制其功能，弱视眼配戴常规矫正镜片看远或看近，提高弱视眼视力。使用药物压抑需要及时随访，防止弱视反转。阿托品压抑治疗轻、中度弱视，效果与遮盖疗法相当。

儿童弱视伴斜视的手术时机。原则上一般应在双眼视力接近（相差2行以内）后行矫正眼位手术。

【预防】

进行广泛的宣传教育，让更多人了解斜视和屈光参差是弱视的主要危险因素。使家长及托幼工作者认识弱视早期诊断和治疗的意义，积极筛查弱视，以便早期发现弱视危险因素，实现早期干预。

定期为婴幼儿进行视力评估。0～6岁儿童应定期筛查和评估视力，并进行规范诊断和尽早治疗。对于具有弱视、斜视和屈光不正（主要指远视眼和散光眼）家族史的婴幼儿，更应及早进行检查。发现斜视或注视行为异常，应及时进行专科检查。

可采用选择观看法、Lea Symbols图形视力表或其他方法评估婴幼儿视力，作为诊断弱视的参考指标。婴幼儿视力评估及弱视诊断标准可参见表6-3-1。若发现单眼或双眼最佳矫正视力低于相应年龄的正常视力，或双眼视力相差2行及以上，应及时就诊。

科 普

弱视的危险因素：单眼斜视、未矫正的屈光参差、未矫正的屈光不正（远视性屈光度数 > 5.00 DS、散光度数 > 2.00 DC，近视度数 > 6.00 DS）及形觉剥夺（先天性白内障、角膜混浊、完全性上睑下垂等）。发生弱视的危险因素还包括早产、小于胎龄儿、发育迟缓，患者的一级亲属有弱视及孕期吸烟、喝酒等环境因素。

弱视治疗：配戴眼镜是治疗的基础，遮盖是最常见的方法之一。但戴镜遮盖的孩子常常会被其他孩子取笑，甚至取绰号，使得弱视的孩子不愿戴眼镜、不愿遮盖，或在家戴上，出门即摘掉，这常常是疗效不好的原因。这就需要家长耐心、细致地让孩子了解弱视的利害关系，说服孩子坚持戴镜，同时要及时与老师沟通，争取老师的帮助，督促孩子戴镜，对其他孩子进行劝解，不要对他取笑起哄。弱视训练是一个单调、枯燥乏味的工作，孩子年龄小，耐性差，很容易就感到厌烦，家长首先要明白弱视治疗的重要性，要给孩子做解释工作，让其理解并坚持，不能放任自流，以免错过治疗的最佳时期。

养成良好的饮食习惯：不偏食，不挑食，尤其是少吃零食，以免引起营养不良。在生长发育期可以补充一些维生素（如维生素 A、维生素 B_1、维生素 B_2、维生素 B_{12}、维生素 C、维生素 D 等）、矿物质（如锌、铁、铬、钙等）和叶黄素、花青素、DHA 等视觉营养素，是促进黄斑视锥细胞发育、辅助治疗弱视的方法。

第四节 斜视

共同性内斜视

（一）先天性内斜视

【概念】

先天性内斜视（图6-4-1）为出生后6个月内发病，一般不合并明显屈光异常，如双眼交替出现斜视则无弱视。单眼性斜视可合并弱视。由于双眼视野交叉，可以有假性外展受限。先天性内斜视可以合并下斜肌亢进、分离性垂直斜视（dissociative vertical deviation，DVD）、眼球震颤等。

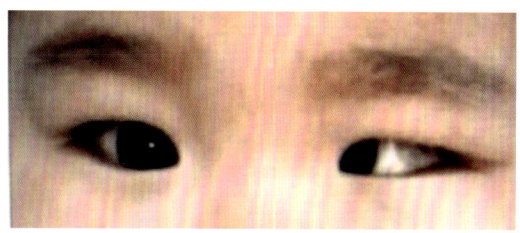

图6-4-1 先天性内斜视

【临床表现】

出生后 6 个月内发病；无明显屈光异常；单眼性斜视可合并弱视；斜视度数较大；假性外展限制，娃娃头试验可以排除；可以合并下斜肌亢进、DVD、眼球震颤等。

【诊断】

依据病史；对婴幼儿视力的检查重在定性，确定是否有单眼弱视及注视能力；睫状肌麻痹下验光；眼底检查排除先天性异常；眼球运动检查确定是否合并下斜肌亢进、DVD、眼球震颤等。

【治疗】

排除单眼弱视，如有单眼弱视，需先行治疗至双眼视力平衡。

先天性内斜视早期可行肉毒杆菌注射，后期可行手术治疗。

合并下斜肌亢进和 DVD 者，手术设计时应给予相应的考虑。

手术后应保留 10° 微小内斜，以建立周边融合和粗糙立体视。

（二）调节性内斜视

【概念】

调节性内斜视分为屈光性调节性内斜视和高 AC/A 型调节性内斜视。屈光性调节因素出现在 2 岁半左右，个别也可以出现在 1 岁内。有些患者可由混合因素所引起。混合型调节性内斜视为屈光性调节性内斜视与高 AC/A 型内斜视合并存在的病例。

【临床表现】

屈光性调节性内斜视（图 6-4-2）：①有中度或高度远视性屈光不正。②去调节可以矫正眼位。去调节方法包括药物和光学两种方法，即睫状肌麻痹剂散瞳或配戴合适的矫正眼镜可以矫正眼位。③合并或不合并弱视。④眼球运动无明显限制。

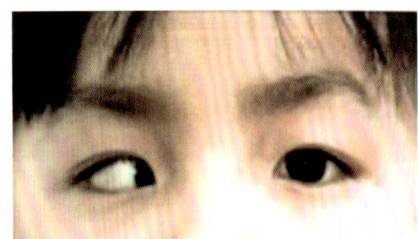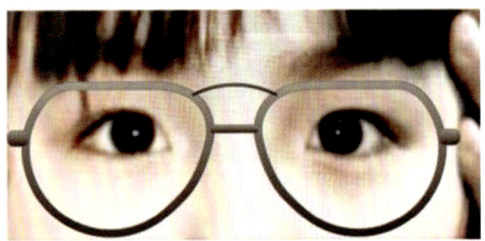

图 6-4-2　屈光性调节性内斜视

部分调节性内斜视（图 6-4-3）：①有中度或高度远视性屈光不正。②去调节可以部分矫正眼位，即散瞳或戴镜后内斜度数减少，但不能完全矫正。③合并或不合并弱视。④眼球运动无明显限制。

高 AC/A 型调节性内斜视：①看近时比看远时斜视度≥ 15°，看远时可以为正位。②可以合并远视性屈光不正。③少数患者在 10 岁后斜视有自愈趋势。④眼球运动无明显限制。

混合型调节性内斜视：①有远视性屈光不正。②戴镜后斜视度减少，看远时减少明显，看近时仍有较大度数的内斜视，看近时比看远时斜视度≥15°。

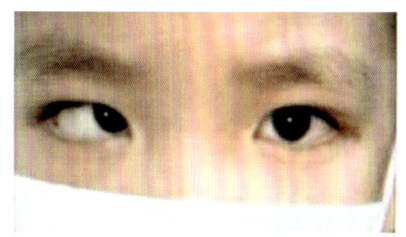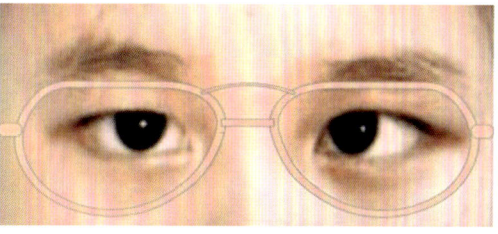

图 6-4-3　部分调节性内斜视

【诊断】

屈光性调节性内斜视：①平均发病年龄为 2 岁半。②有中度或高度远视性屈光不正。③散瞳或戴镜可以矫正眼位。

部分调节性内斜视：①平均发病年龄为 2 岁半。②有中度或高度远视性屈光不正。③散瞳或戴镜后斜视度数减少。

高 AC/A 型调节性内斜视根据临床特点可以诊断。

混合型调节性内斜视：①戴镜后斜视度减少，提示有屈光性调节因素。②戴镜后看近时比看远时斜视度≥15°，说明有高 AC/A 因素。

【治疗】

屈光性调节性内斜视：①有弱视者先治疗弱视。②全屈光处方戴镜。③此类斜视不应当采用手术矫正。④一般每年重新验光 1 次，根据屈光变化决定是否调换眼镜，需要时可以提前验光。⑤调换眼镜时应满足视力和眼位正常的要求。

部分调节性内斜视：①有弱视者先治疗弱视。②全屈光处方戴镜。③戴镜 6～12 个月后眼位不能完全矫正，非调节部分应手术矫正。④调节部分继续戴镜矫正。每年重新验光 1 次，并根据屈光变化决定是否调换眼镜，需要时可以提前验光。⑤调换眼镜时应满足视力和眼位正常的要求。

高 AC/A 型调节性内斜视：①戴双光镜：全屈光矫正并在近用时下方增加 +1.5～+3 D 球镜，应定期复查。②缩瞳剂：局部形成药物性近视，减少中枢性调节，但不宜长期应用。③对合适的病例可以考虑双内直肌减弱手术。为减少对视远时眼位的影响，也可行内直肌后固定术。

混合型调节性内斜视。参见屈光性调节性内斜视和高 AC/A 型调节性内斜视。

（三）非调节性内斜视

【概念】

内斜视的发生没有或很少有调节因素，散瞳或戴镜时眼位无明显改变。

【临床表现】

发病年龄较晚，常在 2 岁以后。没有明显调节因素。单眼斜视可合并弱视。

【诊断】

发病年龄较晚，无明显调节因素；眼球运动无明显限制。

【治疗】

有弱视者先治疗弱视。双眼视力平衡后，应及时手术矫正眼位。

（四）急性共同性内斜视

【概念】

急性发作的后天性获得性内斜视，当斜视发作时患者可立即感觉到复视。

【临床表现】

发病突然，先有复视，后有内斜，或两者同时发生。

复视为同侧水平性，各方向距离相等。复像距离看远大，看近小，有的至眼前一定距离复像消失，复视在主觉上多能耐受。

斜视可表现为内隐斜、间歇性内斜或恒定性内斜，内斜度数 10°～45°。

眼球各方向运动良好，无眼外肌麻痹症状。

具有一定双眼视功能。

神经系统检查无明显器质性病变。

【诊断】

发病突然，先有复视，后有内斜，或两者同时发生。

复视为同侧水平性，各方向距离相等。

眼球各方向运动良好，无眼外肌麻痹症状。

鉴别诊断。①麻痹性内斜视：有明确的发病时间和诱因，复视，内斜眼向外运动受限，第二斜视角大于第一斜视角。②眼球后退综合征（Ⅰ型）：先天发生，无复视，内斜眼向外运动受限，内斜眼向外侧注视时睑裂明显开大，向鼻侧注视时睑裂明显变小。③内斜 A 征或 V 征：向上方注视时内斜大于正前方或下方注视 10$^{\triangle}$，为内斜 A 征；向上方注视时内斜小于正前方或下方注视 15$^{\triangle}$，为内斜 V 征。

【治疗】

内斜度数较小，复视干扰不大可以观察，保守治疗，用最低度数三棱镜中和复视。

手术定量和方法与普通斜视相同。根据内外直肌的力量强弱而决定是施行内直肌后徙或外直肌缩短术；一般情况下，内直肌手术 1mm 约矫正 3°斜视，外直肌手术 1mm 约矫正 2°斜视。

共同性外斜视

（一）间歇性外斜视

【概念】

外斜视在婴幼儿中较内斜视少见，但随年龄增加发病率逐渐升高。患者可由外隐斜进展为间歇性外斜视（图 6-4-4），也可以一发病即为间歇性外斜视。间歇性斜视根据视远、视近时斜视度的不同，临床可分为 4 种类型。

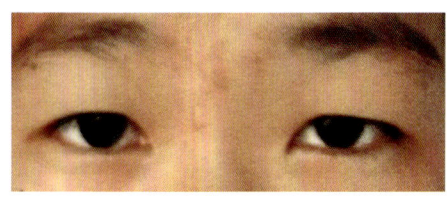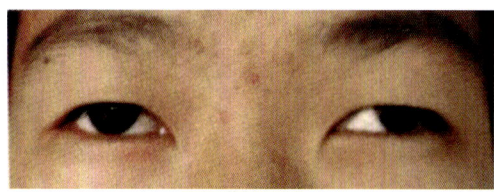

图 6-4-4　间歇性外斜视

①基本型：视远、视近时的斜视度基本相等。②分开过强型：视远时比视近时斜视度≥15°。③集合不足型：视近时比视远时斜视度≥15°。④假性分开过强型：视远时斜视度明显大于视近时斜视度，但单眼遮盖 1 小时或双眼配戴 +3 D 球镜后，视远、视近时的斜视度基本相等。

【临床表现】

强光下喜闭一眼。控制正位时有一定的双眼视功能。眼位偏斜时偏斜眼可以有抑制，保持正常的视网膜对应，没有或很少有弱视。无明显屈光不正，眼位偏斜与屈光不正无特殊联系。

【诊断】

可以发病较早，如 1 岁内出现，但发现较晚。

眼斜频率随年龄增大逐渐增加。

由于受融合控制斜视度数变化较大，疾病、疲劳及充分破坏融合时斜视度暴露充分。

【治疗】

以手术治疗为主，手术时机应在双眼视功能受损前。提倡早期手术。双眼外直肌后徙手术和单眼外直肌后徙 - 内直肌截除手术均可作为基本型间歇性外斜视首次手术治疗的合理方案。但下列情况暂缓手术或不考虑手术：① 4 个月以下儿童的斜视，尤其当斜视为间歇性或斜视度数可变，或测量的斜视度数 < 40 PD。因为这种斜视有可能自发消退。②融合控制情况良好的幼儿间歇性外斜视。因为这种斜视恶化成恒定性外斜视或双眼视功能下降的比例很低。③第一眼位外斜视度数 < 20 PD，即使由于功能原因需要手术，视近和视远斜视度数均 < 15 PD 者一般也不考虑手术治疗。

非手术治疗：①验光配镜，矫正屈光不正；②近视眼应全矫配镜，戴镜半年以上；③近视眼戴镜后如果眼位变正位，可不必手术；④治疗弱视眼；⑤集合训练可能有暂时效应，但不能矫正眼位，不要因集合训练而延误手术时机。手术前尤其不应进行集合训练，否则容易出现手术后过矫的情况。⑥视轴矫正训练包括基底向内的三棱镜治疗、家庭集合训练、家庭集合训练结合医院视觉训练，适用于集合不足型外斜视和视近时（阅读时）出现视疲劳症状的儿童和成人。

(二)恒定性外斜视

【概念】

恒定性外斜视(图6-4-5)较间歇性外斜视少见,可以出生后即出现或由间歇性外斜视进展而来。外斜视不能控制,眼球运动无明显限制,合并垂直斜视者可能有斜肌异常。交替性外斜视时弱视不常见,单眼外斜视可以合并斜视性弱视。根据视远、视近时斜视度的不同,恒定性外斜视也像间歇性外斜视一样可分为基本型、分开过强型、集合不足型和假性分开过强型4种类型。

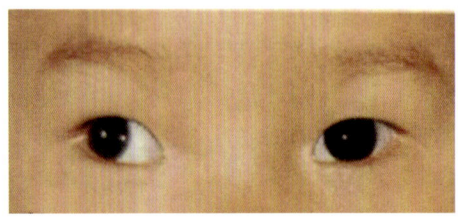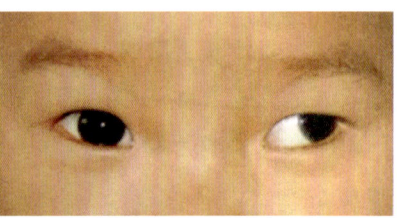

图6-4-5 恒定性外斜视

【临床表现】

外斜的程度变化较大,单眼视力较差时,偏斜度数较大。经常为双眼交替偏斜,所以弱视不常见。合并屈光参差或单眼斜视时,可以出现弱视。5岁前出现眼位偏斜者可以有抑制存在,5岁后发病可以有复视存在。可以合并垂直偏斜。

【诊断】

外斜视恒定存在,眼位不能被融合机制控制。

先天性恒定性外斜视常合并存在神经损害,应请神经科会诊。

应进行屈光检查,以发现屈光参差或弱视。

鉴别诊断:①麻痹性外斜视:有明确的发病时间和诱因,复视,外斜眼向内运动受限,第二斜视角大于第一斜视角。②眼球后退综合征(Ⅱ型):先天发生,无复视,外斜眼向内运动受限,外斜眼向内侧注视时睑裂明显开大,向颞侧注视时睑裂明显变小。③外斜A征或V征:向上方注视时外斜小于正前方或下方注视10$^{\triangle}$,为外斜A征;向上方注视时外斜大于正前方或下方注视15$^{\triangle}$,为外斜V征。

【治疗】

治疗以手术为主。根据内外直肌的力量强弱而决定是施行外直肌后徙或内直肌缩短术。一般情况下,内直肌手术1mm约矫正3°斜视,外直肌手术1mm约矫正2°斜视。

单眼视力差者手术后眼位欠稳定,有时尚需2次手术。

非共同性斜视

临床上非共同性斜视主要有2种形式。一种为神经肌肉麻痹引起的麻痹性斜视,常见的病因为相关组织炎症、血管性疾病、占位性疾病、先天性异常、外伤等；另一种为限制因素引起的限制性斜视，常见的原因为外伤后组织嵌顿、手术后组织粘连、肌肉变性（如甲状腺相关性眼病）等。非共同性斜视的主要特点为：①眼球运动有限制，斜视角随注视方向的变化而变化；②第二斜视角（受累眼作注视眼时的斜视角）大于第一斜视角（健眼作注视眼时的斜视角）；③多数有代偿头位；④后天者及失代偿的先天性麻痹性斜视常有复视。

（一）先天性麻痹性斜视

【概念】

先天性麻痹性斜视中最常见的为上斜肌不全麻痹，单独下斜肌和下直肌麻痹罕见。这里主要介绍先天性上斜肌不全麻痹和先天性动眼神经麻痹。

【临床表现】

先天性上斜肌不全麻痹（图6-4-6）：①受累眼上斜视麻痹，可以单侧或双侧发病，双侧多见。双侧发病者两眼可以对称或不对称，有时一眼受累程度轻，临床不易察觉，称为隐蔽性上斜肌不全麻痹。②双眼受累时第一眼位垂直斜视度较小。③双眼运动表现为受累眼内下转时落后，单眼运动正常，受累眼下斜肌功能亢进。④先天性上斜肌不全麻痹有典型的代偿头位，面部发育常不对称。⑤失代偿时可以有复视。

先天性动眼神经麻痹：①受累眼上睑下垂，大度数外斜视。②先天性动眼神经麻痹恢复期可出现神经迷行现象，受累眼上睑下垂消失，向下注视时上睑迟落。③眼内肌受累时瞳孔扩大，对光反射消失或迟钝。④受累眼内转明显受限，内上、外上、外下运动均有不同程度的限制。

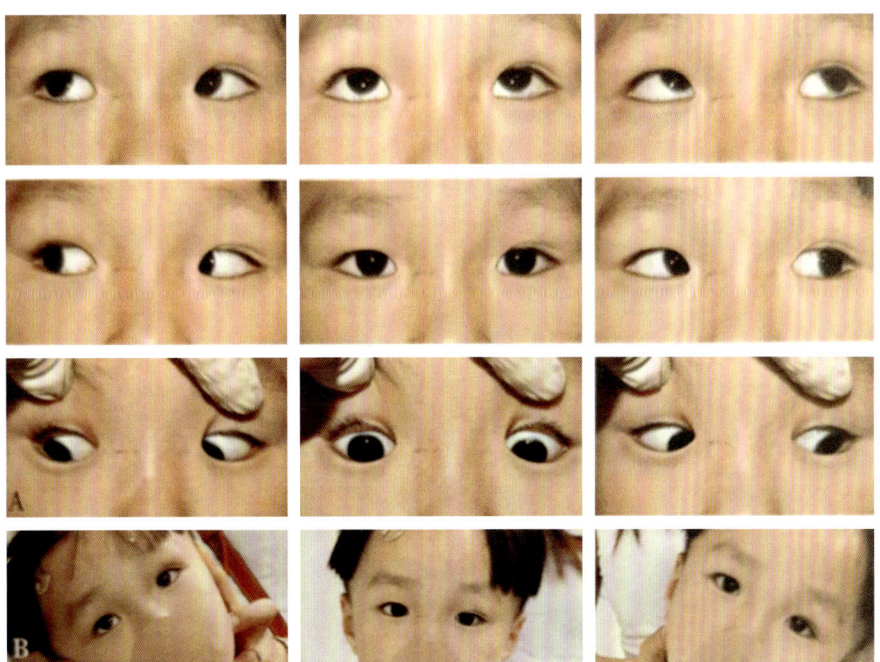

图 6-4-6　先天性上斜肌麻痹

【诊断】

先天性上斜肌不全麻痹：①受累眼上斜视，双眼发病时呈交替性上斜视，即右眼注视时左眼上斜视，左眼注视时右眼上斜视。②歪头试验阳性，即将头向高位眼倾斜时，受累眼上翻或上斜视度数明显增加。③眼球运动见临床表现。

先天性动眼神经麻痹：①当临床表现①和④存在时，即可明确诊断。②合并眼内肌麻痹时常为完全性动眼神经麻痹。

【治疗】

先天性上斜肌不全麻痹：①以手术治疗为主，度数较小或术后有残余度数者可用三棱镜矫正。②客观检查结果可靠者应尽早手术。③手术设计的主要原则为减弱功能亢进的肌肉，如减弱受累眼的下斜肌和（或）对侧眼的下直肌。加强功能不足的肌肉，如受累眼的上斜肌折叠术。但加强手术不如减弱手术效果可靠。

先天性动眼神经麻痹：①手术治疗是动眼神经麻痹的主要治疗手段，但手术效果欠佳。②手术只能矫正眼位，但不能恢复眼球运动功能。③由于上直肌麻痹，Bell现象消失或不健全，因此上睑下垂矫正术应慎重考虑。

（二）后天性麻痹性斜视

【概念】

后天性麻痹性斜视主要为外展神经麻痹、上斜肌麻痹及动眼神经麻痹。对后天性麻痹性斜视应尽量进行病因检查，以避免漏诊、误诊。病因清楚、病情稳定半年后不能恢复的斜视，可以手术矫正。

【临床表现】

外展神经麻痹：①大度数内斜视；②受累眼外转受限，严重时外转不能超过中线；③有代偿头位。

后天性上斜肌麻痹：①复视是后天性上斜肌麻痹的主要临床特征；②受累眼上斜视；③受累眼向鼻下运动，不同程度的限制；④有代偿头位，但不如先天性者典型；⑤投射失误。

获得性动眼神经麻痹：①受累眼上睑下垂，大度数外斜视，瞳孔正常或散大；②受累眼内转明显受限；③受累眼睁眼时有复视。

【诊断】

外展神经麻痹：①有外伤史或高热史，也可以没有任何明确的原因。②大度数内斜视，外转明显受限。

后天性上斜肌麻痹：①神经内科和耳鼻喉科检查病灶，以确定病因。调查既往照片对鉴别先天性或后天性上斜肌不全麻痹具有重要意义。②用Parks三步法检查。先确定高位眼，再确定左侧或右侧视野哪个位置垂直度数增大，最后行歪头试验。③复视像检查或用Hess屏检查。④各诊断眼位斜视度检查。⑤上述②、③和④检查均可确定受累眼及受累眼外肌。

获得性动眼神经麻痹：①病史调查和病因检查应放在第一位。重点排除颅内疾病及重症肌无力。②上睑下垂合并大度数外斜时，要注意内转和上、下转动是否受限，阳性者即可诊断。③有明显外伤史者要与眶尖综合征及眶上裂综合征鉴别。

【治疗】

外展神经麻痹：①病因检查应包括神经内科和耳鼻喉科。如发现明确病因，应首先进行病因治疗，针对神经麻痹可以使用营养神经的药物。②病因清楚、病情稳定半年后仍有斜视者，应施行手术治疗。③外展神经部分麻痹可行内直肌后徙、外直肌截腱手术，外直肌全麻痹者可行内直肌减弱联合上、下直肌与外直肌联结术（Jenson 手术）或上、下直肌移位术。④内直肌注射类肉毒毒素可以避免或缓解肌肉挛缩，也可以替代内直肌后徙术。

后天性上斜肌麻痹：①后天性上斜肌不全麻痹应以病因治疗为主，经多次详细检查未查出确切病因者先行神经营养治疗。②病因清楚、病情稳定 6 个月后仍有斜视者，应行手术治疗。手术应以矫正正前方及前下方眼位并恢复双眼单视为主要目标。③三棱镜矫正对小度数垂直斜视（一般＜10°）有较好的矫正效果，但对旋转眼位无帮助。

获得性动眼神经麻痹：①对病因明确者应首先进行病因治疗，未查出明显病因者行神经营养治疗。②病因清楚、病情稳定 6 个月后仍有斜视者应行手术治疗，但手术不能改善运动功能。为矫正大度数外斜视，常需外直肌超常后徙联合内直肌截腱术。③由于动眼神经累及眼外肌多，手术效果较差，上转运动严重受限时，上睑下垂矫正手术应慎重。

特殊类型斜视

（一）分离性垂直斜视

【概念】

DVD 的发病机制不明，主要特点为不遵循眼球运动 Hering 法则。

【临床表现】

交替遮盖时被遮眼缓慢上转（常称为上漂）合并外旋，去遮盖后眼位缓慢回到注视位合并内旋（图 6-4-7）。有些患者精神不集中时即可出现以上表现。看远时容易暴露。多数患者合并眼球震颤和弱视。常合并先天性内斜视。可以合并下斜肌亢进。分离性垂直斜视常为双眼发病，可以为对称性，但更多的情况表现为非对称性，也可有单眼性 DVD。

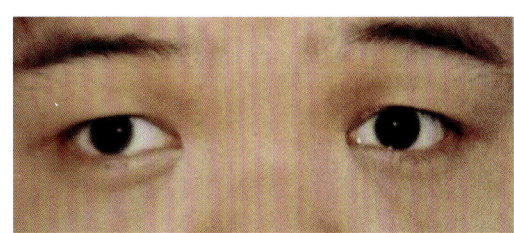
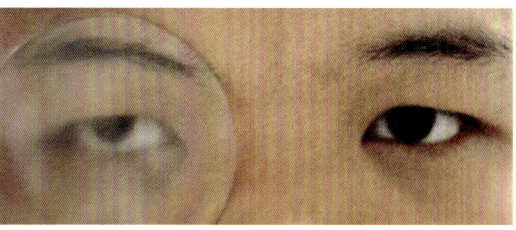

图 6-4-7　DVD 的临床表现

【诊断】

①注视远目标时，交替遮盖观察是否存在交替上漂现象。②头位侧转交替遮盖时也有交替上漂现象，是与单纯双眼下斜肌亢进鉴别的要点。③用不同密度滤光片组成的串镜做歪头试验，被遮眼随滤光片的密度增高，眼位上漂，当滤光片密度减低时，上斜眼回落，甚至超过注视位呈低位，则为歪头试验阳性。④没有条件时可不做③检查，有①和②存在即可诊断。

【治疗】

平时无明显交替上斜现象，只在检查时暴露者可保守治疗。如患者合并屈光不正，在配戴眼镜时可以用光学手段转换注视眼，即让眼位上漂明显的眼转为注视眼，达到抑制或减少该眼上漂的目的。

不合并下斜肌亢进者以减弱上直肌为主，对上漂现象明显者，上直肌退后＜7 mm时效果不显著。也可以行上直肌后徙联合后固定缝线术。

合并下斜肌亢进者行下斜肌转位术，即将下斜肌断端固定在下直肌附着点颞侧。

DVD合并水平斜视者在矫正DVD的同时予以矫正，但需提醒的是一眼同次手术不能超过两条直肌。

（二）眼球后退综合征

【概念】

眼球后退综合征可以由肌肉纤维化或肌肉异常所引起，也可由内外直肌神经异常支配所引起。临床上以眼球运动受限、眼球后退和异常头位为主要特征。

【临床表现】

眼球后退综合征临床上分为3型。Ⅰ型：受累眼外转受限、内转无明显限制，可合并内斜视。Ⅱ型：受累眼内转受限、外转无明显限制，可合并外斜视。Ⅲ型：受累眼内、外转均受限，可无斜视或合并内斜视或外斜视。

多数患者均有外转受限，外转时睑裂开大。内转时眼球后退、睑裂变小，常合并眼球上射和（或）下射现象。

常有明显代偿头位。多数患者保持较好的双眼单视功能，很少发生弱视。可以为双眼发病，但多数为单眼，且临床发现左眼为好发眼。

【诊断】

受累眼有明显的外展限制，内转时睑裂明显缩小、眼球后退。有明显代偿头位。被动牵拉试验阳性。

【治疗】

第一眼位无明显斜视和代偿头位者无特殊治疗。

对有明显代偿头位和第一眼位有斜视者应手术治疗。手术仅限于改善眼位和代偿头位，而对恢复眼球运动无帮助。手术以减弱术为主，禁忌加强手术，否则术后会加剧眼球后退。

(三)先天性眼外肌纤维化

【概念】

先天性眼外肌纤维化(图6-4-8)为一种临床上少见的先天性静止性限制性眼外肌运动障碍伴上睑下垂。为家族遗传性,可为常染色体显性或隐性遗传,也可为散发病例。眼外肌的组织学检查可见眼外肌肌纤维被纤维化组织所取代。

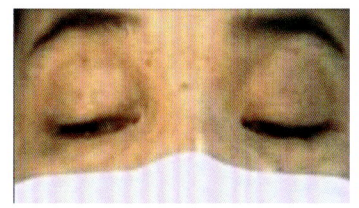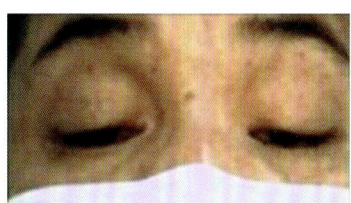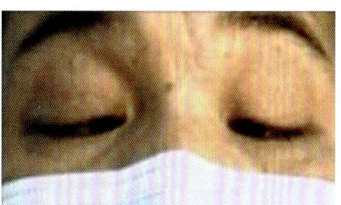

图6-4-8 先天性眼外肌纤维化家系

【临床表现】

双眼严重上睑下垂。典型病例为单眼或双眼固定在内下斜位,眼球不能运动,企图上转或向任何一侧注视时可见异常集合运动。下颌明显上抬。有些病例表现为固定性外斜视或固定性上斜视。

【诊断】

根据家族史判断为遗传性或散发病例。视诊有上述临床表现。被动牵拉试验阳性。

【治疗】

治疗以手术为主,但疗效很难令人满意。

手术目的是改善眼位和头位。

有些患者可以考虑适当矫正上睑下垂,以暴露瞳孔、改善头位为目的。由于没有Bell现象,为避免引起术后的暴露性眼病,手术应欠矫。

【预防】

屈光参差和(或)远视眼是儿童发生内斜视的高危因素,且这种风险随着远视度数增加而增加,除了早产、出生体重低、阿普加评分低、颅面或染色体异常、胚胎期有酒精接触史、有斜视家族史等因素外,美国眼科学会发布的2017年版眼科临床指南(preferred practice pattern,PPP)明确了胚胎期母亲吸烟也是内斜视的危险因素。外斜视则与早产、围产期疾病、遗传性疾病、产前不良环境(如母亲滥用药品和吸烟)、斜视家族史、女性、眼部散光和屈光参差等相关。2017年版PPP明确将近视眼加入到外斜视的危险因素中,预防近视眼和控制近视眼发展可降低外斜视发生的风险。虽然孕龄和出生体重与早产儿斜视的发生高度相关,但最新研究发现,斜视风险的明显增加与极低出生体重(<2000 g)相关,而与孕龄无关。临床积极进行产前宣教,减少或消除危险因素,尽早诊断和治疗屈光不正,可有效减少斜视的发生。此外,斜视具有家庭聚集性,已在部分家庭获得孟德尔遗传类型证据。

科 普

近年来，斜视对儿童生活质量的影响越来越受到重视，2017年版PPP中"未治疗的斜视儿童双眼视功能下降和社会交往受损，从而可能影响其社会交往和生活质量"，强调了斜视对社会交往和生活质量的影响。因此，儿童的心理和社会交往受到影响也是斜视的手术指征之一。

斜视儿童即使在初始治疗时获得良好眼位，也仍然处于发生弱视、丧失双眼视功能和斜视复发的高度危险中，必须定期随访。随访时间取决于斜视的类型、眼位和是否合并弱视。内斜视儿童，若眼位恢复良好且无弱视，可每4～6个月随访1次；若合并单眼弱视，建议每3个月随访1次；重度弱视建议每月随访。间歇性外斜视儿童，若融合控制情况良好且无弱视，可以每6～12个月随访1次。随访的内容包括视力、眼位和屈光状态。根据屈光状态变化决定是否调换眼镜，调换眼镜时应满足视力和眼位正常的要求。复发的斜视或连续性斜视对眼镜、遮盖疗法或药物治疗均无反应，若斜视度数足够大，可建议再次行斜视矫正手术。

第五节 眼球震颤

【概念】

眼球震颤为一种有节律的不自主眼球摆动，是中枢神经系统、眼外肌、视觉系统和内耳迷路疾病的常见体征。按其震颤节律分为冲动型和钟摆型两类。前者有快、慢相的差别，后者无快、慢相的差别。按其震颤形式分为水平性、垂直性、旋转性和混合性4型。眼球震颤又可分为生理性和病理性2大类。后者按发病时间分为先天性眼球震颤和后天性眼球震颤2型。根据病变发生部位可以分为传入性（知觉性）和传出性（运动性）眼球震颤。知觉性眼球震颤主要是由视力损害或丧失引起的，如矿工性眼球震颤。运动性眼球震颤的损害部位位于大脑额叶至眼外肌的传出通路上，如先天性特发性眼球震颤。眼球震颤又分为显性和隐性2种情况。隐性眼球震颤为两眼无遮盖时没有眼球震颤，当遮盖一眼时未遮盖眼显示眼球震颤，原因不明。显性震颤和隐性震颤可以合并存在。

【临床表现】

（1）生理性眼球震颤

发生于正常眼，如两眼极度向侧方注视时的终位性眼球震颤，采用旋转、冷热、注视黑白条纹转鼓或其他刺激所诱发的眼球震颤。

（2）先天性眼球震颤（先天性者无症状）

婴儿型眼球震颤：生后即发现眼球震颤，且终生不变。双眼多见，极个别为单眼。部分患儿常以侧头视物为主诉。生后2～3个月发病者，有大的钟摆型眼球运动；到4～6个月时又有小的钟摆型眼球运动；6～12个月时出现冲动型眼球震颤和零点征（双眼处于眼球震颤最轻或完全消失位置，即为零点位或称中间带）。常为水平摆动性，偶为斜向性、旋转性或混合性。震颤的频率较高，可伴有点头动作，可发生代偿性头位异常，面部总是转向快相侧，双眼转向慢相侧而形成慢相侧的侧视现象，是为了使双眼处于眼震的零点位。除特发性眼球震颤外，常伴有白化病、无虹膜、Leber先天性黑矇、双侧先天性白内障、视神经或黄斑病变。

隐性眼球震颤：隐性眼球震颤为双眼睁开时无眼球震颤，遮盖一眼后可诱发双眼眼球震颤，震颤为冲动型，快相指向注视眼一侧。多合并斜视或弱视。显性眼球震颤常发生于一眼有斜视或视力下降的儿童中，为双眼睁开时非注视眼或视力差的一眼起到遮盖眼的作用，因此仅用一眼注视，就出现眼球震颤。快相指向注视眼一侧。

眼球震颤阻滞综合征：为先天性冲动型眼球震颤合并内斜视。婴儿早期出现眼球震颤时，采取注视眼内斜视来减轻或消除眼球震颤。

（3）后天性眼球震颤

视力严重丧失，可由致密的白内障、外伤、锥体营养不良所引起，表现为单眼及双眼眼球震颤。可见于中毒及代谢性疾病，如酒精、锂、巴比妥酸盐、苯妥英钠、水杨酸盐及其他抗惊厥或镇静药中毒，也可见于维生素B_1缺乏及神经系统疾病，如丘脑出血、肿瘤、卒中、外伤、多发性硬化等。有以下几种类型。

跷跷板型：为一眼向上向内，另一眼向下向外。最常见于累及视交叉和（或）第三脑室的病变。可由于侧脑室肿物导致双颞侧偏盲。先天性者罕见。

集合退缩型：当患者向上注视时，眼球出现集合运动，伴有眼球退缩入眶内。患者向上注视受限、眼睑退缩，以及无反应的瞳孔散大。可有视盘水肿。常由松果体肿瘤或其他中脑异常所致。

上跳型：眼球震颤的快相向上。当眼球震颤出现在原位时，病变最常见于脑干或小脑蚓部。当眼球震颤只在向上注视位发生时，最可能的病因是药物作用。

下跳型：眼球震颤的快相向下。最常见的病变位于脑干下端、颈髓交界处，如基底压迹综合征。

回跃型：由改变注视方向所触发。快相向着注视方向，但当持续注视发生疲劳时，快相会改变方向。当注视回复到原位时，快相运动在眼球回复原位的方向增加。最常见的病变位于小脑。

凝视诱发型：向前注视时不出现眼球震颤，但当双眼向侧方注视时出现。向眼球震颤快相方向注视时震颤幅度增加。眼球震颤的频率较低。最常见的原因是酒精中毒、应用镇静剂、小脑及脑干病变。

周期性交替型：眼球震颤快相向一个方向持续60～90秒，伴有头转向，然后转向相反方向持续60～90秒。如此周而复始。可能是先天性的，少见的情况是盲的结果。除盲之外，获得性眼球震颤可能是由颈髓交界处病变所引起。

前庭型：为水平或水平旋转性眼球震颤。可伴有眩晕、耳鸣或耳聋。可能由前庭终末器官（内耳疾病）、第Ⅷ脑神经或脑干中第Ⅷ脑神经核的病变而引起。结构破坏性病变产生的眼球震颤快相背向受累的终末器官，刺激性病变产生的眼球震颤快相向着受累的终末器官。前庭型眼球震颤与基质角膜炎相关时称为 Cogan 综合征。

【诊断】

病史注意发病年龄，有无点头症状，有无眼部和全身异常，有无滥用药物及嗜酒史，有无眼球震颤、白化病家族史。

全面眼部检查：观察眼球运动，检查虹膜透照除外白化病，有无视神经和黄斑部疾病。确定有无面部转动的代偿头位及面部转动的角度，观察眼球震颤有无零点位及其方向。对跷跷板型眼球震颤患者应做视野检查。

如果婴儿型眼球震颤的诊断难以确定，可做眼球运动的电生理检查。

可做与药物、中毒、饮食因素相关的尿液或血清学检查。

必要时进行头颅部 CT 或 MRI 影像学检查，以排除器质性病变。

【治疗】

婴儿型眼球震颤：①矫正屈光不正，尽量提高视力；②应用增视疗法提高视力；③对于小角度的面部转动代偿头位，配戴三棱镜，其基底朝向与面部转动相反；④对于大角度的面部转动代偿头位，而且固定在一定的方向时，可行眼肌手术，将零点位所在一侧的水平直肌后退，其对侧水平直肌缩短，使零点位转移到正前方。

隐性眼球震颤：①矫正屈光不正，尽量提高视力；②应用增视疗法弱视者，应提高视力；③如果伴有斜视并有症状时，可考虑眼肌手术。

眼球震颤阻滞综合征：对于大角度的面部转动代偿头位，一般采用手术矫正内斜视。

后天性眼球震颤：①必须找出原发病因。②对于定期交替性眼球震颤，口服巴氯芬片，每日 3 次，开始时为每日 15 mg，以后每 3 日增加 15 mg，直到有理想的治疗效果，但每日不能超过 80 mg；如果达到最大耐受剂量时仍无疗效，应逐渐减量直至停用。儿童不宜服用。③严重功能丧失性眼球震颤可以进行球后注射肉毒毒素治疗。

【预防】

先天性眼球震颤无法预防，而后天性眼球震颤可以采取适当的措施，预防外伤或药物中毒的发生。有眼球震颤家族史的人群，应及早注意眼部检查，定期查体进行视力测量，儿童及青壮年患者最好半年做 1 次眼底检查，而老年人及"二高"人群 3 个月就需要检查 1 次。避免长时间使用电脑或手机造成眼部疲劳，可以适当做眼保健操等眼部按摩。多吃新鲜的水果蔬菜，补充维生素 A 等，促进眼部的新陈代谢。

科 普

眼球震颤是眼科较为常见的疑难疾病之一,其病因不详、临床表现复杂、严重危害视力及视功能,发病率为 1/20000～1/350。不同类型的眼球震颤,其临床表现、治疗方式及预后均不同。患者视力一般为 0.1 或者不到 0.1,眼球震颤的最大危害是导致患者视力减退,患者无法进行正常的生活、学习,对婚姻、家庭影响巨大,部分患者难以参加某些对视力有特殊要求的活动或从事某些职业,如驾车等。眼球震颤常合并全身疾病或其他眼病,治疗较为棘手。眼球震颤的治疗不能完全根除,通过手术治疗仅能降低眼球震颤的幅度、频率,因此需要早发现、早治疗,长期治疗并按时复查。

第七章 全身疾病相关眼病的防治

很多眼病与全身性疾病息息相关，包括高血压、糖尿病、各类风湿性疾病及部分遗传性疾病等，常见的是高血压性视网膜病变、糖尿病性视网膜病变（详见第四章相关内容）及甲状腺相关性眼病等。

第一节 甲状腺相关性眼病

【概念】

甲状腺相关性眼病是与甲状腺功能异常密切相关的一种器官特异性自身免疫性疾病，为甲状腺疾病常见的甲状腺外表现。

【临床表现】

眼睑征：眼睑肿胀、眼睑退缩、上眼睑迟落和瞬目反射减少，其中以眼睑退缩和上眼睑迟落为特征性表现。

眼球突出。

复视及眼球运动障碍：受累肌肉以下直肌、上直肌和内直肌多见，外直肌受累较少。病变晚期由于眼外肌纤维化，可使眼球固定在某一眼位。

结膜和角膜病变：结膜充血水肿，角膜可发生暴露性角膜炎、角膜溃疡。

视网膜和视神经病变：眶内组织水肿压迫，可导致压迫性视网膜和视神经病变发生。患者表现为视力降低，视野缺损；眼底可见视盘水肿或苍白，视网膜静脉迂曲扩张，视网膜水肿、渗出。

【诊断】

眼部表现：眼球过度突出、眼睑退缩、睑裂增宽、眼位偏斜，严重的出现眼睑闭合不全、角膜溃烂、视力严重下降等。

检查：甲状腺激素水平（T_3、T_4、FT_3、FT_4）和促甲状腺激素，以及眼眶影像学CT、MRI等检查结果即可确定诊断。

【治疗】

全身治疗：主要针对甲状腺功能异常。

眼部治疗：主要针对暴露性角膜炎、压迫性视神经病变和严重充血性眼眶病变。主要的治疗措施包括糖皮质激素治疗、免疫抑制剂治疗、放射治疗和手术治疗。①复视可试用棱镜矫正。②暴露性角膜炎：可夜间遮盖睑裂，滴用润滑性滴眼液；必要时可行睑缘缝合术。③眼眶减压术：在眼眶病变的急性期，若发生明显视功能受损时行眼眶减压术。在疾病稳定期，可根据美容需要，行眶部减压以改善眼球突出，以及斜视矫正术和眼睑手术。

【预防】

鉴于甲状腺相关性眼病病因不完全明了，目前还没有特异而有效的预防方法。但建立良好的生活习惯对预防疾病发生或避免疾病进一步加重有益处。

调整甲状腺激素水平，使其维持在正常范围，药物不能突然减量或加量。

适当锻炼，增强免疫力，合理膳食，三餐规律，清淡饮食，禁止吸烟，生活起居规律，避免用眼过度，不要长时间使用电脑或看电视。

避免接触大剂量辐射，减少感染的发生。

戴墨镜以防强光刺激、防风、防尘、眼罩的使用、睡觉前不要大量喝水、夜间高枕卧位、低盐饮食、戒烟戒酒等。睡眠时头高位，睑裂闭合不全者需涂眼膏或湿房保护等。

科　普

有甲状腺相关性眼病一定患有甲状腺功能亢进症吗？

有甲状腺相关性眼病者不一定患有甲状腺功能亢进症。甲状腺相关的眼病可以是甲状腺疾病的一部分，也可以是独立的器官特异性自身免疫系统的"缺失"。

虽然习惯上称为甲状腺相关性眼病，但实际上甲状腺相关性眼病和甲状腺功能亢进症两种疾病可以同时发生，也可以单独存在。

通常情况下，很多患有此病的患者大都会有眼部的症状而没有甲状腺功能亢进症的症状，如突眼、眼睑退缩和上眼睑迟落也就是通常所说的"闭不上眼睛"，同时还有可能出现复视、视力下降等。也有部分患者同时患有这两种疾病。因此，大多数人在发现甲状腺功能异常几个月后出现眼部病变，即使有些患者发生眼病时缺乏甲状腺功能异常的客观表现，如果经过仔细的评价、密切的随诊和敏感的甲状腺功能检查，90%以上的患者在随诊中发现有甲状腺功能异常。

经临床治疗，有的患者随着甲状腺功能亢进症好转，眼球突出可见好转，有的患者治疗后甲状腺功能亢进症好转，眼球突出反而加剧。

第二节 眼睑带状疱疹

【概念】

眼睑带状疱疹是一种较严重的眼睑病,由水痘-带状疱疹病毒感染引起。多见于中、老年患者。治愈后极少复发,为终身免疫。

【病因】

眼睑带状疱疹为三叉神经半月神经节或其某一主支发生急性病毒感染而致。但其侵犯机制尚未完全明了,常发生在体弱老年人。带状疱疹按病因分为流行型(病毒性)和症状型两类。前者可能是水痘病毒类型感染而引起,后者则为症状性带状疱疹。

【临床表现】

发病前有轻重不同的前驱症状,如寒战、恶心等全身不适,数日后在病区出现剧烈的神经疼痛,且有怕光、流泪、皮肤红肿等症状。

发病后眼睑皮肤上形成群集性透明小水疱,呈带状排列。

眼睑皮肤群聚性带状排列之疱疹,一般出现在三叉神经第一支(眼神经)分布区,遍及前额及上睑、下睑颜面部及上唇皮肤等部位,不越过前额中线。

神经痛可持续1~2个月,有时数年才消失,愈后遗留感觉迟钝麻木。

疱疹常有累及角膜出现知觉减退、视力减退、角膜基质混浊,甚至形成角膜溃疡、虹膜睫状体炎症、继发青光眼等。

【诊断】

疱疹出现前可有怕光、流泪,剧烈疼痛沿神经分布,局部皮肤红肿及全身不适等症状。

单侧三叉神经第一支和(或)第二支分布区出现成簇疱疹,不超过颜面中线。

疱疹大小不一,呈带状排列,初为无色透明,继则混浊化脓,约2周后结痂脱落,留有瘢痕或色素沉着。累及眼球出现结膜炎、角膜炎、虹膜睫状体炎等。

【治疗】

尽早使用抗病毒药物,需皮肤科行全身及局部抗病毒等治疗。

并发角膜炎或虹膜睫状体炎者,可用1%阿托品液散瞳,以防虹膜后粘连;局部点用抗生素、抗病毒滴眼液及营养角膜的滴眼液等。

使用激素类药物及镇痛药等,口服泼尼松,疼痛减轻后减量,疼痛剧烈者可服复方阿司匹林、止痛片和吲哚美辛等,有一定疗效。

提高机体抵抗力,注意休息、不熬夜等。

第三节　全身免疫异常相关疾病

干燥综合征

【概念】

干燥综合征是一种累及唾液腺和泪腺的自身免疫性疾病,也可有多器官、多系统受累。

【临床表现】

眼部表现:眼干、少泪、眼疲劳、视力模糊、畏光等不适。部分患者可出现睑缘炎、疱疹性角膜炎、感染性结膜炎、葡萄膜炎等,严重者可致角膜溃疡,甚至穿孔、失明。

系统表现:除口、眼干燥表现外,患者还可出现全身症状,如乏力、低热等。约有2/3患者出现系统损害。①皮肤:可出现过敏性紫癜样皮疹,多见于下肢,为米粒大小、边界清楚的红丘疹,压之不褪色,分批出现。每批持续时间约为10天,可自行消退而遗留褐色色素沉着。②关节痛较为常见,多不出现关节结构的破坏。③肾:约半数患者有肾损害,主要累及远端肾小管,可出现肾小管酸中毒。小部分患者出现较明显的肾小球损害,临床表现为大量蛋白尿、低白蛋白血症,甚至肾功能不全。④肺:大部分患者无呼吸道症状。轻度受累者出现干咳,重者出现气短。肺部的主要病理为间质性病变,另有小部分患者出现肺动脉高压。有肺纤维化及重度肺动脉高压者预后不佳。⑤消化系统:出现萎缩性胃炎、胃酸减少、消化不良等非特异性症状,患者可有肝脏损害。⑥神经系统:少数累及神经系统。以周围神经损害多见。⑦血液系统:可出现白细胞计数减少和(或)血小板减少,血小板减少严重者可出现出血现象。淋巴肿瘤的发生率远远高于正常人群。

【诊断标准】

目前公认的诊断标准是《2002年修订的干燥综合征国际分类(诊断)标准》,干燥综合征分类标准的项目具体如下。

(1)口腔症状:3项中有1项或1项以上。①每日感到口干持续3个月以上;②成年后腮腺反复或持续肿大;③吞咽干性食物时需用水帮助。

(2)眼部症状:3项中有1项或1项以上。①每日感到不能忍受的眼干持续3个月以上;②有反复的砂子进眼或砂磨感觉;③每日需用人工泪液3次或3次以上。

(3)眼部体征:下述检查任1项或1项以上阳性。①Schirmer I 试验(+),基础泪液分泌试验(Schirmer I 试验)< 10 mm/min。检查方法:取5 mm×35 mm的试纸,一端反折5 mm,置入被测眼下结膜囊的中外1/3交界处,另一端自然下垂,嘱被检者向下看或轻轻闭眼,5分钟后取出试纸并读取湿润长度。②角膜染色(+),提示角膜上皮细胞的完整性被破坏。检查方法:下睑角膜滴入荧光素钠或使用荧光素染色试纸条,裂隙灯选择钴蓝滤光片观察角膜。荧光素染色采用12分评分法:将角膜分为4个象限,每个象限0~3分;无角膜

染色为 0 分；1～30 个点状着色为 1 分；>30 个点状着色但染色未融合为 2 分；出现角膜点状着色融合、丝状物及溃疡等为 3 分。

（4）组织学检查：下唇腺病理示淋巴细胞灶。

（5）唾液腺受损：下述检查任 1 项或 1 项以上阳性。①唾液流率（+）；②腮腺造影（+）；③唾液腺同位素检查（+）。

（6）自身抗体：抗 SSA 或抗 SSB（+）（双扩散法）。

【诊断】

原发性干燥综合征：无任何潜在疾病的情况下，有下述 2 条则可诊断。①符合诊断标准条目 4 项或 4 项以上，但必须含有组织学检查（条目 4）和（或）自身抗体（条目 6）；②诊断标准中条目 3、4、5、6 这 4 项中任意 3 项阳性。

继发性干燥综合征：患者有潜在的疾病（如任一结缔组织病），而符合诊断标准条目中的 1 和 2 两项中任意 1 项，同时符合条目 3、4、5 这 3 项中任意 2 项。

上述诊断必须除外颈及头面部放疗史、丙肝病毒感染、获得性免疫缺陷综合征、淋巴瘤、结节病、移植物抗宿主病（GVHD）、抗乙酰胆碱药的使用（如阿托品、莨菪碱、溴丙胺太林或颠茄等）等情况。

【治疗】

本病目前尚无根治方法。主要是采取措施改善症状，控制和延缓因免疫反应而引起的组织器官损害的进展及继发性感染。

改善症状。①减轻口干症状，保持口腔清洁，勤漱口，减少龋齿和口腔继发感染的可能。②干燥性角、结膜炎可给予人工泪液滴眼，以减轻眼干症状，并预防角膜损伤。③肌肉、关节痛者可用非甾体抗炎药及羟氯喹。

系统损害者应根据受损器官及严重程度进行相应治疗。

对合并神经系统疾病、肾小球肾炎、肺间质性病变、肝脏损害、血细胞低下，尤其是血小板低、肌炎等则要给予肾上腺皮质激素，剂量与其他结缔组织病治疗用法相同。对于病情进展迅速者可合用免疫抑制剂，如环磷酰胺、硫唑嘌呤等。出现恶性淋巴瘤者宜积极、及时地进行联合化疗。

白塞综合征

【概念】

白塞综合征是一种影响全身多器官的自身炎症性疾病，曾被称为眼、口、生殖器综合征。主要特征为慢性、全身性、血管炎性。本病常累及双眼，同时或先后发病，多发于中青年，平均发病年龄约 30 岁。50% 患者表现为眼炎，双眼均可累及，1/3 患者以眼部病变为首发症状。

【临床表现】

白塞综合征较典型的临床表现具体如下。

反复口腔溃疡：较为常见且必须具备的表现，白塞综合征患者可在 1 年中反复发作口腔溃疡，且＞3 个月。

外阴部溃疡：白塞综合征患者在生殖器周围或肛周，均会出现溃疡，是较特异的表现。

皮肤表现：如皮肤的结节红斑、痤疮样皮疹，即白塞综合征患者在背部、四肢可出现痤疮样的皮疹，是较特异的表现。

眼部改变：白塞综合征是一个动静脉的血管炎，可出现视力下降等眼部表现。

【诊断】

目前尚无确定的实验室诊断方法，主要根据临床体征进行诊断，阳性体征越多诊断越可靠。

【治疗】

糖皮质激素局部给药，如地塞米松、泼尼松龙均可用于眼前段炎症患者，严重的炎症应给予滴眼剂频繁点眼。此外应给予睫状肌麻痹剂滴眼以减轻炎症反应。

应用免疫抑制剂，如环磷酰胺、硫唑嘌呤、环孢素等。对于上述药物治疗无效者可使用生物制剂（如 α - 干扰素）。

中药对于白塞综合征有一定的治疗作用，但需根据中药辨证合理用药。

科 普

> 白塞综合征是一种慢性的自身免疫性疾病，无法彻底治愈，但是能够控制得很好。在使用激素、免疫抑制剂，包括生物制剂等药物之后，如果白塞综合征患者病情控制得好，是能够达到完全缓解的。所谓的完全缓解，就是它的临床表现（如肠道、眼睛、神经系统、血管表现等）都可以得到完全控制和缓解，炎症指标也可以完全正常。但这种情况下，不能叫彻底治愈，因为白塞综合征还是有复发的风险的，我们只能叫临床缓解。这些患者虽然达到缓解之后可以停药，但也需要长期监测、随访。

强直性脊柱炎

【概念】

强直性脊柱炎是一种以累及脊柱、关节韧带和肌腱为主要表现的慢性炎症性风湿病。眼部是强直性脊柱炎常见的关节外受累部位，而葡萄膜炎是眼部受累中最为常见的。这可能和葡萄膜的组织结构特点有关。

【临床表现】

强直性脊柱炎引起的葡萄膜炎通常有以下特点。

强直性脊柱炎患者出现前葡萄膜炎时一般先累及单眼，单眼反复发作后常累及对侧。绝大多数患者双眼都有受累，但往往双眼交替发作，很少同时发作。

绝大多数患者具有复发史，80%患者复发间隔时间为半年以上。

绝大多数葡萄膜炎发生于关节炎之后，但大多数患者出现葡萄膜炎时并不知道自己此时已患有强直性脊柱炎。

葡萄膜炎的发生和强直性脊柱炎病情活动并没有相关性，关节症状加重不一定会伴有眼炎发作。

葡萄膜炎一般持续时间为4～8周，多数患者视力预后良好，但反复发作或治疗不及时可致视力障碍。

【诊断】

影像学检查是诊断强直性脊柱炎的关键，联合临床表现可以诊断原发病。结合眼部葡萄膜炎的临床表现可以确诊。

【治疗】

局部治疗：①散瞳：止痛、促进渗出吸收和避免虹膜后粘连；②局部抗炎：局部糖皮质激素治疗和（或）非甾体抗炎药治疗。

全身治疗：应用糖皮质激素、免疫抑制剂、其他抗炎药等积极治疗原发病。

第八章 眼外伤与眼科急重症的紧急救治与转诊

眼科急症检查和眼科普通病例检查内容一样，包括病史采集、视功能检查及体征的发现和认识。许多视功能检查均基于患者提供的可靠信息，如视力、视野、色觉检查等。此外，还要细心收集与眼科急症相关的资料，以期对疾病做出正确的诊断与处理。

病史采集是眼科急症诊断中极为重要的资料，大多数病例根据病史即可做出初步诊断，为进一步眼科检查和必要的实验室检查提供线索和依据。因此，必须认真听取患者的主诉，并进行简明扼要的问诊和记录。尤其应注意个人情况，如年龄、职业、工作环境和条件等与本次发病的关系。如急性闭角型青光眼多见于50岁以上的妇女，常发生于情绪激动之后；而眼外伤多见于青少年或壮年男性，常与一定的职业环境和工作条件密切相关。因此，确切的病史有助于眼科急症的诊断、鉴别诊断，乃至治疗措施的选择。但在某种紧急情况下，如化学烧伤患者，则应在简要问诊的同时，迅速重点进行眼科检查，并采取相应的抢救措施，如及时用生理盐水充分冲洗结膜囊，彻底清除结膜囊内残留的化学物质等。然后再详细询问病史，并记录在案，以免延误抢救时机。

根据眼科急症特征，应注意以下3个方面。①视力障碍，如看远或看近模糊不清，眼前出现黑影、视物变形、变小、变色、复视、视野缩小或缺损等；②感觉异常，如畏光、痒、疼痛、异物感等；③外观异常，如肿胀、充血、出血、分泌物、流泪、眼球突出、眼位偏斜等。

眼科急症的社区抢救与转诊可根据患者病情分级进行。

Ⅰ级：指的是病情危急，需要分秒必争地进行抢救的眼科急症，必须在接诊后，在社康立即处理后转诊，包括：①眼部酸碱化学烧伤，社康应进行初步的清洗后转诊；②视网膜中央动脉阻塞，社康可根据情况让患者服用扩张血管药物后转诊。

Ⅱ级：指的是病情紧急，如不尽快处理，会出现或加重感染，或可导致永久性眼球结构和功能损伤的眼科急症，建议在接诊后10分钟内尽快处理者，包括：①绿脓杆菌性角膜溃疡，社康可给予患者抗生素滴眼液后转诊；②急性闭角型青光眼，社康可给予初步降眼压治疗后转诊；③眼球穿通伤、挫裂伤或眼内异物及角膜溃疡穿孔的患者，社康可根据自身条件，对患者进行初步处理后转诊。

Ⅲ级：指的是近期发病且病情严重，如不及时处理将出现预后不良的眼科疾病，建议在接诊后30分钟内处理者，包括：①眶蜂窝织炎；②化脓性眼内炎；③急性葡萄膜炎；④急性视神经炎。社康可根据自身条件，对患者进行初步处理后转诊。

Ⅳ级：指在3天内发生或明显加重，患者症状明显，需要及时处理的眼科疾病，建议在接诊后4小时内处理者，包括：①角膜或结膜擦伤；②角膜或结膜异物；③紫外线辐射性角膜炎；④眼部热烧伤；⑤眼球钝挫伤；⑥眼附属器机械性损伤。社康可根据自身条件，初步处理后转诊。

第一节　眼球穿通伤

【概念】

异物碎屑或锐器等致伤眼球会引起眼球穿通伤，所以，眼球穿通伤是眼内异物诊断的重要依据。眼球穿通伤为眼科临床上的急重症。

【临床表现】

通常根据伤口部位，将眼球穿通伤分为角膜穿通伤、角巩膜穿通伤和巩膜穿通伤3类。每种可因致伤物的大小、形态、性质、穿入眼球的深度和部位造成多种组织损伤。

角膜穿通伤：临床上较常见，伤口位于角膜，伤后遗留角膜白斑。伤口较小时，常自行闭合，检查仅见点状混浊或白色条纹。大的伤口常伴有虹膜脱出、嵌顿、前房变浅，此时可有明显的眼痛、流泪等刺激征。致伤物刺入较深可引起晶状体囊穿孔或破裂，出现局限的晶状体混浊，甚至晶状体破裂，晶状体皮质嵌顿于伤口或脱出。

角巩膜穿通伤：伤口累及角膜和巩膜，可引起虹膜睫状体、晶状体和玻璃体的损伤、脱出及眼内出血，伴有明显的眼痛等刺激征（图8-1-1）。

巩膜穿孔伤：较少见。较小的巩膜伤口容易被忽略，穿孔处可能仅见结膜下出血。大的伤口常伴有脉络膜、玻璃体和视网膜损伤及玻璃体积血。损伤黄斑部会造成永久性中心视力丧失（图8-1-2）。

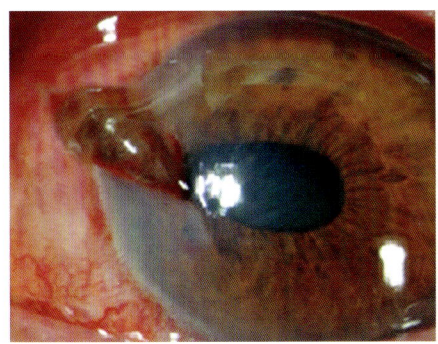
图 8-1-1　角巩膜穿通伤

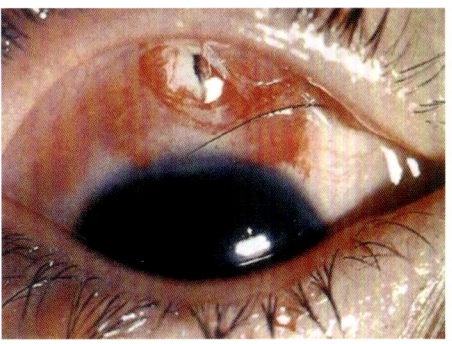
图 8-1-2　巩膜穿通伤

【诊断】

有锐器刺伤或异物碎屑射伤史。

伤后畏光、流泪或伴流热泪、疼痛等刺激症状。

球结膜睫状充血或混合充血或球结膜局部出血，可查见伤口。

角膜、角巩缘或巩膜可见伤口；角膜有时只见全层斑点或线条状混浊；有时可见虹膜或睫状体脱出、嵌顿于伤口或玻璃体脱出。

穿通伤可有虹膜穿孔或晶状体混浊，角巩缘穿通伤伴虹膜脱出或嵌顿时可有瞳孔偏移变形。

前房深度改变。角膜或角巩缘穿通伤前房常变浅或消失，可伴前房积血；巩膜穿通伤前房常变深。

可有外伤性虹膜睫状体炎或葡萄膜炎征象，如合并眼内感染，可见前房积脓或玻璃体呈灰黄色脓性混浊。

了解有无眼内异物优先选择眼眶 CT 检查（图 8-1-3），对于闭合伤口可行 B 超检查。UBM 检查可用于如前房角、睫状体区异物的检查，但不适合新鲜伤口。

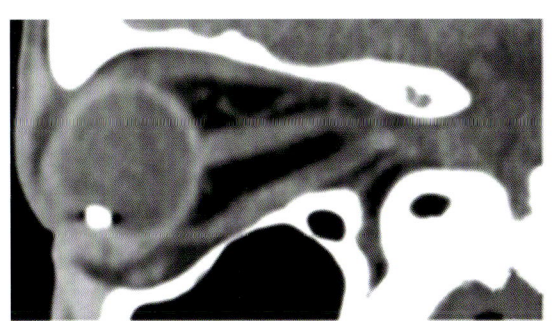
图 8-1-3　眼内金属异物 CT 检查

直接、间接检眼镜、前置镜检查，部分患者可能有玻璃体混浊或局部积血，部分眼内异物在玻璃体清晰的情况下可能查见。

眼压降低或正常。

【治疗】

急诊治疗：按急诊处理，争取在伤后 24 小时内进行手术缝合伤口，如采取非手术治疗或因故不能在第一时间内手术治疗，应做好清创处理，结膜下注射广谱抗生素，轻轻加压包盖双眼，有开放伤口者，结膜囊内不能涂抗生素眼膏。

非手术治疗：适用于伤口长在 3 mm 内的眼球壁线状伤口，创口对合好、无眼内容物嵌顿伤口、前房已形成、伤口无渗漏。清创后球结膜下注射广谱抗生素，双眼加压包扎 3～5 日，改单眼包扎至 7 日，伤口前 5 日全身及局部应用广谱抗生素治疗，如无禁忌证可适当应用皮质类固醇。有出血可能者，于伤后 1～2 日用止血药。

瞳孔控制剂的应用：伤口在角膜中央者应充分散瞳，伤口在角膜周边部者，宜用缩瞳剂。

手术缝合伤口：凡不符合非手术治疗条件的伤口，应尽快做显微手术细致缝合伤口。①眼内手术前常规消毒、麻醉、吊线开睑或开睑器开睑，再用抗生素溶液小心冲洗结膜囊。②缝线牵引直肌固定眼球。③缝合创口，新鲜整齐线状角膜伤口用 10-0 尼龙线连续缝合（图 8-1-4），不规则创口、晚期角膜创口间断缝合，术中应用粘弹剂可减少并发症。巩膜创口用 6-0 丝线间断缝合，不宜用可吸收缝线。对锯齿缘以后的巩膜创口，酌情加硅胶块巩膜外垫压，可预防继发性视网膜脱离。横跨角巩膜缘区的伤口，先缝合角巩缘一针，再按上述方法分别缝合角膜和巩膜伤口。④术终向前房注入过滤空气或平衡液以恢复前房。⑤术毕结膜下注射广谱抗生素和地塞米松，结膜囊涂抗生素眼膏并包扎术眼。⑥术后全身用广谱抗生素静脉滴注或肌内注射 4～5 日，如无禁忌证可配合用皮质类固醇，如伤口污染应注射破伤风抗毒素 1500 IU 作预防。术后 1～3 日用止血药物防止继发出血，适当选用药物促进伤口愈合。

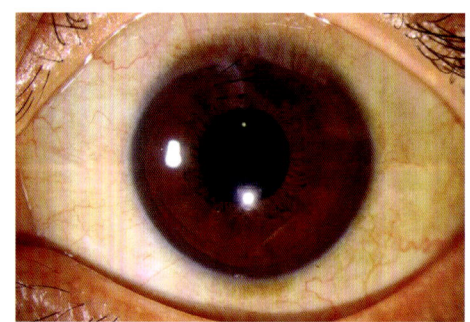

图 8-1-4　眼穿通伤手术缝合

脱出眼内容物的处理：脱出的虹膜组织完整，污染少，脱出时间不长，表面覆盖的渗出膜能清除干净，虹膜炎症轻者，可将虹膜清创后，在角膜缘另做切口送回前房，不宜在原角膜创口硬挤回前房。不符合以上条件的脱出虹膜组织，应在分离创口后剪除脱出部分。脱出的睫状体或脉络膜不宜随便剪除，如必须剪除者应在彻底清创后，在创口周围先做电凝，一周后才剪除。脱出的玻璃体原则上应彻底清除，如条件允许可联合玻璃体切割术。

外伤性白内障的处理：晶状体前囊膜破口很细且在虹膜后面，皮质呈局限性混浊视力尚好者，暂无须手术治疗，不要散大瞳孔，采用适当药物治疗。晶状体大部分或完全混浊或皮质已溢出前房，在缝合角膜伤口后联合白内障摘出术。

双重眼球穿通伤（即贯通伤）后巩膜伤口处理：伤口小及可自行封闭者，不必缝合伤口，眼底清楚，可行光凝治疗。伤口较长，在外部巩膜上可接近者，缝合伤口，可行伤口周巩膜电凝，巩膜外垫压硅胶块。后极部巩膜伤口合并玻璃体积血、增生性玻璃体视网膜病变、视网膜嵌顿、视网膜脱离者，行玻璃体切割术，同时行眼内光凝、电凝；无合并症者，行光凝。

眼内异物处理：经 CT 或 X 线片眼眶确诊眼内异物及其位置后，根据异物性质及位置决定异物取出手术时机。磁性异物，靠近伤口或位于眼前段者缝合伤口后在异物所在位置巩膜切口磁吸取出异物；非磁性异物，靠近创口者可从伤口直视下夹出异物。眼球后段异物，可先缝合伤口，二期手术取出异物。切忌未确定异物位置时，盲目行异物取出术。疑难性眼内异物行玻璃体切割联合异物取出术。术后合理应用抗生素预防眼内感染，如无禁忌证者可适当使用皮质类固醇，可用止血剂 1~3 日。

如入院时已发生眼内化脓性感染，应于处理前在睫状体扁平部做穿刺抽取 0.2 mL 玻璃体做涂片找病原菌并送病原菌（细菌和真菌）培养及药物敏感度试验。如伤口不需缝合，可注入适量广谱抗生素到玻璃体腔，临床观察，视情况决定是否行玻璃体切割术。如果决定即行手术缝合伤口则视情况决定是否同时做玻璃体切割术，术后再向玻璃体腔注入适量广谱抗生素。

眼球摘除的处理：严重眼球穿通伤，尽量缝合。术后每天检查双眼视力和裂隙灯显微镜检查伤眼情况，每天换药、眼部包扎联合眼罩保护术眼 3~5 日后，可开始滴抗生素和皮质类固醇眼药水，晚上涂眼膏包扎。如眼内反应严重，术后可经球膜下注射抗生素和地塞米松，如疑有眼内感染，应按化脓性眼内炎处理。出院时常规发给疾病诊断证明，写明诊断、治疗（包括手术）及出院后注意事项，定期门诊复查，特别交代注意预防交感性眼炎，及时矫正视力。涉及伤情、视功能、劳动能力鉴定，由指定主管部门完成。

【预防】

从事工业的人群，需做足眼部的防护，配戴防护镜或面罩。

第二节 角膜异物

【概念】

异物在角膜表面或内部存留。

【临床表现】

以煤屑、铁屑较多见，有明显的刺激征，如刺痛、流泪及眼睑痉挛等。铁质异物可形成锈斑（图 8-2-1），植物性异物容易引起感染。对于角膜浅层异物，可在表面麻醉下，用盐水湿棉签拭去，较深的异物可用消毒的注射针头剔除，如有锈斑，尽量一次刮除干净。对于多个异物，可分期取出，即先排出暴露的浅层异物，对埋在角膜深层的异物分次处理。

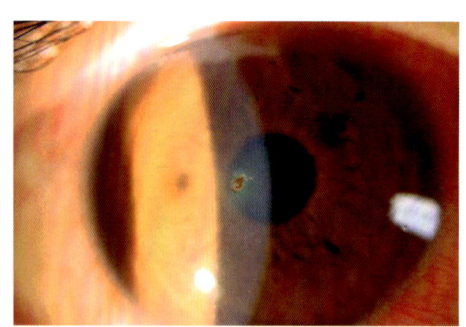

图 8-2-1　角膜铁屑异物

如果异物较大，已部分穿透角膜进入前房，应在手术室行异物摘出术，必要时缝合角膜伤口。挑出角膜异物时应严格执行无菌操作，异物取出后使用抗生素滴眼液或眼膏，包扎伤眼，促进角膜愈合。

【诊断】

角膜异物诊断要点：①异物入眼史；②异物感，眼痛、怕光、流泪等刺激症状；③球结膜混合性充血或睫状体充血；④查见角膜表面有异物，细微异物需用放大镜或裂隙灯显微镜才能发现，如铁质异物停留时间长，可在异物周围形成铁锈环。

【治疗】

按眼内手术常规消毒眼部，所用异物剔除器械必须严格消毒。

应用 10 mg/mL 丁卡因做表面麻醉，在良好照明下操作（可配合放大镜）。上皮层异物可用消毒小棉签蘸生理盐水轻抹除，前弹力层异物用异物刀或消毒针头在放大镜或裂隙灯显微镜下剔除，操作方向朝向角膜周边部剔除，术毕涂广谱抗生素眼膏包眼。

角膜基质层异物应在手术显微镜下做角膜板层切口（可为"V"形，尖端朝向角膜周边部），板层分离至异物剔除，磁性异物可借助电磁铁摘出，术中注意避免异物落入前房，术毕角膜板层复位，涂广谱抗生素眼膏加压包扎 2～3 日。如剔除异物后前房水渗漏，可予以缝合。

多发性角膜异物，表浅者可分次剔除，深层者可做板层角膜移植。

异物剔除后次日复诊，如角膜异物床浸润明显，应于术后球结膜下注射广谱抗生素。

就诊时已合并角膜溃疡，应小心剔除异物后按角膜溃疡处理。

【预防】

从事工业的人群，需做足眼部的防护，配戴防护镜或面罩。

科　普

角膜异物，尤其是铁屑异物应及时到医院处理，避免延误时机导致角膜感染，影响预后。

第三节 眼内异物

【概念】

外来物体在眼球内部存留称为眼内异物。眼内异物是严重威胁视力的眼外伤疾病,异物的损伤作用包括异物对眼内组织结构的机械性破坏、化学及毒性反应、继发感染及由此造成的后遗症。

【临床表现】

异物进入眼球首先造成眼球穿通伤。异物穿过角膜、晶状体可引起角膜穿孔、葡萄膜嵌顿、角膜混浊及白内障;穿过葡萄膜或视网膜可造成眼内出血和视网膜损伤。铁质异物在眼内溶解氧化,对视网膜有明显的毒性作用。氧化铁与组织蛋白结合形成不溶性含铁蛋白,沉着于各组织,表现为棕色沉着物,称为眼铁锈症,可造成视力丧失。含铜量80%以上的异物会引起急性无菌性化脓性炎。铜在眼内组织沉着可引起铜锈症,在角膜后弹力层有棕黄色色素沉着(K-F环),晶状体前囊上可出现"葵花"状混浊。异物带入致病微生物,可引起眼内感染,造成失明。眼内异物的临床表现往往与以上各种因素有关。

【诊断】

眼内异物的诊断并非都很容易,可因病史和表现不典型而发生误诊或漏诊,因此临床需谨慎。

多有敲击金属物质、锤击石头、锻压加工或爆炸伤等过程中感觉有异物入眼的病史,少数患者可能忽略外伤史(尤其是细小高速异物,时间较久远),在询问过程中可得出眼外伤线索。

部分患者伤后有热泪流出感、视力下降、眼红痛等症状。

借助裂隙灯显微镜检查,部分患者可有角膜异物入口痕迹(点状或线状全层伤口或混浊)。异物巩膜入口有时难发现,常表现为局部球结膜下积血,结膜查见线状伤口,有时异物巩膜入口较大者可有葡萄膜嵌顿,可见结膜下有灰黑色团块隆起。

异物射入眼球内所经过的组织呈穿孔或混浊状。

屈光间质透明时用裂隙灯显微镜、直接检眼镜或间接检眼镜检查可发现异物。

金属异物、含金属较多矿石或玻璃经眼眶正侧位X线片或薄骨片可显示异物存在征,如X线片显影的低密度异物或非金属异物,A超/B超检查、CT扫描或MRI检查可协助诊断。UBM有助于诊断隐蔽的前房角异物和睫状区异物。

确定异物存留时可做眼眶CT三维重建确定异物的位置(或角膜缘缝环定位法等)。前房异物如角膜伤口已闭合可用前房角镜检查定位。

对细小异物、多发性异物或低密度的异物定位应同时拍摄眼眶正、侧、轴位片,薄骨正、侧位片。

【治疗】

决定手术摘出异物前必须确定异物位置,切忌未准确定位就匆忙进行异物摘出术。

根据异物的位置和性质，决定选择摘出异物的手术方式。①磁性或非磁性的前房异物、晶状体异物或大部分穿入前房的角膜基质层异物，可做角膜缘切口摘出异物。②漂浮、非磁性玻璃体内异物及后极部玻璃体异物等可采用睫状体扁平部切口联合玻璃体切割和眼内异物摘出术。③玻璃体磁性异物、球壁的磁性或非磁性异物和靠近球壁的非磁性异物可采用后部巩膜切口摘出。④巩膜切口摘取异物者，切口若位于锯齿缘以后，做巩膜板层切口后，可联合巩膜外硅胶垫压术预防继发性视网膜脱离。⑤合并玻璃体浓厚积血、增生性玻璃体视网膜病变及牵引性视网膜脱离者宜采用玻璃体视网膜手术联合眼内异物摘出术。

异物摘出术后常规应用广谱抗生素和短期止血剂治疗，无禁忌证者可用皮质类固醇，减轻眼内组织反应。若无出血倾向即可用活血祛瘀疗法，眼底受影响者应给予药物治疗促进视功能恢复。

术后及时观察术眼反应，特别要注意视力及眼底情况，如光定位不准、玻璃体混浊看不清眼底应做B超检查，排除视网膜脱离。

摘出的异物应存放于病历中保管。

【预防】

从事工业的人群，需做足眼部的防护，配戴防护镜或面罩。

科 普

> 眼内异物患者因眼球穿通伤口的存在，极易发生感染及眼内容物脱出，因此一旦发生眼内异物，患者不能用手揉眼，更不能用不清洁的毛巾、布条等加压包扎眼球，以降低感染和眼内容物脱出的概率。

第四节 眼眶异物

【概念】

外来物体在眼眶内部存留称为眼眶异物。

【临床表现】

常见的眶内异物有金属弹片、气枪弹及木和竹碎片等，可有局部肿胀、疼痛。若合并化脓性感染，可引起眶蜂窝组织炎或瘘管形成。由于眶内金属异物多被软组织包裹，加上眶深部有精细的神经、血管和肌肉等组织结构，因此对眶深部的此类异物可不必勉强摘出。植物性异物会引起慢性化脓性炎症，应尽早完全取出。

【诊断】

有异物外伤史。眼睑或眼球有贯通伤，眼球破坏或眼内积血较严重。眼眶异物定位X线片或 CT 扫描显示异物位于眼球外、眼眶内。同时了解眼眶骨壁情况。

【治疗】

位于眼球后的眶内非植物性异物（如性质较稳定的合金钢、玻璃、塑料），一般不会引起不良后果，异物不是很大，无压迫症状，视力尚好者可行药物治疗，预防感染，消除反应，一般不需手术摘取异物，但应定期随访。勉强进行眼眶后段特别是眶尖部异物摘取术，容易损伤血管和视神经，可损伤视功能。

异物位于眼眶前段或异物引起眼眶尖综合征，瘘管形成，眼球受异物贯通伤，眼球受异物压迫，铜、铅异物等应手术摘出，如有眼眶炎症，应先用药物控制炎症后再行手术摘取异物。

眼眶异物较大有压迫症状，影响视功能，引起眼部疼痛无法消除，妨碍眼球运动，尽管在眶后段也应设法摘取异物。

植物性异物会腐烂引起化脓性感染，形成瘘管或肉芽组织生长，甚至引起眼眶蜂窝组织炎或眼眶脓肿，应加强抗炎、抗感染药物治疗并尽早进行手术摘取异物。

手术切口应根据异物位置、异物性质和眼球有无损伤，选择穹隆部结膜或眶缘皮肤切口，钝性分离进入眶内异物处摘取异物，如异物位于眶尖部又必须手术摘取异物者，可采用眶外侧壁切开入路摘取异物。

【预防】

从事工业的人群，需做足眼部的防护，配戴防护镜或面罩。

第五节　眼睑裂伤

【概念】

眼睑组织受外力作用而裂开称眼睑裂伤，眼睑外伤占眼外伤中第一位。眼睑的位置和功能决定了眼睑外伤有较高的发病率。眼睑裂伤包括锐器所致的切割伤和钝器所致的撕裂伤。

【临床表现】

眼睑皮肤薄而疏松，血循环丰富。严重挫伤，或锐器切割伤时可出现眼睑皮肤全层裂伤，甚至深达肌层、睑板和睑结膜。内眦部睑缘撕裂可造成泪小管断裂，如处置不当，愈合后会出现眼睑畸形和溢泪症。

【诊断】

有外伤史，如挫伤或爆炸伤史。检查可见眼睑有不同种类破裂伤口。内眦部裂伤常合并泪道损伤。

【治疗】

止血和彻底清创，特别要注意伤口深层有无异物存留及泪道损伤。

严重的眼睑破裂伤应注意有无眶骨、提上睑肌及眼球的损伤。

根据伤口情况进行细致修补术，细心对合整理好伤口，不要随便剪除皮肤碎片，皮肤可用非吸收缝线间断缝合，如伤道较深，则皮下部分需用可吸收线分层缝合。若睑缘有断裂伤，首先缝合灰线一针，再分别缝合结膜、睑板和皮肤伤口，使对位良好。

泪道若有损伤，应尽早行泪道断端吻合术。内眦韧带有损伤者应行修复术。

早期使用广谱抗生素及抗炎药物。

【预防】

从事工业的人群，需做好眼部的防护。

第六节 结膜裂伤

【概念】

结膜组织受外力作用而裂开称为结膜裂伤，眼外伤时常累及结膜。

【临床表现】

结膜出现伤口或出血斑（结膜下出血）。结膜下出血表现为边界清楚或模糊的一片亮红色的结膜组织，出血量多可隆起或脱出睑裂之外（图 8-6-1）。

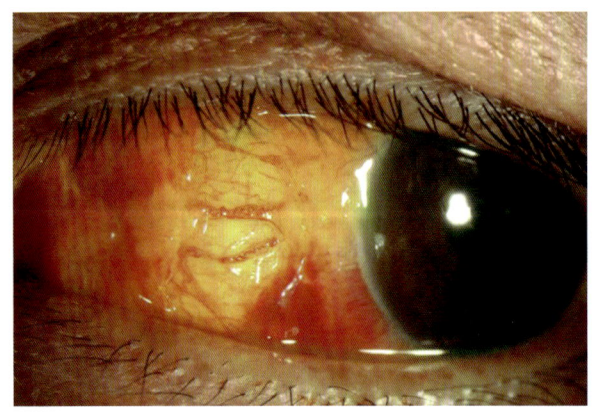

图 8-6-1　结膜裂伤

【诊断】

有挫伤、爆炸伤或穿通伤病史。结膜见裂伤口或出血斑。部分结膜裂伤内有巩膜破裂伤。

【治疗】

较小的结膜伤口如无筋膜嵌顿或合并巩膜裂伤，无须缝合。可涂抗生素眼膏并包扎患眼 2～3 日后滴抗生素眼药水和涂抗生素眼膏。

较长的结膜裂伤或伴有筋膜嵌顿者,应做手术修补,可用 10-0 非吸收线或 8-0 可吸收线间断或连续缝合。

如有结膜缺损,可选用同侧眼球结膜移行修复或对侧眼的游离结膜瓣移植修补缺损。

较大的结膜伤口或局部结膜下积血较多,缝合结膜伤口时应探查相应部位的巩膜,如发现巩膜伤口,按巩膜裂伤处理。

【预防】

从事工业的人群,需做好眼部的防护。

科 普

> 结膜下出血与多种情况有关,而最常见于全身性高血压,因此伴有自发性结膜下出血的所有患者均应检查血压。外伤性结膜下出血治疗上较乐观,只要确保出血并不是预示或隐藏着更深或更广泛的损伤,一般 7～10 日可自行吸收。

第七节 泪道裂伤

【概念】

泪道组织受外力作用而裂伤。眼睑内眦部的外伤,无论是钝器伤还是锐器伤,均可能导致泪小管的损伤。因此怀疑合并泪道裂伤存在时,应详细探查并尽量一期修复泪道,避免发生外伤性溢泪。

【临床表现】

泪道出现伤口或淤血(图 8-7-1)。

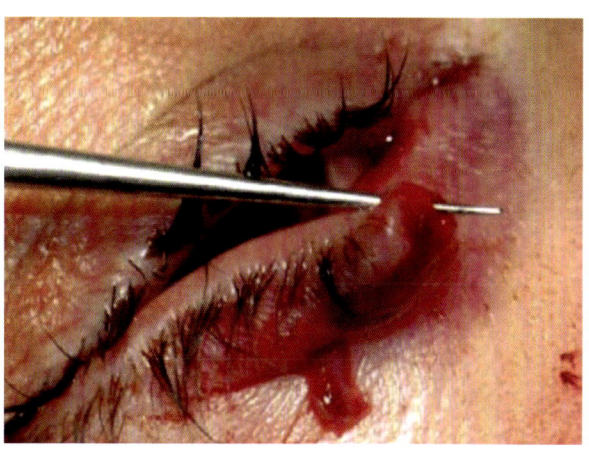

图 8-7-1　泪道裂伤

【诊断】

有外伤史。内眦部有伤口,冲洗泪道不通畅或经常流泪。新鲜伤口从泪小点插入泪道探针可查见泪小管断裂。

【治疗】

伤后确诊泪小管断裂,尽早手术寻找泪小管两断端,插入细硅胶管,间断缝合两断端,将硅胶管"U"形固定于鼻腔。

泪小管鼻侧断端的寻找有时会遇到困难,可选择下列方法之一。①直接寻找法:在手术显微镜或放大镜下可见灰白色的鼻侧断端开口。②注射法:用力压迫泪囊区,经未损伤的泪小管开口注射生理盐水、消毒牛奶、空气泡等来发现鼻侧断端开口。不宜用有颜色液体,因为有颜色流体容易使周围组织着色,增加寻找困难。③探针法:使用猪尾巴探针从未损伤的泪小管插入,可经泪总管或泪囊从断端穿出。

【预防】

从事工业的人群,需做足眼部的防护。

第八节 眼球挫伤

【概念】

钝力引起的眼球组织外伤,可引起眼内多种结构和组织的病变。

【临床表现】

(1)角膜挫伤

钝力作用于角膜时,可擦伤角膜表层组织;使角膜急剧内陷,内皮层和后弹力层破裂,引起角膜基质层水肿混浊;严重时可致角膜破裂。①角膜上皮擦伤,患者视力减退,出现明显的疼痛、怕光和流泪等症状,上皮缺损区荧光素着色,若发生感染,可出现角膜溃疡。②角膜基质层水肿、增厚及混浊,后弹力层出现皱褶,可呈局限性病灶。③角膜破裂,多发生于角膜缘附近,虹膜组织嵌顿,前房变浅或消失,瞳孔呈梨形。

(2)虹膜睫状体挫伤

挫伤可引起虹膜睫状体的创伤性炎症反应,首先小动脉痉挛,继而毛细血管扩张,小血管壁渗透性增加,导致组织水肿,房水混浊。挫伤严重时,能造成虹膜和睫状体组织及血管破裂,前房积血。

外伤性虹膜睫状体炎:可出现睫状充血、虹膜水肿、纹理不清、瞳孔缩小、虹膜色素脱失、房水混浊或纤维蛋白性渗出、角膜后沉积物。治疗按一般虹膜睫状体炎的原则处理,局部或全身应用皮质类固醇。

虹膜损伤与瞳孔异常:虹膜瞳孔缘及瞳孔括约肌断裂可造成瞳孔的不规则裂口。虹膜基质也可出现纵形裂口。严重挫伤可造成虹膜根部离断（虹膜根部有半月形缺损，瞳孔呈"D"字形），可出现单眼复视。有时整个虹膜从根部完全离断，形成外伤性无虹膜。瞳孔括约肌受损或支配神经麻痹，可造成外伤性瞳孔扩大（外伤性散瞳），一般表现为中度扩大，瞳孔不圆，对光反射迟钝或消失。睫状肌或支配神经受损时，常伴有调节麻痹，患者近视力出现障碍。

前房积血：为虹膜睫状体血管破裂所致。微量出血时仅可见房水中出现红细胞。出血较多时，血液积于前房的下部呈一水平面。根据积血占前房的容量可分为3级。少于前房容量的1/3为Ⅰ级；介于1/3～2/3容量为Ⅱ级；多于2/3为Ⅲ级。或记录出血平面的实际高度（单位：mm）。严重时前房完全充满血液，呈暗红色。临床上通常将外伤后立即发生的出血称为原发性前房积血；积血吸收后或在吸收过程中再次出血者，称为继发性前房积血，多在伤后1周内发生。

房角后退：挫伤使睫状肌的环形纤维与纵行纤维分离，虹膜根部向后移位，前房角加宽、变形，称房角后退。有前房积血的病例，在积血吸收后多能查见房角后退。少数人在伤后数月或数年，因房水排出受阻而发生继发性青光眼，称房角后退性青光眼。

（3）晶状体挫伤

挫伤可引起晶状体脱位或晶状体混浊。

晶状体脱位或半脱位：由悬韧带全部或部分断裂所致。部分断裂时，悬挂晶状体的力量不平衡，晶状体向悬韧带断裂的相反方向移位，晶状体轴偏离视轴。检查时，在瞳孔区可见部分晶状体赤道部，有部分虹膜震颤，患者可有散光或单眼复视。全脱位时，晶状体可向前脱入前房，有时可嵌顿于瞳孔区，这两种情况，都易引起继发性青光眼和角膜内皮损伤。晶状体向后可脱入玻璃体，此时前房变深，虹膜震颤，出现高度远视。如果巩膜或角巩膜部破裂，晶状体也可脱位于球结膜下。

晶状体混浊：挫伤性晶状体混浊有多种形态。

（4）玻璃体积血

挫伤引起睫状体、脉络膜和视网膜血管破裂，可出现玻璃体积血。积血多时，眼底看不见。止血药物和促进血液吸收药物的疗效尚未肯定。积血过多不能吸收者，可考虑做玻璃体切割术。

（5）脉络膜挫伤

主要表现为脉络膜破裂及出血。多见于后极部及视盘周围。裂口呈弧形，凹面朝向视盘。伤后早期破裂处常被暗黑色的深层出血掩盖，出血吸收后，显露出弧形的黄白色裂隙，可伴有色素沉着。若破裂位于黄斑部，中心视力会永久丧失（图8-8-1）。

（6）视网膜震荡与挫伤

挫伤引起的视网膜震荡，是指后极部在伤后出现的一过性视网膜白色水肿，中心视力下降。部分患者水肿消退后（1～2周）视力恢复；部分患者可出现黄斑部色素紊乱，中心视力明显减退，不能恢复。挫伤造成视网膜外层组织变性坏死时，可称为视网膜挫伤，中心视力永久性丧失，多伴有视网膜出血或脉络膜破裂。视网膜出血较少时，位于视网膜组织之内；出血较多时，可穿破内界膜形成视网膜前出血。挫伤还可造成视网膜从锯齿缘部离断，出现外伤性视网膜脱离。黄斑部的水肿、出血和组织变性，也可形成黄斑裂孔，有的患者也可发展成为视网膜脱离（图 8-8-2）。

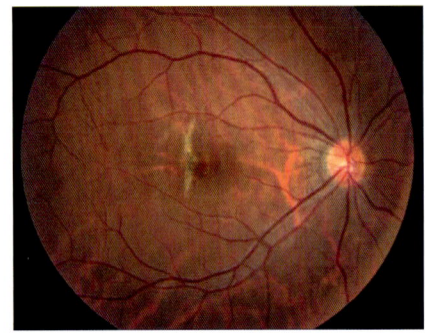
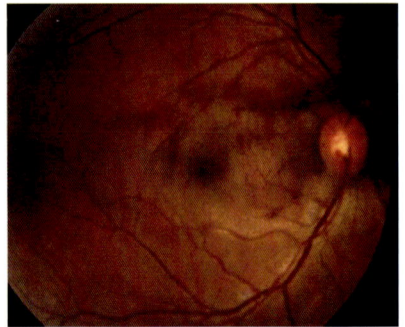

图 8-8-1　脉络膜挫伤　　　　　图 8-8-2　视网膜挫伤

【诊断】

受钝性物体击伤或跌撞伤病史。

检查见角膜或巩膜有破裂口。

也可眼球壁无破裂口，而眼内组织有损伤，如前房积血、虹膜裂伤、虹膜根部离断、晶状体脱位或玻璃体积血、视网膜震荡、钝伤性视神经病变等。

如屈光间质混浊，做B超检查可提示眼内情况。

眼压检查结果可能升高或降低。

【治疗】

视功能评估及处理。如无角膜或巩膜伤口者应做 ERG 和 VEP 检查，了解视网膜和视神经的生理功能，如角膜无伤口能做眼内检查者，应做前房角镜和直接或间接检眼镜检查。然后根据视功能情况进行促进视功能恢复治疗。

角膜破裂伤应及时做角膜伤口修补术（参考角膜穿通伤缝合方法）。

巩膜有伤口或疑为巩膜破裂伤应剪开球结膜探查巩膜，寻找伤口时一定要找到伤口的两端为止，如伤口较长可逐步缝合伤口逐步探查，巩膜伤口缝合方法参考巩膜穿通伤。

前房积血者早期使用止血药物，患者取半卧位或高枕头位休息，包扎双眼（减少眼部运动）或戴针孔镜。当出血停止后采用皮质类固醇激素、活血祛瘀药物治疗。大量前房积血要严密观察眼压及角膜内皮情况，注意发现早期角膜血染征，如眼压高药物无法降低或有早期角膜血染征应及早手术排出积血。

晶状体脱位者视脱位情况、眼压和视力能否矫正决定是否进行保守治疗或手术治疗。晶状体不全脱位、视力尚好、无并发症可采用药物治疗，定期随访；如果晶状体不全脱位影响视力，不能矫正或有并发症，应做手术摘除晶状体联合前段玻璃体切割术。晶状体全脱位者若脱入前房应尽快手术摘出晶状体，脱入玻璃体下沉于下方、无并发症，视力可以矫正者可不做手术，先用药物治疗，定期随访。戴角膜接触镜矫正视力，若视力不能矫正且有并发症应根据晶状体情况选择适当手术方法摘出晶状体联合玻璃体切割术。

外伤性青光眼者要找出引起眼压升高的原因，根据高眼压原因采用药物或手术治疗。

外伤性低眼压者先药物治疗，注意有无睫状体脱离，如睫状体脱离引起长期低眼压应做手术治疗使睫状体复位。

玻璃体积血者视患者年龄、积血程度、有无并发症决定采用药物治疗或手术治疗。青年人、积血轻、无并发症者可先药物治疗，定时观察，2周后仍未见好转者可考虑做玻璃体切割术，如合并视网膜脱离者应及时做玻璃体切割术和视网膜脱离复位术。

外伤性视网膜脱离根据视网膜脱离情况采用手术使视网膜脱离复位或联合玻璃体切割术。

脉络膜破裂者若视力不受影响，不需做特殊治疗；若视力受影响可采用皮质类固醇、活血祛瘀药物治疗。

视神经挫伤者早期积极采用皮质类固醇、多种维生素、能量合剂、活血祛瘀药物、降低眼压及改善血液循环药物等治疗，如果未见好转且有光感或指数视力，可请眼眶专科会诊并考虑行视神经管切开减压术。

怀疑合并颅脑损伤时应及时请颅脑外科会诊，以免延误病情。

【预防】

从事工业的人群，需做好眼部的防护。

第九节 眼爆炸伤

【概念】

爆炸物引起的眼部损伤。

【临床表现】

眼部出现伤口或淤血，有爆炸物残留。

【诊断】

有爆炸伤史，注意爆炸物性质，爆炸源与患者距离。

伤情多数复杂，可有眼挫伤、眼球穿通伤、眼内异物、眶内异物或震荡伤、多种损伤并存，视功能多数较差，损伤组织较多。

部分合并头面部、四肢或躯干损伤。

除眼部损伤外，还可有颅脑外伤等。

【治疗】

详细记录，视力若有光感应检查光定位，全面检查眼部和全身损伤，特别注意重要生命器官有无损伤，如损伤有生命危险者应先请专科会诊处理，待生命体征平稳后再做眼部处理。

按严重眼外伤急诊处理，必要时与临床其他科室协同处理。

根据损伤特点按眼的各部位损伤进行急诊处理。

局部和全身应用广谱抗生素和营养药物，抗感染及促进视功能恢复，如无禁忌证可用皮质类固醇或非甾体药物治疗。

【预防】

从事工业的人群，需做足眼部的防护。

---- 科　普 ----

机械性眼外伤患者，做好包扎护眼后，立即去医院就诊。遵医嘱使用抗炎药、抗菌药及相关促进修复药。眼爆炸伤可能伴有全身多处的创伤，因此要密切观察生命体征的变化，出现异常需及时就诊，以抢救生命为首要治疗目的。

第十节　眼眶骨折

【概念】

外力使眶骨的形态或连续性受到破坏称眼眶骨折。

【临床表现】

眼部水肿、出血、皮下气肿；眶缘、眶壁触痛；复视、眼球运动受限、眼球移位、眼球下陷等。

【诊断】

有钝力打击、车祸或从高处跌落等外伤史。

眼部水肿和出血、鼻出血、鼻窦骨折可有皮下气肿。

眶缘、眶壁触痛，或可摸到骨折线。

复视、眼球运动受限、眼球移位，水肿消退后可出现眼球内陷。

眶上神经、眶下神经受伤或受压，其相应分布区域知觉受损害；动眼神经受伤，可有所支配的眼肌运动障碍。

瞳孔开大，对光反应消失，视力损害。

X线片或CT检查可确诊。

【治疗】

对症治疗。

破伤风抗毒素1500 IU注射，合理应用抗生素，早期用止血剂1～3日，3～5日后促进血液吸收。

应用神经营养药，改善血液循环，若无禁忌证可应用激素。

如眼眶CT片发现骨折区有较多软组织嵌塞，早期手术解脱软组织，骨裂隙置人工材料封闭。

水肿消退后仍有复视，眼球运动障碍，做直肌牵引时发现眼球运动有阻力，说明肌肉嵌塞粘连，需要手术修复。

第十一节 化学性眼外伤

【概念】

化学物品的溶液、粉尘或气体进入或接触眼球，都可引起眼部损伤，统称为化学性眼外伤，其中最多见的为酸性和碱性眼烧伤。

【临床表现】

根据酸碱烧伤后的组织反应，可分为轻、中、重3种不同程度的眼烧伤。

轻度烧伤：多由弱酸或稀释的弱碱引起。眼睑结膜轻度充血水肿，角膜上皮可有点状脱落或水肿。数日后水肿消退，上皮修复，不留瘢痕，无明显并发症，视力多不受影响。

中度烧伤：可由强酸或较浓的碱性物质引起。眼睑皮肤可起水疱或糜烂；结膜水肿，出现小片状缺血坏死；角膜有明显混浊水肿，上皮层完全脱落，或形成一层白色凝固层。治愈后可遗留角膜斑翳，影响视力。

重度烧伤：大多是强酸引起。结膜出现广泛的缺血性坏死，呈灰白色混浊膜样；角膜全层混浊甚至呈瓷白色。由于坏死组织释放趋化因子，病损区有大量嗜中性粒细胞浸润，后者可释放大量的胶原酶造成角膜基质层溶解，出现角膜溃疡穿孔可造成色素脱出、感染性眼内炎。伤后2周，新生血管可侵入角膜，角膜组织逐渐修复。角膜溃疡愈合后可引起角膜白斑；角膜穿孔愈合后可形成粘连性角膜白斑、角膜葡萄肿或眼球萎缩。结膜上皮缺损在愈合时可形成睑球粘连、假性翼状胬肉等。总之，眼部碱烧伤可带来各种严重后果，引起视功能或眼球的丧失。

【诊断】

有化学性物质致伤史，用石蕊试纸测定结膜囊pH，可初步明确化学物质的酸碱性。

伤眼一般有明显刺激症状，如眼痛、怕光、流泪、眼睑痉挛等，还会出现视力下降等。

球结膜充血水肿或贫血呈苍白坏死状，角膜水肿、雾样混浊或呈瓷白色混浊，前房水闪辉阳性或呈纤维素性渗出或呈前房积脓，瞳孔较正常缩小，有的眼内看不清。

少数病例结膜内，特别是穹隆部可见化学物质存留。

【治疗】

按急诊处理：现场急救，分秒必争，就地取材，彻底冲洗，迅速消除眼部化学物质，尽快减轻眼部组织损伤。

接诊患者后简单问明化学物质性质，用石蕊试纸测定pH即行急救冲洗，如无中和液即用生理盐水冲洗，冲洗液不得少于1000 mL，冲洗时要充分暴露上、下穹隆部，清除残留化学物质。

经急救冲洗后,再详细询问病史,特别是伤者受伤后在现场做过何种处置。

结膜下注射中和药物:碱性化学伤常用维生素 C 注射液 0.5～1 mL,酸性化学伤常用 200 mg/mL 磺胺嘧啶钠溶液 0.5 mL。

严重者尽快做结膜放射切开及结膜下冲洗,可用中和液或生理盐水冲洗,也可做前房穿刺或前房冲洗,这些手术治疗要在伤后 24 小时内执行,结膜严重贫血者,术后结膜下注射自家血液或血管扩张剂(如妥拉唑啉)。

控制虹膜反应,早期反应严重者在伤后第一周内可用皮质类固醇或非甾体药物,但在伤后一周以上禁用或慎用,可用阿司匹林衍生物治疗。

瞳孔控制剂使用:早期应用 10 mg/mL 阿托品充分散大瞳孔,当瞳孔散大后可间歇使用散瞳剂,避免瞳孔长期处于散大状态。

胶原酶抑制剂的应用:常用 5～20 mg/mL 乙二胺四乙酸、5 mg/mL 半胱氨酸、乙酰半胱氨酸和青霉胺眼药水等。

改善组织营养,促进创面愈合,使用自家血结膜下注射或取血清滴眼,血管扩张剂、多种维生素及能量合剂全身应用等。如碱性化学伤可大量使用维生素 C 及维生素 C 离子导入。

预防继发感染,白天滴广谱抗生素眼药水,晚上涂广谱抗生素眼膏,如有条件可使用含控释药物的角膜接触镜。

注意预防并发症。及时处理对角膜有影响的后遗症。

【预防】

生活中避免接触化学性物质,接触时需做好防护措施。

科 普

> 化学伤患者,应立即冲洗,取最近的干净水源,充分冲洗眼部组织表面的化学物质及代谢产物。随后立即送至医院,明确化学伤性质,进一步冲洗,直至眼部结膜囊泪膜 pH 为中性,再进行下一步治疗。

第十二节 热烧伤(烫伤)

【概念】

高温物体引起的眼组织损伤为热烧伤。高温液体如铁水、沸水、热油等溅入眼内,直接引起组织的热烧伤,又称接触性热烧伤。战时由凝固汽油弹、火焰喷射器等引起的烧伤又称火焰性热烧伤。

【临床表现】

沸水、沸油的烧伤一般较轻。眼睑发生红斑、水疱，结膜充血水肿，角膜轻度混浊。热烧伤严重时，如铁水溅入眼内，可引起眼睑、结膜、角膜和巩膜的深度烧伤，组织坏死。组织愈合后可出现眼睑瘢痕性外翻、闭合不全、角膜瘢痕、睑球粘连，甚至眼球萎缩。

【诊断】

有火焰烧伤或高温固体或液体接触眼部的病史。

轻度烧伤：眉毛或睫毛烧焦，皮肤潮红，结膜轻度充血，角膜透明或浅层混浊，荧光素染色阴性或阳性；严重烧伤：眉毛和睫毛烧焦，皮肤烧焦或形成灰黑痂皮，结膜苍白，角膜呈灰白色混浊，眼内看不清。

轻度烫伤：睑皮肤潮红、水肿、睫毛或眉毛损伤不明显，结膜水肿和充血，角膜轻度雾样混浊，荧光素染色阳性。严重烫伤：睑皮肤有大小不等的水疱、糜烂、坏死，结膜苍白、坏死，角膜混浊、糜烂，甚至溶解。

【治疗】

现场可用冷开水冲洗伤眼或冰袋敷眼，加速降温，减轻眼内组织损伤，注意清除致伤物。

其他处理参照化学性眼外伤的处理。

【预防】

生活中避免接触热性物质，接触时需做好防护措施。

科 普

> 现场可用冷开水冲洗伤眼或冰袋敷，急送医院进一步治疗。

第十三节 电光性眼炎

【概念】

工业电焊、高原及水面反光造成眼部紫外线损伤，表现为电光性眼炎。

【临床表现】

紫外线对组织有光化学作用，使蛋白质凝固变性，角膜上皮损伤。一般在照射后 3～8 小时产生症状，有强烈的异物感，刺痛、畏光、流泪及睑痉挛的眼部刺激征，结膜混合性充血，角膜上皮点状脱落。一般在 24 小时后症状减轻或痊愈。

【诊断】

有紫外线接触史，如电焊工作不戴防护面罩、看紫外线灯，潜伏期一般 8～12 小时，常白天接触紫外线晚上出现症状。

症状轻重由损伤范围而定。一般有异物感、灼痛、畏光、流泪、眼睑痉挛、视力下降或眼剧烈刺痛、头痛等。

球结膜性充血或混合性充血，角膜上皮水肿点状或片状脱落，荧光素染色阳性。

【治疗】

刺激症状明显者，先滴 10 mg/mL 丁卡因 1～3 次，表面麻醉减轻症状后才做检查，但表面麻醉药物不宜过多使用，以免妨碍角膜上皮生长修复。

涂广谱抗生素眼膏并包扎患眼，次日复诊根据眼部症状给予处理。

伤眼可冷敷，避免光线刺激。

给予维生素 B_2、维生素 A、维生素 C 等，并给予一些镇静剂减轻眼痛。

提醒患者接触紫外线工作时务必戴防护面罩。

【预防】

生活中及工作中避免接触紫外线，接触时需做好防护措施。

科　普

遵医嘱用抗炎药物、抗菌药物及相关促进修复的药物。

第九章 基层适宜青少年近视防控技术

第一节 近视的发生与发展

【概念】

人眼在调节放松状态下,平行光线经眼球屈光系统后聚焦在视网膜之前的屈光状态称为近视,其屈光力高于正视眼,进而视网膜像模糊。眼球屈光状态主要由眼轴长度、角膜屈光力和晶状体屈光力3个参数确定,眼轴过长、角膜或晶状体屈光力过强均可导致近视眼。

【近视病因】

近视病因包括遗传和环境因素两个方面。

遗传因素:是近视种族差异的主要原因,单纯性近视属于多基因遗传性状,而病理性近视目前认为是单基因遗传性状。

环境因素:近距离工作和户外活动对近视的发生率影响较大,较少的户外活动是近视发生的原因之一。

【临床表现】

视力:远视力明显下降,近视初期常有远视力波动。

视疲劳:部分近视未矫正者因调节与聚散功能不协调出现视疲劳症状。

外隐斜或外斜视:因近距不用或少用调节,进而导致调节性集合减少,形成外隐斜或外斜视。

其他:近视度数较高者,除远视力差外,常伴有夜间视力差、飞蚊症、闪光感等症状,并可发生不同程度的眼底改变，特别是病理性近视者，发生视网膜脱离、撕裂、裂孔、黄斑出血、新生血管和开角型青光眼的危险性增高，严重者可导致失明。

【近视分类】

（1）根据屈光因素分类

眼的屈光因素包括眼轴长度、角膜曲率、晶状体曲率及各屈光间质折射率。

轴性近视：由于眼轴延长发生的近视，绝大多数原发性近视为此种类型。眼轴长度超出正常范围，与正常发育的角膜和晶状体等眼屈光成分不相匹配，外界平行光线进入眼内聚焦于视网膜前。通常成年人正常的眼轴长度约为 24 mm（图 9-1-1）。

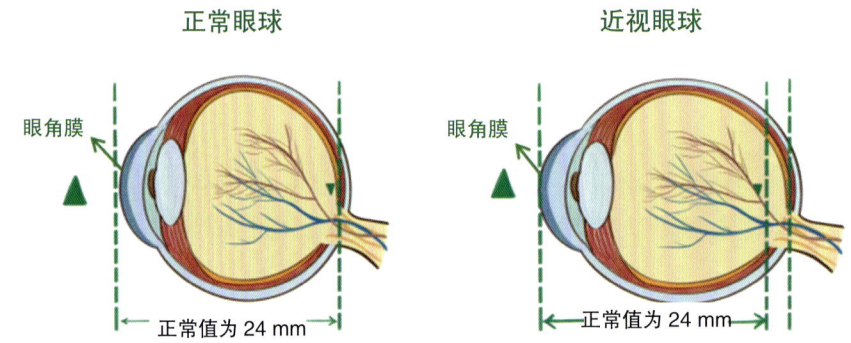

图 9-1-1　正常眼与近视眼眼轴比较

曲率性近视：因角膜或晶状体曲率增大导致屈光力变大，形成近视。主要见于角膜和晶状体疾病（图 9-1-2）。

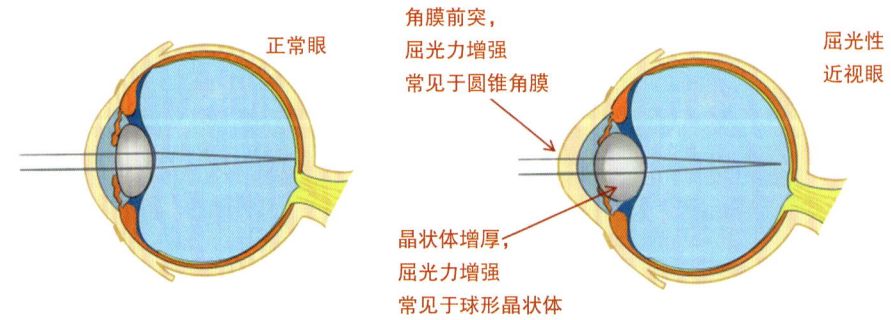

图 9-1-2　正常眼与曲率性近视比较

屈光指数性近视：因屈光间质折射率增加引起的近视，主要见于白内障导致的继发性近视。

（2）根据病程进展和病因分类

单纯性近视：大部分近视患者的眼底无病理变化，进展缓慢，用适当的镜片即可将视力矫正至正常，其他视功能指标多属正常。近视度数多在 –6.00 D 以内。

病理性近视：由于眼轴的不断增长，可出现程度不等的眼底病理性改变，如近视弧形斑、豹纹状眼底、不规则的视网膜白色萎缩斑或有色素沉着呈圆形的黑色斑（Fuchs 斑），以及视网膜周边部格子样变性、囊样变性及后巩膜葡萄肿等。与正常人相比，病理性近视发生视网膜脱离、撕裂、裂孔、黄斑出血和新生血管的风险要大很多，这些病理性损害可造成视功能明显受损，甚至失明。

（3）根据近视度数分类

①低度近视：≤ –3.00 D；②中度近视：–3.25 ～ –6.00 D；③高度近视：–6.25 ～ –10.00 D；④重度近视：–10.00 D 以上的近视。

【近视的发生发展】

出生时，人的眼睛处于远视状态，随着生长发育，眼球逐渐由小向大增长，眼屈光度数从远视逐渐趋向于正视，这个过程称为"正视化"。成人期屈光状态通常保持稳定，30 ～ 45 岁，平均向远视方向移动 0.25 D。老年人屈光状态向远视漂移。

眼睛的生长发育有两个主要阶段：①快速发育的婴儿期（从出生到 3 岁）。新生儿眼球的前后长度平均为 16 mm，出生后第一年生长最快，之后至 3 岁时眼轴长度（指眼球从前到后的长度）增加约 5 mm，远视度数明显降低。②缓慢增长的青少年期（从 3 岁至成年）。眼球的缓慢增长阶段，正常情况下此期持续约 10 年或更长。在这一时间段，眼轴长度仅增加了约 1 mm，屈光状态继续向着正视方向发展。15 ～ 16 岁时，眼球大小基本如成人。男性为（24.00 ± 0.52）mm，女性为（23.33 ± 1.15）mm，之后增长甚微。然而，部分儿童随着眼睛的生长发育，从远视发育到正视后并没有停止，而是继续"生长"。

（1）眼睛从正视变成了近视

由于近距离用眼时间长、负荷重，导致睫状肌持续收缩痉挛，晶状体不能放松，调节失衡，看远的时候也无法放松。长期如此，正视演变成近视。

（2）近视度数加深变为高度近视

如果真性近视发生后，各种使眼睛疲劳的因素得不到缓解，睫状肌持续收缩痉挛造成调节滞后，形成周边视网膜的远视性离焦（这种离焦状态被认为是促进近视度数不断增加的重要原因），刺激眼轴长度持续增长，近视度数增高成为高度近视。

（3）从高度近视发展为病理性近视

如果是轴性近视，眼轴的延长得不到有效的控制，随着眼轴的不断伸长，视网膜和脉络膜会变薄，出现各种眼底并发症，则成为病理性近视。可表现为脉络膜新生血管、黄斑萎缩、黄斑裂孔、视网膜下出血、视网膜变性和孔源性视网膜脱离等疾病，造成严重的、不可逆性的视力损害。

总之，近视的发展过程为"不近视"发展为"低、中度近视"，再进展到"高度近视"，发生眼底病理性改变后成为"病理性近视"（图 9-1-3）。

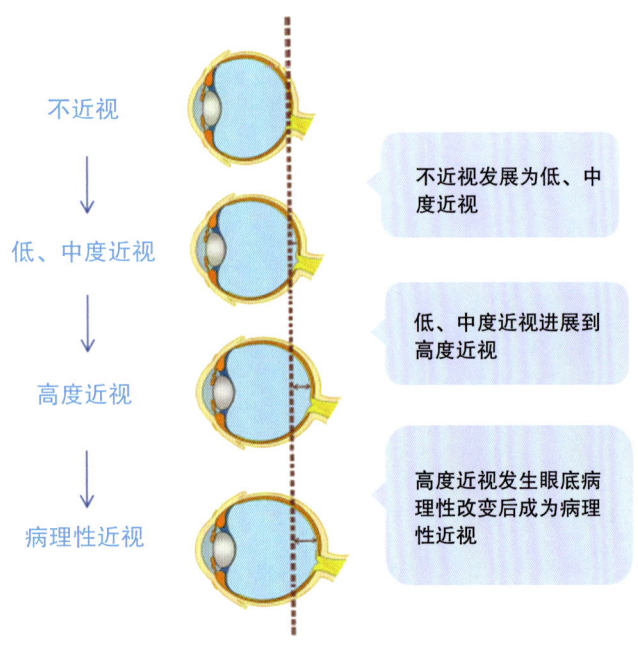

图 9-1-3　近视的发展演变

第二节　近视防治技术

近视发生发展的危险因素

（一）环境因素

1. 近距离工作

近距离工作被公认为是影响近视发生发展的危险因素，与近视的发展呈正相关。长时间近距离工作会导致人眼动用调节，不能放松，导致屈光状态向近视方向漂移。除了近距离工作的总量外，近距离工作持续时间（>45 分钟）、阅读距离过近（<33 cm）等也是近视的重要危险因素。

2. 户外活动减少

较少的户外活动是近视发生的原因之一，且独立于近距离工作因素之外。户外活动的时间与近视的发病率和进展量呈负相关，是近视的一种保护因素。

3. 读写习惯

不良读写习惯是近视的危险因素。写字时歪头、握笔时指尖距笔尖近（<2 cm）的青少年近视患病率较高。

4. 环境照明

在照明不良环境中阅读写字，会导致视网膜像模糊，必须凑近才能看清，因此增加近距离工作用眼负担，是近视发生发展的危险因素。

5. 其他

近视发生发展的其他环境因素可能还包括营养、睡眠时间、微量元素和电子产品的使用等。

（二）遗传因素

对于单纯的低、中度近视者，基因与环境共同作用导致近视的进展。父母近视的青少年发生近视的风险明显增大，而且与父母近视的度数呈正相关。目前已有较多近视相关基因的家系研究、双生子研究及群体遗传学研究证明单纯性近视有明显家族聚集性。对于高度近视，尤其是病理性近视者，遗传因素的作用更为明显。因此近视儿童的父母应该更注意让孩子避免容易发生近视的环境因素。

近视的控制

很多近视初诊患者，往往只有 1 次屈光度数测量数据。因此，评估发生高度近视的危险性判断标准应包含 2 个部分：①根据正常人群屈光度百分位数图（图 9-2-1）来评估高度近视危险人群（5% 曲线以下）和极度危险人群（3% 曲线以下）；②根据该受检者的既往睫状肌麻痹验光结果，每年等效球镜度进展 –0.75 D 以上者视为发生高度近视的危险人群。

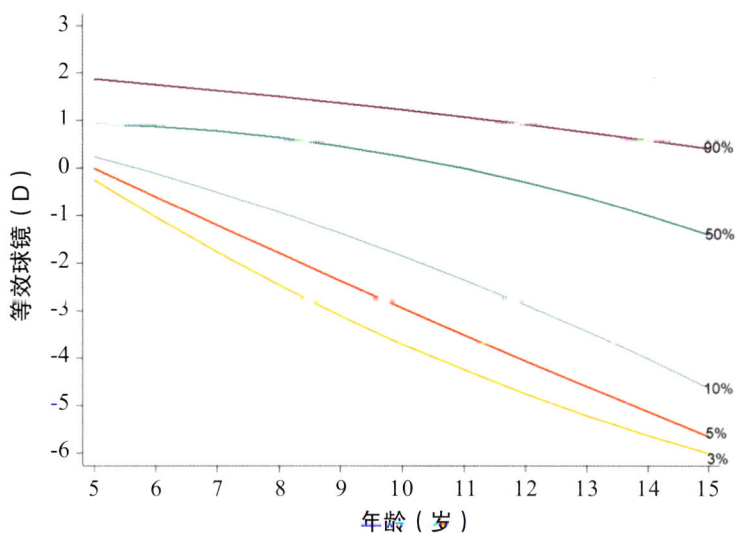

图 9-2-1 正常人群屈光度百分位数曲线（数据基于睫状肌麻痹验光）

近视眼的危害性主要在于并发症。近视眼的并发症多种多样，主要见于病理性近视，因此对于高度近视危险人群近视控制显得尤为重要，下面从 3 个方面对近视控制加以叙述。

（一）药物与近视控制

1. 阿托品

阿托品是目前报道的用于近视控制效果最好的药物之一，是胆碱能受体（M 受体）拮抗剂。控制近视的疗效与药物浓度有关：浓度高（0.5%～1%）控制效果最好，但是不良反应也最大；浓度低（0.01%～0.05%）长期控制疗效与高浓度阿托品无显著差异，但不良反应明显更少，且停药后不容易反弹。

控制近视的首选药物治疗方法为使用低浓度阿托品滴眼液（0.01%），一般使用方法为每晚睡前点眼。与未使用药物相比，0.01% 阿托品滴眼液使 6～12 岁儿童青少年近视增长平均减缓 60%～80%，近视度数降低约 0.53 D/年，眼轴减缓量为 0.15 mm/年（眼轴增长的控制作用原理尚不确定），近视控制效力中至强。

对于低浓度阿托品滴眼液控制效果不理想者，应改用中高浓度的阿托品滴眼液，随访周期建议为 6 个月。使用高浓度阿托品滴眼液时应注重防治不良反应，白天视情况给予减轻不良反应的措施，如配戴墨镜防止畏光、配戴渐进镜减少视近模糊等。若近视进展幅度经治疗后为每年 –0.50 D 以下，则可换用低浓度或减少点眼频率（如改为每周 1 次）。

适应证：①不受年龄、近视度数限制，建议 12 岁以内、近视增长量＞ –0.75 D/年的儿童青少年使用；②已经使用了其他非药物控制手段近视增长量仍然＞ –0.75 D/年的儿童青少年。

禁忌证：①无法耐受畏光、视近模糊或过敏性结膜炎等眼部不良反应者；②发生心动过速、皮肤过敏等全身不良反应者。

2. 哌仑西平

选择性 M_1 受体拮抗剂仅抑制 M_3 受体时具有散瞳和睫状肌麻痹作用，因此在近视防控应用中无明显不良反应，且对近视控制有一定疗效。

3. 其他药物

其他目前使用的药物因缺乏严格对照的长期观察研究而难以确定效果。

（二）光学矫正与近视控制

包括框架眼镜和角膜接触镜的应用，对于近视控制效果颇有争议。

1. 框架眼镜

目前多认为多焦点框架眼镜对于近视的控制有一定的疗效。镜片主要种类有渐进多焦点镜片、双光镜片和周边离焦镜片，其中大多数推荐使用周边离焦镜片。

2. 角膜接触镜

接触镜有软镜、硬镜（角膜塑形镜）、透氧硬镜等多种。

周边离焦软镜：周边离焦软镜控制近视是目前国外一线治疗方式，Dr. Kate Gifford 研究报道其对近视控制较普通单焦眼镜明显有效。

透氧硬镜：文献曾有报道配戴透氧硬镜的青少年近视者，近视的进程可以减慢，但其确切效果和作用机制还有待研究。

角膜塑形镜：详见近视矫治相关内容。

（三）其他控制方法

对眼无害而有一定理论依据的治疗方法。例如，雾视法（戴用 +2.00～+3.00 D 球镜视远 30 分钟）、远眺法、睫状肌锻炼法等。

近视的预防

从近视的病因与流行病学特点来看，单纯性近视与病理性近视的发病机制不同，故两者的预防也不相同。

（一）预防单纯性近视

1. 减少近距离工作

减少连续近距离用眼时间。移远工作距离，读写姿势端正，眼离书本一尺远（33 cm）。避免视网膜成像模糊（如在行进的车中看书、暗光下阅读等）。保证充足睡眠、远眺等传统措施。

2. 增加户外活动

与在户外从事何种体育锻炼或玩乐项目无太大关系，近视发生率与户外停留时间高度相关。增加户外活动不仅可以降低近视的发生率，也可在一定程度上延缓近视的发展。

3. 改善照明

增加光照亮度可以降低近视的发生率及延缓眼轴延长。读写应在采光良好、照明充足的环境中进行，桌面的平均照度值不应低于 300 lx，并结合工作类别和阅读字体的大小进行调整，以避免眩光和视疲劳等。

（二）预防病理性近视

1. 遗传咨询

病理性近视一般为单基因遗传病，可在怀孕期或出生后进行基因诊断，并在分娩前或后做基因治疗。

2. 并发症防治

病理性近视有较多的并发症，可严重损害视功能，患者应避免剧烈运动，减少视网膜脱离的危险。家长及患者应重视眼部的异常现象，如闪光感、视野缺损、夜间视力差及视力突然下降等，及时检查，早发现、早治疗。

近视的处理原则

根据近视的屈光状态采取不同的处理原则。

(一)屈光度 -0.50 ~ -1.00 D,以放松调节、控制近视进展为主

1. 首要干预措施

增加户外活动时间,确保每日 2 小时的户外活动;减少近距离作业时间,尽可能做到读写 30 分钟,休息远眺 10 分钟。配镜建议:如果眼位正常、日常学习和生活不受影响、单眼裸眼视力 ≥ 0.6、矫正视力 ≥ 1.0、没有眯眼、歪头及移近看等症状,根据实际情况酌情配镜。

2. 辅助干预措施

①调节功能异常者,需做双眼视训练,训练前提是屈光矫正后。②中医缓解视疲劳,疗效有待进一步确定。③缓解视疲劳的滴眼液。④复查频率:3 ~ 6 个月 1 次。

(二)屈光度 -1.00 ~ -6.00 D,以控制近视进展为主

1. 首要干预措施

增加户外活动时间,确保每日 2 小时的户外活动;减少近距离作业时间,尽可能做到读写 30 分钟,休息远眺 10 分钟。控制近视加深,可选择角膜塑形镜(OK 镜)或周边离焦多功能镜片;角膜塑形镜选择有资质的医疗机构,需在眼科医师指导下验配,在医师建议指导下选择合适的方式。

2. 辅助干预措施

①调节功能异常者,在医师指导下做相关训练。②应用缓解视疲劳的滴眼液。③复查频率:3 ~ 6 个月 1 次。

(三)屈光度 > -6.00 D,以预防并发症为主

①高度近视的宣教(预防近视度数加深,降低并发症的危害)。②根据眼轴发展情况区分病理性近视。③选择合适的措施矫正视力。④疑难复杂病例转到有条件的眼科医院就诊。⑤应用缓解视疲劳的滴眼液。⑥复查频率:3 ~ 6 个月 1 次。

近视的矫治时机

(一)婴幼儿及学龄前期

婴幼儿:如有表 9-2-1 所示屈光度数需考虑配镜,以预防弱视发生。

表 9-2-1 近视婴幼儿建议配镜列表

屈光度(D)	0 ~ 1 岁	1 ~ 2 岁	2 ~ 3 岁
近视(屈光参差 < 2.50)	≤ -5.00	≤ -4.00	≤ -3.00
近视(屈光参差 ≥ 2.50)	≤ -2.50	≤ -2.50	≤ -2.00

来源于《眼视光学》。

学龄前期：近视度数＜-1.00 D 的学龄前儿童如果出现近视症状，需要对其进行屈光矫正；若无症状，可考虑暂时观察，每 3~6 个月随访 1 次。若近视度数≥-1.00 D 则需矫正。

（二）学龄期

对于视力下降较明显且有症状的儿童，任何度数的近视屈光不正均需矫正。近视度数≥-1.00 D 者需矫正。间歇性外斜视或者有较大外隐斜的近视屈光不正儿童应全天光学足矫。

随访：一般 3~6 个月随访 1 次，若本次随访较上次检查度数改变≥0.50 D，需要新的处方。但对于度数只改变 -0.25 D，矫正后视力即可明显提高者，也应给予新处方。

近视的矫治方式

（一）光学镜片和接触镜矫正

配戴眼镜进行光学矫正是近视矫治的基本方法。在近视眼前放置合适的负球镜，可获得清晰的远视力。配戴合适的矫正眼镜可矫正视力，恢复调节与集合的平衡，缓解视疲劳，减少屈光参差，防止弱视。眼镜的种类如下。

1. 框架眼镜

优点：方便、经济、安全；缺点：运动不方便，外观上使部分人不能接受。

适应证：①不愿意或不适合采用其他矫正方式；②伴有散光且采用其他矫正方式效果欠佳；③某些特殊的环境、工作岗位或阅读状态；④需要框架眼镜作为外观修饰；⑤需要框架眼镜作为安全防护使用；⑥在某些治疗的过程中需要短暂使用或者需要频繁调整参数。

禁忌证：①有生理疾患无法稳定配戴框架眼镜；②因心理或精神问题，配戴框架眼镜可能造成伤害。

2. 角膜接触镜

（1）软性角膜接触镜

优点：美观、容易适应、配戴后运动更方便；缺点：长时间不合理配戴可能引起眼部健康问题。

适应证：①以恢复双眼视力和促进视觉发育为目的；②屈光不正的矫正；③规则散光≤1.50 D，且球柱镜比≥3∶1，可选择球性软镜；④ 0.75 D＜规则散光≤2.00 D，或者球柱镜比＜3∶1 者，可选择散光软镜；⑤根据干眼诊断标准，排除干眼，部分干眼患者也可根据情况验配；⑥无角膜、结膜炎等其他活动性眼病，全身健康状况良好；⑦眼睑位置正常，瞬目次数正常，瞬目完全。

禁忌证：①眼部疾患；②全身禁忌证；③个体条件相对禁忌证；④个人卫生相对不良、依从性差不能按时复诊者；⑤对镜片或护理产品中成分过敏者。

（2）高透氧硬性角膜接触镜

优点：透气性好，成像质量高；缺点：初戴时异物感强，需要时间适应。

适应证：①高度近视、高度远视；②高度散光、不规则散光；③屈光参差；④圆锥角膜等角膜变性疾病及角膜瘢痕、眼外伤术后所致的高度不规则散光；⑤角膜屈光手术后、角膜移植术后等角膜形态改变的情况下复杂的屈光不正；⑥长期配戴软性角膜接触镜引起严重缺氧反应或巨乳头性结膜炎而又不愿意放弃配戴者。

禁忌证：①一般角膜接触镜的禁忌证（有急性角膜结膜炎、重度干眼及翼状胬肉等活动性眼病）；②长期处于多风沙、高污染及化学制品环境；③配戴镜片从事剧烈、对抗性运动者；④眼睛高度敏感，不愿经历适应阶段者；⑤仅运动、娱乐等时间间歇性配戴者；⑥飞行员、警察、消防员等特殊职业者；⑦甲状腺功能亢进症、糖尿病、精神病患者；⑧个人卫生习惯差、依从性差者。

（3）角膜塑形镜

角膜塑形镜是指逆几何设计的硬性透气性接触镜，通过重塑角膜形态来暂时性降低近视屈光度数，从而提高裸眼视力的可逆性非手术物理矫形治疗手段。角膜塑形镜分为以矢高理念设计的角膜屈光治疗（corneal refractive therapy，CRT）角膜塑形镜及以弧度理念设计的视觉重塑治疗（vision shaping treatment，VST）角膜塑形镜。多项研究显示角膜塑形镜可有效减缓近视眼眼轴增长，减缓量约为 0.15 mm/ 年，近视控制效力中等（0.25～0.50 D/ 年），延缓 35%～60% 近视进展。若近视患者不能耐受或不愿接受阿托品滴眼液治疗，且患者为 8 周岁以上，可考虑配戴角膜塑形镜。通过密切随访降低并发症风险，如定期安排患者在白天摘镜后 2 小时内检查，以便早期发现异常体征，早期干预治疗。

优点：夜间配戴，白天不需配戴框架眼镜或角膜接触镜；缺点：价格较贵，护理操作要求高，配戴不当存在并发症风险。

适应证：①近视和规则散光患者矫正范围参考角膜塑形镜注册证及产品说明书；②眼部健康；③角膜曲率为 40.00～46.00 D；④没有使用影响或可能影响角膜塑形镜配戴、可能会改变正常眼生理的药物；⑤无影响配戴角膜塑形镜的全身性疾病；⑥环境条件、卫生条件和工作条件能满足角膜塑形镜的配戴要求；⑦依从性好，能够理解角膜塑形镜的作用机制和实际效果，能依照医嘱按时复查并按时更换镜片的患者；⑧年龄＞8 岁，未成年人应在成年人监护下使用；⑨配戴前检查排除禁忌证者。

禁忌证：①正在使用可能会导致干眼或影响视力及角膜曲率等的药物；②角膜异常；③活动性角膜炎（如角膜感染等），角膜知觉减退；④其他眼部疾病，包括泪囊炎、干眼症、结膜炎、睑缘炎等感染性或非感染性炎症，以及青光眼；⑤患有全身性疾病造成免疫功能低下或对角膜塑形有影响者；⑥有接触镜或接触镜护理液过敏史；⑦有手术或外伤史。

（二）屈光手术

近视眼的手术治疗近年来国内外均普遍应用，手术种类较多，可分为角膜屈光手术和眼内屈光手术。

1. 角膜屈光手术

角膜屈光手术可选择的主要手术方式有：①基质手术，包括飞秒激光辅助制瓣的准分子激光原位角膜磨镶术、飞秒激光小切口角膜基质透镜取出术；②表层手术，包括机械法去上皮准分子激光角膜切削术、酒精辅助去上皮准分子激光角膜切削术及激光辅助去上皮准分子激光角膜切削术等。角膜屈光手术优点为美观、方便；缺点则是主要用于成年人，存在并发症的风险。

推荐的屈光不正度数矫正范围为：准分子激光原位角膜磨镶术不超过 –12.00 D，小切口角膜基质透镜取出术不超过 –10.00 D，表层手术不超过 –8.00 D。圆锥角膜、角膜过薄（中央角膜厚度＜ 480 μm，预期剩余角膜中央基质厚度＜ 250 μm）及存在尚未控制的眼部活动性炎症或疾病者不宜手术。

2. 眼内屈光手术

眼内屈光手术适用于屈光度数稳定的患者，尤其适合度数超过角膜屈光手术适应范围者，或眼表条件不宜进行角膜屈光手术而又有摘镜需求的患者。可选择的主流手术方式主要包括晶状体眼人工晶状体植入术（phakic intraocular lens implantation，PIOL）和屈光性晶状体置换术（refractive lens exchange，RLE）。PIOL 多用于晶状体功能完好的年轻人，现多将人工晶状体植入后房，具有可逆性和术后保持原有的调节功能的优点。FDA 批准用于 PIOL 术的人工晶状体最高可矫正 –23.00 D 的高度近视。RLE 尤其适用于已出现老视、白内障或晶状体硬化及晶状体脱位的高度近视患者。目前已有报道使用 RLE 矫正的最高屈光不正度数为 –24.00 D。眼内屈光手术需注意术前眼压、眼底、房角结构和角膜内皮细胞的检查，存在尚未控制的眼部活动性炎症或疾病的患者不宜进行手术。

近视并发症治疗

病理性近视主要并发症包括脉络膜新生血管（choroidal neovascularization，CNV）、斜视、近视性牵拉性黄斑病变、视网膜病变等，针对这些并发症，有以下几种治疗手段。

1. CNV

抗 VEGF 药物玻璃体腔内注射已经取代传统的光动力疗法，是目前一线治疗方法。大型随机对照试验研究显示抗 VEGF 类药物治疗继发于病理性近视的 CNV，患者视力显著提高，解剖学结构改善明显，且注射次数较少。患者在确诊 CNV 后应尽早治疗，越早治疗，保留的视觉功能越好。

2. 斜视

对于高度近视眼限制性斜视，当肌肉走行正常，偏斜角度小，且眼球运动受限不明显时可应用内直肌后徙联合外直肌缩短术；当外直肌和上直肌的走行出现异常，眼球运动明显受限时，可采用 Loop myopexy 术或其改良术式进行治疗。

3. 近视性牵拉性黄斑病变

单纯的黄斑裂孔行玻璃体切割术有很高的闭孔率。当伴发黄斑裂孔性视网膜脱离时，常采用玻璃体切割联合玻璃体腔内注气术治疗，可有效提高闭孔率，减少复发概率。

4. 周边视网膜病变

当仅存在视网膜格子样变性时，初发且对视觉功能无影响者可密切随访，每半年一次；当视网膜变性患者不能按时随访时，可考虑视网膜光凝术封闭视网膜变性区，以防病变进一步发展出现视网膜裂孔及视网膜脱离。当出现视网膜周边裂孔，无明显视网膜脱离时，可积极进行视网膜光凝，预防视网膜脱离。当出现明显的视网膜脱离时，可根据病情选择不同手术方式，根据不同部位可选择玻璃体腔注气、注油或外路手术，帮助视网膜复位。

近视防控工作原则

（一）坚持预防为主

针对目前我国近视呈现的高发、低龄化趋势，把近视防治的重点放在预防工作上，从幼儿园抓起，面向全体儿童青少年实施预防措施，增强学生体质，降低学生近视眼的新发病率。

（二）坚持综合防控

针对导致近视眼发生的多种因素，采取综合防控措施。切实减轻学生课业负担，控制学生近距离用眼时间；改善教学卫生条件，创建良好的视觉环境；普及视力保护知识，培养学生科学用眼习惯；落实学生体育活动时间，促进学生积极参加体育锻炼。

（三）坚持常抓不懈

充分认识近视眼防控工作的重要意义，把"防近"工作融入课堂教学、校园文化和学生日常行为规范等各个环节，促进"防近"工作常态化、制度化、专业化。

（四）坚持部门联动

建立政府主导、部门参与、专家指导、学校教育、家庭配合的防控工作模式，全社会行动起来，形成"防近"工作的合力，共同促进儿童青少年视力健康，让孩子拥有一个光明的未来。

近视的防控

（一）学前阶段（0~6周岁）

关键词：呵护引导，快乐成长。

幼儿刚出生时是远视眼状态。0~6周岁阶段，孩子视觉系统处于从"远视眼"向"正视眼"快速发展的关键阶段，呵护孩子视力健康应以让他们快乐成长为目标科学引导。

1. 户外活动很重要，沐浴阳光防近视

0~6周岁是早期近视防控的关键期。户外活动能有效预防和控制近视。幼儿园老师和家长应鼓励并带领孩子多参加以玩乐为主的户外活动或简单的体育运动，保证每日户外活动时间两小时以上。注意在户外活动中预防晒伤和其他意外伤害的发生。

2. 电子视屏要严控，过早使用眼损伤

在幼儿眼睛发育的关键期，过多接触电子屏幕会造成不可逆的眼部损伤。建议0～3岁婴幼儿禁用手机、电脑等视屏类电子产品，3～6岁幼儿也应尽量避免接触和使用。托幼机构尽量避免使用电子屏教学。

3. 远离幼儿小学化，注重体验乐成长

学龄前幼儿不宜读写，避免过早施加学习压力。要主动远离幼儿园小学化倾向，让幼儿快乐成长，充分使用各种感官探索和体验。近距离注视场景下，距离应保持50 cm以上。对于学习钢琴等乐器的孩子，琴谱字体要尽量大，保证练习时环境光照亮度，每次连续练习时间不超过20分钟。

4. 睡眠确保10小时，膳食营养要多样

幼儿的营养水平和睡眠质量与成年后身体素质息息相关，应注意保持规律、健康的生活方式。每天应保证充足睡眠时间10小时以上。注意膳食营养均衡，多吃水果蔬菜，少吃甜食和油炸食品。

5. 密切关注眼健康，从小就要来建档

家长要时刻关注孩子的眼健康，在新生儿健康体检时就要主动进行视力筛查。及时为幼儿建立屈光发育档案，3岁后每3～6个月定期监测视力和屈光发育情况，发现异常应及时就诊。重视入园眼健康检查。家长在家可教会孩子通过视力表进行视力检测，做到早检测、早发现、早预警、早干预。

（二）小学阶段（6～12周岁）

关键词：习惯养成，积极预防。

小学低年级阶段，孩子需要适应环境和角色的转变，近视防控应以养成良好习惯为主，要密切关注视力与屈光发育情况，预防近视发生。小学高年级阶段，要注意用眼卫生，把近视防控与素质教育结合，科学防控近视发生发展。

1. 户外活动要保障，体育爱好宜广泛

学校和家长应共同营造良好的体育运动氛围，创造条件让孩子多参加户外活动，鼓励孩子在课间休息时间和体育课到室外活动。家长应多带孩子到户外活动，每日户外活动时间累计应达到两小时以上。低年级小学生应注重锻炼习惯的养成，把体育运动作为兴趣爱好。高年级小学生可适当增加有氧体育运动。注意在户外活动中预防晒伤和其他意外伤害的发生。

2. 正确姿势不能忘，用眼环境要敞亮

学习时，阅读和书写的环境非常重要。环境的采光照明要科学，学习场所要保证充足的光照亮度。光线不足时，应通过台灯辅助进行双光源照明，台灯应摆放在写字手的对侧前方，避免眩光。桌椅高度要与孩子的身高和坐高匹配并及时调整。小学低年级阶段是培养阅读和书写姿势的关键时期，注意标准读写姿势与习惯，做到书本离眼睛一尺、胸口离桌一

拳、握笔手指离笔尖一寸。学校和家长应严格进行姿势训练，及时纠正错误姿势。教导孩子不要躺在床上或沙发上看书，不要在摇晃的车厢内看书。

3. 视屏时间不要长，课外不要增负担

小学生应严格控制视屏类电子产品使用时长。学校应谨慎开展线上课程学习，尽量不布置线上作业。家长应配合学校切实减轻孩子作业负担，减少校外培训，尤其是线上校外培训，切勿忽视孩子兴趣和视力健康盲目报班。

4. 阅读材料要优选，纸质读物不反光

阅读材料的图画和字体不宜过小，选择哑光纸质读物。小学低年级段的阅读材料应以大字体图文为主，小学高年级段的阅读材料字体不宜过小。

5. 读写间隔多休息，劳逸结合眼舒适

小学生应控制持续阅读和书写的时间。低年级段小学生每次连续读写不超过 20 分钟，高年级段小学生每次连续读写不超过 30 分钟。休息时应走出教室进行户外活动或远眺。

6. 均衡膳食有营养，规律作息更健康

家长要督促孩子保持规律、健康的生活方式。每天保证充足睡眠时间 10 小时。注意营养均衡，强调食物多样性，多吃水果蔬菜，少吃甜食和油炸食品。

7. 积极定期查视力，及时干预降风险

小学生每年应进行 2～4 次视力检查。学校和家长应重视定期开展视力检查，及时查阅检查结果。学校若发现视力出现异常现象的学生，应及时提醒家长带孩子前往正规的医疗机构进一步检查确认。

8. 近视不可乱投医，正规机构去就诊

学生近视后，不可病急乱投医，不要迷信近视可治愈等虚假广告，应到正规的医疗机构就诊，并遵从医嘱进行科学干预和矫正。

（三）中学阶段（12～18 周岁）

关键词：主动参与，科学防控。

中学阶段，孩子进入青春期，有了独立自主意识，近视防控需要孩子主动参与和多方支持。初中阶段仍应以防为主，加强体育锻炼，防止近视发生与发展。高中阶段身体发育逐渐接近成年，学业压力增加，应在学习与生活上实现平衡，坚持防控近视，已经近视的要避免发展成为高度近视。已发展成为高度近视的学生要重视防控并发症。

1. 主动学好眼知识，科学把握眼健康

树立"每个人是自身健康的第一责任人"意识，主动学习掌握科学用眼护眼等健康知识，并向家长宣传。积极关注自身视力状况，自我感觉视力发生明显变化时，及时告知家长和教师，尽早到眼科医疗机构检查和治疗，做到早发现、早干预、早治疗。

2. 劳逸结合很关键，3个"20"多提倡

中学生学业压力渐重，应注意劳逸结合，保持心情舒畅。在校期间，应把握好课间休息时间和体育课活动时间，多远眺或到户外活动。课余和周末尽量多参加户外活动，积极参加体育运动，及时调节压力。牢记"20-20-20"原则，近距离用眼20分钟，要注意看20英尺（6m）外的远处物体20秒，以放松眼睛。

3. 采光照明莫大意，学习环境严把关

阅读书写时环境很重要，要保证充足的光照。光线不足时，可通过台灯辅助照明，台灯要摆放在写字手的对侧前方。为保证正确的读写姿势，要选择高度合适的课桌椅。

4. 阅读书写有讲究，连续时间勿过长

中学生应控制持续阅读和书写的时间，每次连续读写尽量不超过40分钟。平常阅读时尽量选择字体大小合适的纸质读物，字体不宜过小，材质尽量不要有反光。

5. 电子产品控时长，视屏距离要保持

自觉控制视屏类电子产品使用时长，减少非学习目的的视屏类电子产品使用。使用视屏类电子产品时，尽量选择大尺寸的屏幕，保持50cm以上的注视距离。

6. 饮食营养要均衡，充足睡眠需保障

中学生应养成规律、健康的生活方式。每天保证8～9小时睡眠时间。注意营养均衡，强调食物多样性，多吃水果蔬菜，少吃甜食和油炸食品。

7. 近视普查应重视，高度近视要防范

应重视学校开展的近视普查，及时查阅检查结果。发现视力异常或上课发现看黑板不清楚应尽早告知家长，及时前往医院进一步检查确认。初中生每年应进行2～4次视力筛查。高中生近视发生率明显增加，戴镜矫正后应定期复查，尽量每半年复查一次，控制近视发展，避免成为高度近视。

8. 矫正方法要科学，虚假广告莫相信

目前暂未出现证实有效的近视治疗药物或保健产品，一旦近视，应到正规的医疗机构就诊，进行科学矫正。不可病急乱投医，迷信近视可治愈等虚假广告。

第三节 基层眼视光的建立

眼健康是国民健康的重要组成部分，不同形式的视觉损伤严重影响人民群众的身体健康和生活质量，加重家庭和社会负担，国家号召深化医改"把医疗服务的重点下沉到基层"。我国近视形势严峻，成为亟待解决的国民问题之一。近视防控的服务对象主要是3～18岁（幼儿园至高中）的儿童青少年。短缺的眼科（视光）医师和庞大的医疗服务对象之间的不对等，

是我国近视防控工作面临的重大挑战之一。在加强大医院眼视光专科建设的同时，尽快建立社区化的眼视光诊所体系，使其成为近视预防、控制和治疗的主力军，是未来的主要趋势。

基层眼视光建设要点

（一）制订全国统一的眼科诊所和眼视光诊所标准

目前，个别地区制订了眼科诊所的标准，尚无全国统一的眼科诊所标准，很多地方以没有标准验收为由，拒绝批准眼科诊所的设立。而以视力保健、矫正、改善、近视防控为主业的眼视光诊所，目前既没有国家标准，也没有地方标准。亟需制订全国性的标准，包括专业人员和设备配置、诊疗科目与流程等，为行业规范发展和监管打下基础。

（二）建立眼视光医师资质考评制度

建立眼视光医师资质考评制度，是眼视光诊疗业务达到专业水平的保证，也是促进眼视光行业人才培养和推进眼视光行业发展的重要举措。西方发达国家早已建立了眼视光医师教育、资格考核、持证上岗、在岗继教的体系，我国的眼视光诊疗需求更大，应该借鉴并尽快建立自己的体系。

（三）实施特殊政策，在较短时间内培养大量的眼视光医师

针对目前近视防控工作急需大量眼视光医疗人员的现状，建议从3个渠道快速培养相关专业人员：①对部分有意从眼科临床转向眼视光业务的眼科医师，进行眼视光相关知识和技能的补充教育，使其参加眼视光医师的资格考试，成为合格的眼科和眼视光双料医师。②允许非医学类眼视光专业的毕业生，通过补充学习眼科医学知识与技能，参加眼视光医师资格考试，成为合格的眼视光医师。经过3或4年眼视光专业学习的毕业生，是目前视力矫正、视功能训练、近视防控的主要技术力量，让这个群体补充眼科医学知识技能后从事眼视光医疗，可以立即对社区化近视防控和治疗服务网络的建设做出贡献。③增加眼视光医学专业的招生人数。目前全国有19所设有眼视光医学专业的医学院校，大部分都是新设立的，每年招生人数较少，应该在保证质量的前提下扩大招生和教学规模，同时开办成人教育，拓宽眼视光教育途径，满足行业发展的需要。

（四）积极响应国家鼓励设立诊所、门诊部等基层和社区化医疗机构

实施分级诊疗，方便百姓就医的号召，取消对设立社区化眼科诊所和眼视光诊所的地方限制。

基层眼视光配置

（一）人员配置

基层眼视光（如社康）应由具备执业资格的眼科医师、眼视光相关二级职业资格人员、眼科护理等人员从事眼视光及近视防控工作。

（二）设备配置

至少配备具有国家标准（GB/T 11533-2011 标准对数视力表）的电子对数视力表、具有符合标准（ISO 10342 眼科仪器：验光仪）的自动电脑验光仪和检影镜、综合验光仪、眼球生物测量仪、裂隙灯显微镜、检眼镜等仪器。

（三）场地配置

诊室照明可调，面积足够大（满足视功能检测标准距离要求）。

基层眼视光工作要点

承担辖区内部分或全部中小学生近视筛查工作。为筛查人员建立眼视光档案。定期对辖区内学生、家长、教师、校医等群体进行近视防控相关科普宣传。有条件的社康可开展近视防控等眼视光诊疗工作。

社康眼健康管理流程

为规范基层眼视光工作，现制订如下临床诊疗流程图（图 9-3-1），以供从业人员参考。

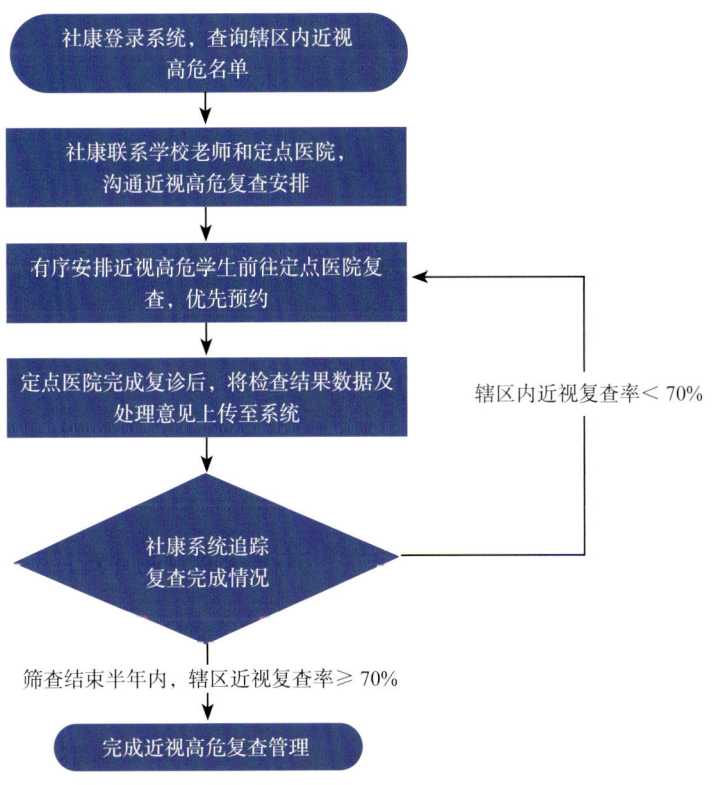

图 9-3-1　社康眼健康管理流程

第四节 近视防控初筛、复诊、转诊流程的深圳模式

2019年,深圳市卫生健康委员会联合深圳市教育局印发《深圳市儿童青少年近视防控实施方案》(深卫健公卫〔2019〕39号)。同年,依托深圳市眼科医院,正式成立深圳市儿童青少年近视防控中心,联合各级包含眼科专业的医疗机构及社康,开展覆盖深圳市全市约180万幼儿园大班、中小学学生的近视筛查项目,进行至少1年1次儿童青少年近视筛查。到2022年,该项目已经进行到第4年。由深圳市眼科医院牵头,成立了近视筛查联盟医院、近视高危人群检查定点联盟医院2个专科联盟,截至2021年12月签约医院共达75家,近视筛查联盟医院65家,近视高危人群检查定点联盟医院49家,医防融合项目组青少年近视防控试点社康2家,初步形成了独具特色的近视防控初筛、复诊、转诊的深圳模式。

近视初筛

深圳市近视筛查联盟医院具备眼科专科检查能力,拥有眼视光相关的二级职业资格人员或中级职称及以上的护理人员至少2名、中级职称及以上的眼科医师至少2名,配备具有国家标准(GB/T 11533-2011标准对数视力表)的电子对数视力表至少2台及具有符合标准(ISO 10342眼科仪器:验光仪)的自动电脑验光仪至少1台、眼球生物测量仪至少1台。近视筛查人员经过统一检测方法专业培训,统一检测方法、器材、质控标准,考核合格后上岗。筛查队负责人根据筛查安排,提前与学校领导协商,确定检测日期,组织动员受检者,准备检测场地,于筛查当日进行入校筛查。

(一)近视筛查检查项目

基本信息:包括区名称、学校名称、年级、班级、姓名、性别、民族和出生日期等。

远视力检查:应用国际标准对数视力表,先右眼后左眼进行视力检查。如戴眼镜者,应同时检测裸眼视力和戴镜视力。戴角膜接触镜者,应先查戴镜视力,再在摘除角膜接触镜30分钟后检查裸眼视力。

小瞳屈光检测:采用客观检查法,在非睫状肌麻痹条件下,使用台式自动电脑验光仪进行检测。每只眼应测量3次,取平均值;如其中任意2次的球镜度数测量值相差≥0.50 D,则应进行额外的测量,再取平均值。远视力检查结果>5.0的学生也应进行小瞳屈光检测。

结果判读:筛查的近视标准为裸眼视力<4.9且非睫状肌麻痹下电脑验光等效球镜度数<−0.50 D。符合标准:发放复查通知,其中裸眼视力<4.7者应到具备近视控制手段的医院进行检查。

(二)近视筛查流程

近视筛查流程见图9-4-1。

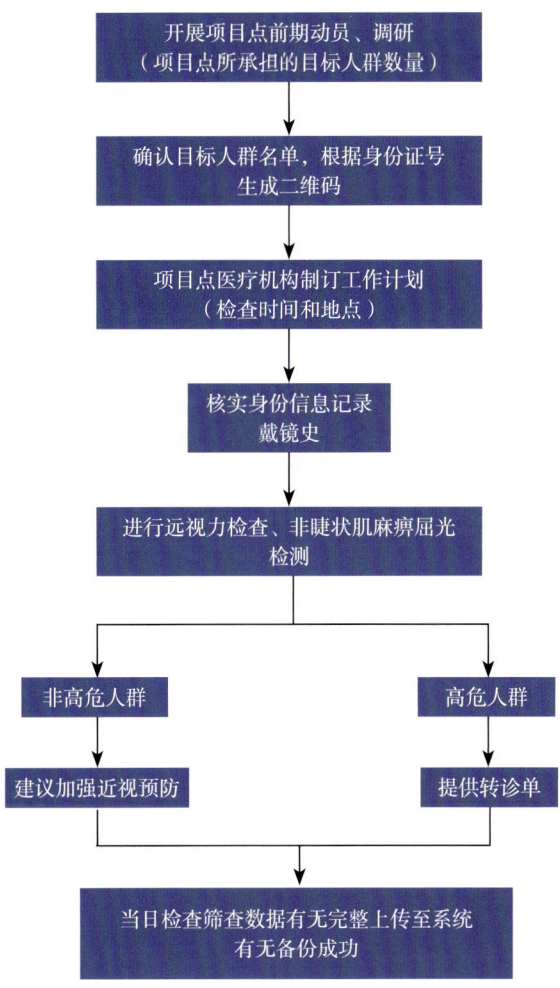

图 9-4-1 近视筛查流程

近视高危学生复诊

对于筛查发现的近视高危学生，建议其至近视高危人群检查定点联盟医院进行复诊，确定是否近视，并在医师的指导下进行近视矫治和控制。

（一）近视高危定义

学生近视筛查中符合以下条件：裸眼视力＜5.0 且非睫状肌麻痹下屈光检查等效球镜＜–0.50 D。

（二）近视高危学生检查项目

（1）常规检查项目

视力（裸眼与矫正视力）、屈光度（小瞳与散瞳验光）、角膜曲率、眼轴长度、眼位、裂隙灯检查、眼底检查、眼压。

（2）特殊检查项目（根据病情需要选择）

双眼视功能检查（调节、集合）、色觉、角膜地形图（初诊 2.00 D 以上散光或随访时散光变化较大者，应检查角膜地形图或眼前节分析系统以排除圆锥角膜）、前房深度、晶状体厚度、OCT、眼底照相、眼部 B 超、VEP 及视网膜电图等。（注：睫状肌麻痹剂在确认近视高危学生是否近视及程度中起关键作用，请按照国家近视防控相关指南使用。）

（三）近视医学干预

参见第九章第二节相关内容。

（四）近视学生诊疗信息建档要求

近视高危学生复查后，按要求将复查结果上传至"深圳市儿童青少年近视防控中心信息平台"，建立连续性学生眼健康档案。

（1）个人信息

姓名、性别、身份证号码、就诊日期、时间、接诊医师。

（2）检查结果（项目）

初诊或 6 个月以上（含 6 个月）常规检查项目：视力检查（含裸眼、矫正视力）；眼压检查；眼轴长度、曲率（前房深度、晶状体厚度如已检查可上传数据）；散瞳验光、复光（如不必复光，无须上传复光数据）结果数据。

（3）诊断、医师处理意见。

近视高危学生双向转诊

社康可登录近视筛查数据管理系统，查询本辖区近视高危学生名单。由本辖区社康筛查出的近视高危学生，社康应指引其至近视高危复查定点医院进行复查。若排除近视等其他疾病，可由复查医院反向转诊回社康继续进行眼健康监测。如发现近视，可在复查医院进行近视矫治和控制。对于复查医院难以解决的疑难复杂病例，可进一步转诊至深圳市眼科医院诊治。与近视相关的疑难复杂病例的标准包括但不限于：①难以抑制的进展性近视（每年近视进展高于 –0.75 D，常规近视控制方法效果不明显）；②可能出现或已经出现高度近视并发症，如视网膜周边部格子样变性、囊样变性，以及后巩膜葡萄肿、视网膜脱离、撕裂、裂孔、黄斑出血和新生血管等；③伴有斜视、弱视等；④先天性白内障、上睑下垂等因素引起的形觉剥夺存在者。

疑难复杂病例经深圳市眼科医院诊治后，病情好转，可视情况转诊回原医院或社康进行诊疗管理。具体诊疗步骤可参考图 9-4-2。

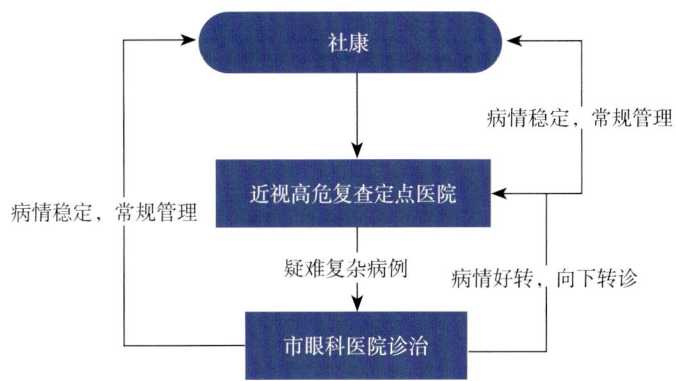

图 9-4-2 "医防融合"眼健康管理社康双向转诊流程

注：依据《深圳市儿童青少年近视防控实施方案》（深卫健公卫〔2019〕39号）。

第十章 基层适宜中医眼科技术

第一节 适宜中医眼科技术

适宜中医眼科技术主要指中医外治法,它是在整体观念、辨证论治的指导思想下,选择不同的外治技术,通过人体体表、孔窍、穴位给予药物进行贴敷、熏洗、熨,或对经络及患处施予针法、灸法,以及推拿、点穴、疏通手法或配合物理刺激疗法,以达到治疗疾病目的的一种治疗方法。具有用药无须经体内代谢、安全无损、疗效持久、简便易行等特点。

第二节 适宜中医眼科技术操作规范

眼科手、足浴治疗

【适应证】
主要用于糖尿病眼病患者由糖尿病周围神经病变等所导致的手足疼痛、发冷、麻木等。

【禁忌证】
饥饿、极度疲劳或酒醉后的人不宜进行手、足浴治疗。
手、足部有皮肤破损及烧、烫伤者。

各种感染性疾患，如丹毒、脓肿、骨髓炎、蜂窝织炎等。

严重骨质疏松者禁止使用手、足浴疗法。

患骨关节结核、肿瘤者不宜采用手、足浴疗法。

严重心脏病、肝病及精神病患者。

关节韧带的撕裂伤、断裂伤，不能用手、足浴疗法，应手术治疗。

各关节部位创伤性骨膜炎急性期禁止使用手、足浴疗法。

皮肤局部病变，如湿疹、癣、疮疡、脓肿、疱疹、瘢痕等。

【操作方法及程序】

熬制治疗所需浴液。在浴手盆或浴足桶上套上一次性套袋。将药液放入浴手盆或浴足桶套袋中。调试温度为40℃左右。患者取坐位，浴手时，将手放入浴盆中，浴液浸至腕关节以上2～4 cm。浴足时，将足放入浴桶中，浴液浸至踝关节以上4 cm处。泡浴30分钟。取下套袋，将浴液倒出，一次性套袋按医疗垃圾处理要求进行处理。收放浴手盆/浴足桶。

【注意事项】

浴手或浴足中途，若温度变低，加放浴液时，一定注意温度调试，以免烫伤。

穴位注射治疗

【适应证】

各类眼科疾病，如视神经萎缩、上睑下垂、麻痹性斜视、动眼神经麻痹、视网膜色素变性等。

【禁忌证】

对药物过敏的患者禁用穴位注射法。

体质十分虚弱的患者，有频繁的晕针病史者。

穴位注射的局部皮肤感染较为严重者。

【操作方法及程序】

治疗者双手清洗消毒。用2～5 mL注射器抽吸所选用注射液（如复方樟柳碱、维生素B_1、维生素B_{12}等）。

患者取坐位，注射左侧穴位时注射者站立于患者左侧，注射右侧穴位时注射者站立于患者右侧。

选取穴位（如太阳、足三里、肝俞、肾俞等）。用碘伏或酒精棉签擦拭消毒穴位周围约2 cm^2的范围。注射器针头斜面向上，右手进针，左手辅助。太阳穴注射时，皮下进针约1 cm，回抽观察是否回血后，缓慢持续推入注射液（图10-2-1），形成皮丘；足三里穴位注射时，垂直进针约1 cm，回抽观察是否回血后，缓慢持续推入注射液。

推注完成后，左手持棉签轻按压针孔，右手退出注射针。用棉签按压1～3分钟。

将注射器、棉签按医疗垃圾处理要求进行处理。

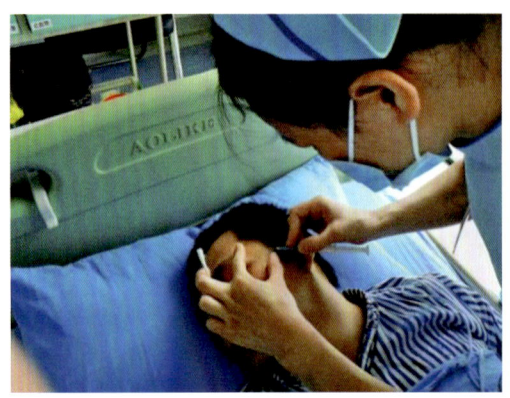

图 10-2-1 穴位注射治疗

【注意事项】

严格遵守无菌操作规则,防止感染。

使用穴位注射时,应该向患者说明本疗法的特点和注射后的正常反应。如注射局部出现酸胀感、4~8小时局部有轻度不适,或不适感持续较长时间,但是一般不超过1天。

要注意药物的有效期,并检查药液有无沉淀变质等情况,防止过敏反应的发生。

风池穴近延髓,故应严格掌握针刺角度和深度,针刺深穴应控制在颈围的1/10以内,向鼻尖方向刺0.5~0.8寸,以免伤及延髓。脊髓两侧腧穴注射时,针尖斜向脊髓为宜,避免直刺引起气胸。

药物不宜注入脊髓腔,误入脊髓腔,有损伤脊髓的可能,严重者可导致瘫痪。

年老体弱及初次接受治疗者,最好取卧位,注射部位不宜过多,以免晕针。

孕妇的下腹部、腰骶部和三阴交、合谷穴等,不宜用穴位注射法,以免引起流产。

眼部中药熏洗治疗

【适应证】

各类眼科疾病,如视疲劳、干眼症、麦粒肿、睑板腺囊肿、睑板腺功能异常,以及术后调理等。

【禁忌证】

饮前和饮后半小时内、饥饿、过度疲劳者。妇女妊娠及月经期者。急性传染病者。有开放性创口、感染性病灶、年龄过大或体质特别虚弱的人。对药物过敏者。

【操作方法及程序】

将中草药机储水槽加入纯化水至最高水位线。将制备好的中药袋装入中草药机药盒内(遵医嘱选用药袋)。

打开中草药机电源开关,每天第一次开机需预热2~3分钟,直至喷嘴有热雾缓缓喷出,开始治疗（调节计时器时间：睑板腺按摩10分钟，中医治疗患者15分钟，所有患者最长时间不超过30分钟）（图10-2-2）。

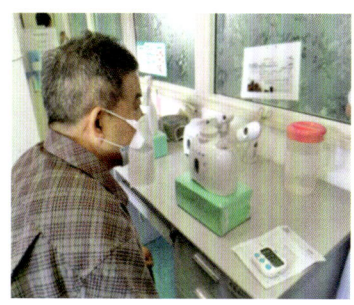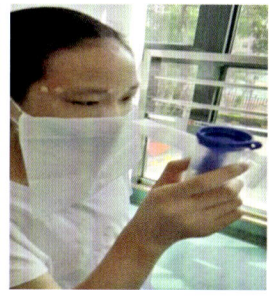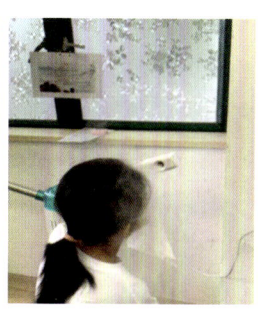

图10-2-2 眼部中药熏洗治疗

患者取坐位面向中草药机，眼部距喷嘴约20 cm。热度以患者能耐受为宜，患者睁开眼睛，自然瞬目即可。

治疗期间，患者可以根据药雾大小，轻轻转动头部或前后调整距离使眼部充分接触药雾，询问患者治疗感受，防烫伤。

当计时器鸣响，治疗完毕，关闭中草药机电源开关，用纸巾轻拭患者颜面，嘱患者稍休息，避吹对堂风以免外感风寒。

清理用物，使中草药机处于备用状态。当日操作结束后，丢弃药袋，清洗药盒及水槽，擦拭机身，清洁备用。

【注意事项】

注意温度，以防烫伤。熏蒸结束后适当休息、饮水。熏蒸器具注意使用酒精清洁消毒。

眼周刮痧治疗

【适应证】

各类眼科疾病，如视疲劳、干眼症、眼袋、黑眼圈等。

【禁忌证】

有严重心脑血管疾病、肝肾功能不全、全身水肿者禁用。因为刮痧会使人皮下充血，促进血液循环，这会增加心肺、肝肾的负担，加重患者病情，甚至危及生命。

凡体表有疖肿、破溃、疮痈、斑疹和不明原因包块处禁止刮痧，否则会导致创口的感染和扩散。

接触性皮肤病传染者忌用刮痧，因为这会将疾病传染给他人。

有出血倾向者，如糖尿病晚期、严重贫血、白血病、再生障碍性贫血和血小板减少患者不要刮痧，因为这类患者在刮痧时所产生的皮下出血不易被吸收。

精神病患者禁用刮痧法，因为刮痧会刺激这类患者发病。

【操作方法及程序】

患者面向操作者，取坐位或仰卧位，闭眼。清洁皮肤。拍上爽肤水或柔肤水，将香精油或按摩膏均匀地涂抹在脸部。

从刮痧板装纳盒中取出刮痧板，将刮痧板轻轻地按着眼周的穴位开始刮痧，每次时间15分钟以内。具体操作：用弧线型刮痧板的棱角点按面部穴位，再进行顺向或反向转动；沿面部两颊经络轻盈刮拭；刮痧板在眼周交替游离滑动；刮痧板侧面和边缘在两侧颤动；刮痧板侧面和边缘在额头交替刮拭（图10-2-3）。

刮痧完毕后，刮痧板消毒并收纳于刮痧盒中。

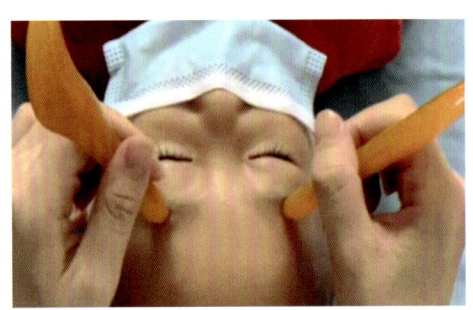

图 10-2-3　眼周刮痧治疗

【注意事项】

白血病、血小板减少患者少刮或慎刮。凡刮治部位的皮肤有溃烂、损伤、炎症的不宜刮痧。大病初愈、重病、气虚血亏者不宜刮痧。饱食、饥饿状态下不宜刮痧。

针刺治疗

【适应证】

各类眼科疾病，如视神经萎缩、上睑下垂、斜视、动眼神经麻痹、视网膜色素变性、视疲劳、干眼症等。

【禁忌证】

患者在饥饿、疲劳、醉酒、精神紧张等情况下禁止针刺。

部分经期妇女禁止针刺，即便为调经治疗，亦应慎用。

孕妇禁止针刺。

儿童囟门未闭时，禁止在头部进行针刺。

特殊穴位禁止针刺，如神阙。

【操作方法及程序】

治疗者双手清洗消毒。患者取坐位/卧位，针刺左侧穴位时施针者站立于患者左侧、针刺右侧穴位时施针者站立于患者右侧。选取穴位。用碘伏或酒精棉签擦拭消毒穴位周围约

$2~cm^2$ 范围。根据不同穴位选取不同尺寸的一次性针灸针。根据不同病情采用不同针法（图 10-2-4）。针刺结束后，左手持消毒棉签轻按针孔，右手拔针。

拔针后按压 1～3 分钟。

将一次性针灸针、棉签等按医疗垃圾处理要求进行处理。

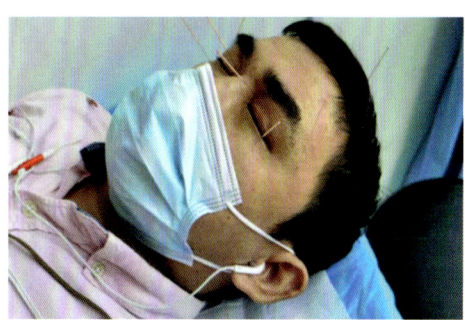

图 10-2-4　针刺治疗

【注意事项】

针刺治疗前应做好患者的思想工作，消除患者恐惧心理。

所用针具应经过严格消毒，也可采用一次性针具。

对身体虚弱的患者，针刺手法不宜过强，尽量让患者采取卧位。

胁肋、胸背部、肾区等重要脏器所在部位，不宜直刺、深刺；有大血管走行的部位，针刺时应避开血管斜刺。

对于容易晕针的患者，事先应采取相应的准备措施。

刚参加重体力劳动或剧烈运动者，应让其休息片刻后再进行针刺。

针刺眼区穴位和颈部的风府、哑门等穴位，以及背部的腧穴，一定要注意掌握好角度，动作幅度不宜过大。

对于尿潴留的患者针刺腹部时，要注意针刺方向、角度及深度，以免刺伤膀胱。

灸法治疗

【适应证】

各类眼科疾病，如视神经萎缩、上睑下垂、斜视、动眼神经麻痹、视网膜色素变性、视疲劳、干眼症等。

【禁忌证】

凡属实热证或阴虚发热、邪热内炽等证，如高热、高血压危象、肺结核晚期、大量咯血、呕吐、严重贫血、急性传染性疾病、皮肤痈疽疮疖并有发热者，均不宜使用艾灸疗法。

器质性心脏病伴心功能不全，精神分裂症，孕妇的腹部、腰骶部，均不宜施灸。

颜面部、颈部及大血管走行的体表区域、黏膜附近均不宜直接灸。

【操作方法及程序】

评估病情、皮肤情况。

体质虚弱或精神紧张者应采用卧位。

施灸部位：先灸头部、腰背部，后灸胸腹、四肢。

施灸方法：悬起灸、温和灸、回旋灸、雀啄灸、实按灸（图10-2-5）。

施灸时间：每日灸或隔日灸。

随时观察局部皮肤情况，询问患者有无灼痛感，及时调整距离，防止灼伤；施灸过程中应及时将灰弹入弯盘中，防止灼伤皮肤和烧坏衣服。

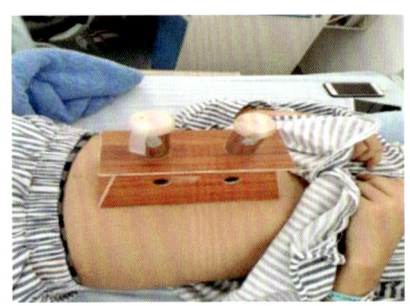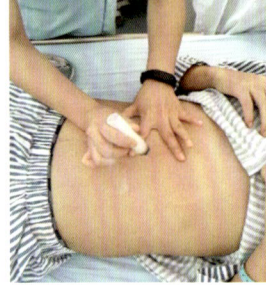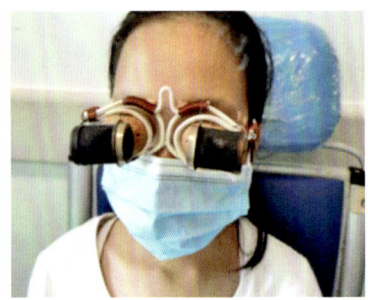

图10-2-5　灸法治疗

【注意事项】

要专心致志，耐心坚持：施灸时要注意思想集中，不要在施灸时分散注意力，以免艾条移动，不在穴位上，徒伤皮肉，浪费时间。

要注意体位、穴位的准确性：体位要适合艾灸的需要，同时要注意舒适、自然，要根据处方找准部位、穴位，以保证艾灸的效果。

防火：现代人的衣着不少是化纤、羽绒等质地的，很容易燃着，因此，施灸时一定要注意防止落火，尤其是用艾炷灸时更要小心，以防艾炷翻滚脱落。用艾条灸后，可将艾条点燃的一头塞入直径比艾条略大的瓶内，以利于熄灭。

要注意保暖和防暑：因施灸时要暴露部分体表部位，在冬季要保暖，在夏季高温时要防中暑，同时还要注意室内温度的调节和开换气扇，及时换取新鲜空气。

要防止感染：化脓灸或因施灸不当，局部烫伤可能起疱，产生灸疮，一定不要把疮挑破，如果已经破溃感染，要及时使用抗感染药。

要掌握施灸的程序：如果灸的穴位多且分散，应按先背部后胸腹、先头身后四肢的顺序进行。

注意施灸的时间：有些病证必须注意施灸时间，如失眠症要在临睡前施灸。不要在饭前空腹时或饭后立即施灸。

要循序渐进，初次使用灸法要注意掌握好刺激量，先少量、小剂量，如用小艾炷，或灸的时间短一些，壮数少一些。以后再加大剂量。不要一开始就用大剂量。

防止晕灸，晕灸虽不多见，但是一旦晕灸则会出现头晕、眼花、恶心、面色苍白、心慌、汗出等，甚至发生晕倒。出现晕灸后，要立即停灸，并嘱患者躺下静卧，再加灸足三里，温和灸 10 分钟左右。

注意施灸温度的调节：对于皮肤感觉迟钝者或小儿，用示指和中指置于施灸部位两侧，以感知施灸部位的温度，做到既不烫伤皮肤，又能收到好的效果。

中药贴敷治疗

【适应证】

麦粒肿、睑板腺囊肿、皮肤局部瘀肿疼痛等病症。

【禁忌证】

感染性、过敏性皮肤病禁止应用。有出血倾向者禁止应用。孕妇不能应用行气活血的药物，以免发生流产。

【操作方法及程序】

评估患者当前主要症状，敷药部位皮肤情况，药物过敏史。

根据敷药部位，协助患者取舒适卧位，暴露敷药部位，垫一次性治疗巾，以免污染床单。必要时盖上毛毯或用屏风遮挡。颞侧敷药时，避开头发、眉毛。

准备药物。再次核对所用药物，需临时调制药物时，将药物倒入治疗碗内，用蜂蜜调成糊状。如用新鲜中草药，应先洗净切碎，然后置于研钵中，捣烂。

首次敷药患者用盐水棉球清洁局部皮肤，更换敷料者，取下原敷料，用盐水棉球擦洗皮肤上的药剂，观察创面情况及敷药效果。

根据敷药面积取大小合适的棉纸或薄胶纸，用药膏刀将所需要药物均匀地平摊于棉纸上，厚薄适中（图 10-2-6）。

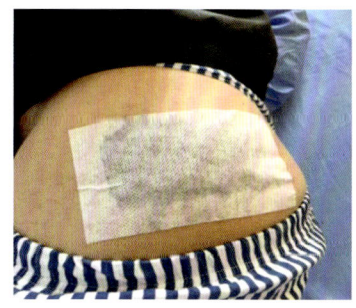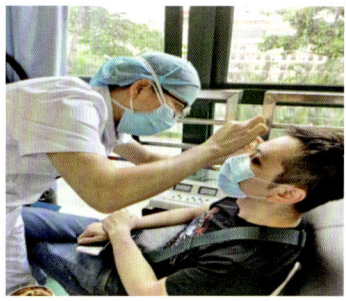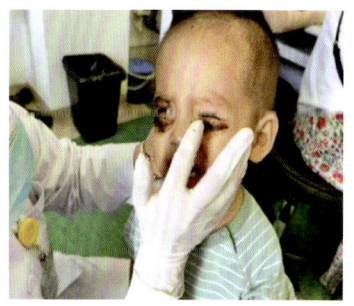

图 10-2-6　中药贴敷治疗

将棉纸四周翻折后敷于患处（防止药物受热后溢出污染衣服），上盖敷料或棉垫，用胶布或绷带固定。

若为疮疡，敷药面积应超过脓肿范围。一是防止毒邪扩散，二是通过药物作用，以约束毒邪和拔毒排脓。

操作完毕，协助患者着衣、整理床单位。清理用物、洗手，记录所敷药物的部位、时间、反应等并签名。

【注意事项】

皮肤过敏反应：局部瘙痒、红疹、水疱等，应立即停止服药，并遵医嘱进行抗过敏处理。

中毒反应：头晕、口麻、恶心、呕吐等常出现在大面积使用外敷中药的患者。出现时应立即停药，并报告医师进行动态观察。

烫伤：局部起水疱，按烫伤护理。

药物离子导入治疗

【适应证】

各类眼科疾病，如视疲劳、干眼症、眼袋、睑板腺囊肿、葡萄膜疾病、眼底血管性疾病等的治疗。

【禁忌证】

高热、恶病质、严重心脏病、传染病、药物过敏、对直流电不能耐受者。

【操作方法及程序】

评估患者病情：既往史、意识、活动能力、诊断、症状，有无感觉迟钝、障碍，患者体质，有无局部皮肤破损和皮疹及过敏反应，对电刺激的耐受程度，心理状态。

检查治疗仪性能：开启仪器开关，按要求安放眼罩于治疗部位，使用松紧带或胶布固定电极板。防止电极板位置偏移，治疗部位需放置用药液浸湿的药材衬垫（图10-2-7）。

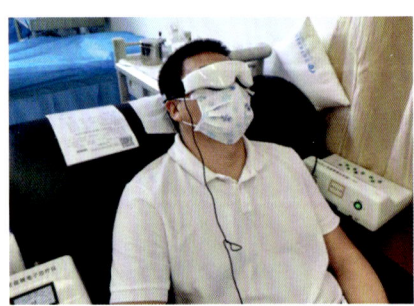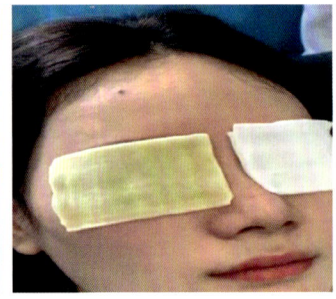

图10-2-7 药物离子导入治疗

调节治疗频率：调节电流强度时，要边慢调、细调边询问患者感觉。以患者能耐受的强度为宜。防止刺激过度，同时嘱患者勿自行调电流强度。

治疗过程的保护措施：随时询问患者感觉，检查电极板有无直接接触患者皮肤及松脱。做好保护措施，防止药液外渗沾湿患者衣服。

治疗结束：先撤走电极板，再关闭电源。禁止直接关闭电源，以免引起患者出现触电感。

【注意事项】

局部皮肤破损：多次治疗后，局部皮肤可出现瘙痒、脱屑、皮疹、皲裂等反应，可用青黛膏或皮炎平外涂，禁止搔抓。

电灼伤：电极板滑脱于衬垫之外，直接接触皮肤时，若电流强度过大，可能会引起电灼伤，如有电灼伤，可按烧伤处理，注意预防感染。

刺痛、灼痛感：治疗过程中随时询问患者的感觉，如出现刺痛、灼痛感时，应及时检查电极板是否直接与皮肤接触，并及时调整电流量。

埋针、压豆治疗

【适应证】

各类眼科疾病，如青少年近视、过敏性结膜炎、视疲劳、干眼症等的治疗。

【禁忌证】

关节处、红肿局部、皮肤化脓感染处、紫癜和瘢痕处，均不宜埋针；皮肤过敏患者、出血性疾病患者也不宜埋针。耳郭有冻疮、炎症的部位，有习惯性流产史的孕妇不宜压豆。

【操作方法及程序】

评估患者：当前主要症状、临床表现、既往史，有无感觉迟钝、障碍，实施埋针、压豆处的皮肤有无破损和炎症，以及心理状况，对疼痛的耐受程度，女性患者的生育史、有无流产史，当前是否妊娠。

取穴用探棒或耳穴电测仪查阳性反应点：根据选穴原则确定穴位，做好标记。

用具选择：针刺工具多采用皮内针，贴压工具多采用丸类，如王不留行、绿豆、白芥子、磁珠等。

体位和进针：一般采取坐位，如精神紧张或年老体弱，可采用卧位。请一手固定皮肤，另一手贴敷，其根据不同部位选择不同针型。耳部以不透过对侧皮肤为度（图10-2-8）。

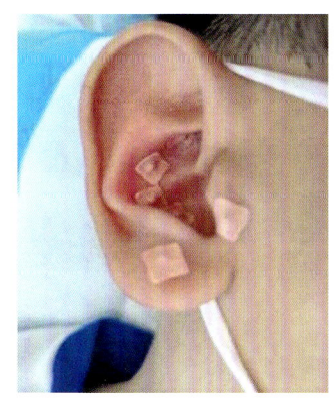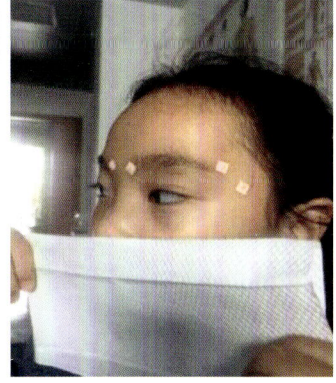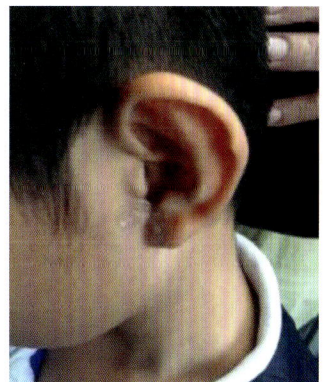

图 10-2-8　埋针、压豆治疗

针刺强度：强刺激，常用于患者体质强壮的急性病、实证、瘀证、疼痛等，此法为泻法；轻刺激，用于体质较差的慢性病、虚证等，此法为补法；中等刺激，又称平补平泻，是常用的刺激法。

留针：一般为 3～5 天。

4～8 次为 1 个疗程：疗程间隔 1 周，急性病时两耳同用，慢性病时，每次一侧耳郭，两耳交替使用。

【注意事项】

对金属、胶布过敏者慎用。取穴部位皮肤炎症时禁埋针、压豆。刺激过强或局部红肿疼痛时，应将针、豆取下，不适即可消失。

刺血疗法治疗

【适应证】

主要适用于麦粒肿、角膜炎、急性睑缘炎、绿风内障等疾病，适用于"病在血络"的各类疾病。

【禁忌证】

放血疗法通常情况下用来泻火、解毒、退热、止痛、消肿、急救，除此之外，不宜选用放血疗法。

体质虚弱、贫血、孕妇、产妇、凝血机制不良者、晕针晕血者、重大疾病患者也禁止使用放血疗法。

传染病患者不宜放血，放血对操作者是不安全的，要避免交叉感染。

还有一些特殊状态，如非常饥饿、紧张、疲劳、大汗、大泻之后不宜进行放血治疗。

【操作方法及程序】

（1）针刺前的准备

消毒方法：针具使用前，可放入 75% 的酒精中浸泡 30 分钟左右，也可高压消毒；施术部位和操作者的手指应先用 2% 碘酒棉球消毒，再用 75% 酒精棉球脱碘。

体位选择：治疗体位的选择以施术者能够正确取穴、操作方便、患者舒适为原则；常用体位有 3 种，即卧位、坐位和立位。

穴位选择，取穴部位有 3 种：①循经取穴放血，病在何经，就取何经穴位放血；②表里经取穴放血，某经有病，取与该经相表里的经脉穴位放血；③局部取穴放血，病在何处就在何处放血。

（2）进针

进针是刺血操作的重要步骤，也是取得疗效的关键。进针包括针刺手法、出血量、治疗频率等几方面内容。

针刺手法：本疗法应根据不同的应刺部位（穴位或部位）和病情而选择合理的针法进行

（具体针法如前述）（图 10-2-9）。

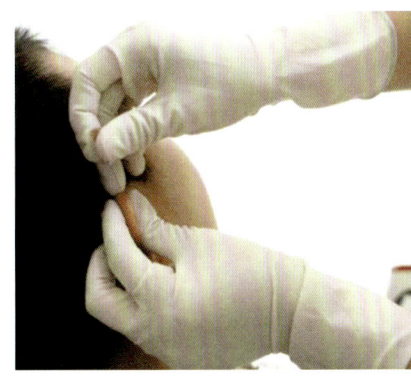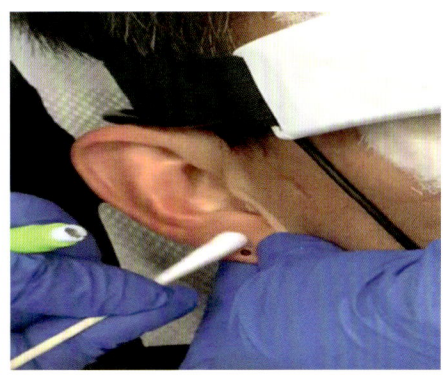

图 10-2-9　刺血疗法

出血量：本疗法通过放血治病，但出血量的多少要根据患者体质强弱、病情轻重和应刺部位不同适度掌握；针刺出血量的多少在古书的记载不尽相同，如"出血如大豆""微出血""出血盈斗"。

确定出血量的原则根据以下几个方面的不同情况而定。①体质：一般年轻力壮、气血旺盛者出血量可稍多；年老体弱者、小儿、妇女则出血量应较少；②部位：头面、四肢指（趾）部出血量宜少；③病情：阳证、实证、热证、新病可采用刺血疗法；阴证、虚证、久病一般不宜采取该疗法。

临床刺血治病的出血量，也是根据患者的具体情况而定。一般而言新病、实证、热证、体质较强的患者刺络出血量不超过 10 mL，反之更少。少量放血主要用于头面及四肢指（趾）部穴位。

治疗频率：刺血疗法的治疗时间，应根据患者体质强弱、病情轻重而定，可间隔 1～2 周刺血治疗 1 次。若效果不明显，可连续刺血治疗 1～2 次，待病情好转后，适当延长治疗间隔时间。

（3）出针

出针又称起针、退针，是刺血操作过程中的又一重要步骤。出针方法可以分为两种，即快速出针和缓慢出针。出针要求一般根据针法不同而有所不同。出针后出血，一般任其自然停止即可。若出血量过多，当达到出血量要求后要立即止血，可用碘酊棉球或酒精棉球按压针孔 5～10 分钟，其血自止；若出血量不足，则在出针后挤压针孔，使之出血或按摩上端血络，必要时以加速出血或加拔火罐吸拔血液和脓血、黏液。

【注意事项】

应用刺血疗法应充分考虑患者体质的强弱、气血的盛衰，以及疾病的虚实属性、轻重缓急等情况。应注意以下几种情况。①治疗时，应对针刺工具、皮肤进行严格消毒，以防感染。如有条件，尽可能使用一次性针具。②点刺、散刺时手法宜轻宜快，出血不宜过多，以数滴为宜。注意勿刺伤深部动脉。重要器官及部位不可深刺，以免发生意外。③针刺放血后短时间内一般不要外敷草药，避免感染。急性期忌用热水烫洗或肥皂等刺激物清洗。④放血疗法刺激量较大，治疗时应注意保持患者的体位舒适，谨防晕针。⑤避免抓挠，如局部有感染应用抗生素抗感染。忌食辛辣、虾蟹、牛羊肉、浓茶、咖啡等燥热发物。

睑板腺按摩治疗

【适应证】

睑板腺功能障碍导致睑板腺终末导管阻塞的干眼症患者。

【禁忌证】

角膜炎、结膜炎、眼外伤、眼部手术后一定时间内的患者，不宜进行睑板腺按摩。

【操作方法及程序】

患眼表面麻醉（盐酸奥布卡因滴眼液）。操作者双手各持一支用生理盐水浸湿的棉签翻转下眼睑。以适度的力量对眼睑进行挤压，挤出睑板腺管口及深部较稠厚的油脂，拭去油脂（图10-2-10）。将眼睑复位。同法挤压上睑并拭去分泌物。操作完毕后滴抗生素滴眼液（氯霉素或者氧氟沙星滴眼液等）3～4滴以冲洗结膜囊。

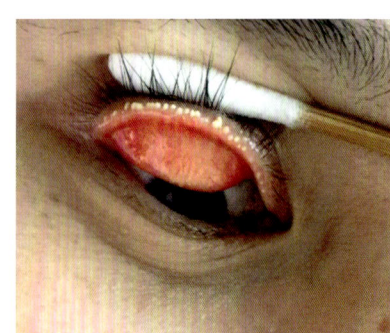 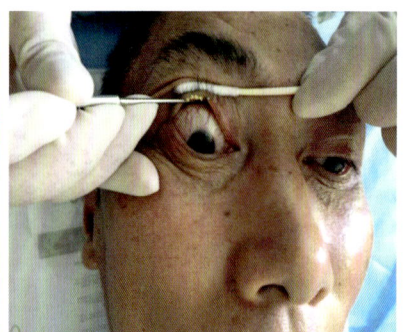

图10-2-10　睑板腺按摩治疗

【注意事项】

治疗完毕会有眼红、轻度异物感、分泌物增多的情况，一般在12～24小时消失，属于正常情况，不必担心。可以滴1～2天抗生素滴眼液，一天3～4次，以减轻症状、加速恢复。

不要用脏手揉眼睛，以防治疗后感染。

治疗后2天内忌食辛辣、煎炸等易致上火的食物。

治疗24小时后可以经常用热毛巾（45℃左右）热敷眼睑5～10分钟，并自我按摩眼睑，防止睑板腺再次阻塞。

第十一章 基层适宜眼科护理技术

第一节 视力检查操作

远视力检查法

远视力是指人眼分辨远处物体的能力。远视力检查通常是指运用标准对数视力表或国际标准视力表，对受检者进行视远能力检查。

检查时用遮眼板先将左眼遮盖，检查右眼。然后，用同样的方法再查左眼。检查时应该先查裸眼视力，视力减退者应查小孔或矫正视力；戴镜者，应查戴原镜视力。

【目的】

了解视网膜黄斑中心凹处的视觉敏锐度；辅助眼科疾病诊断。

【适应证】

屈光不正患者。健康体检者。需要检查远视力的其他情况。

【禁忌证】

全身状况不允许时；精神或智力状态不允许时；年龄过小不能配合。

【物品准备】

指示杆、遮眼板、针孔板、手电筒、棉签、国际标准视力表。视力表挂于距被检查者5 m处；若置平面反光镜，则视力表距离镜面2.5 m，室内灯光采用自然光或人工照明，但要避免眩光（图11-1-1）。

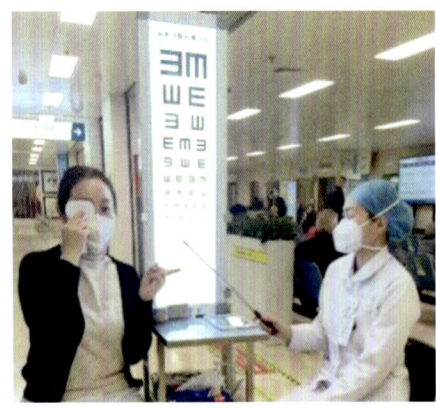 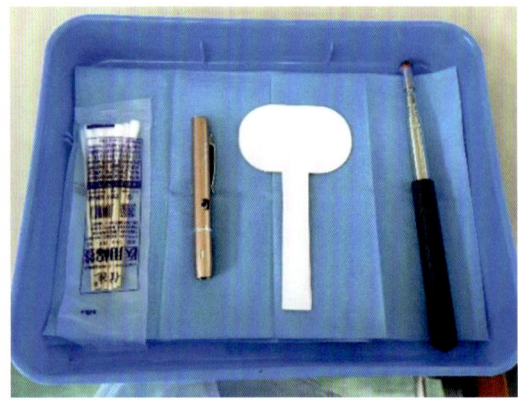

图11-1-1　左为远视力检查，右为远视力检查所用物品

【患者准备】

取坐位或站立位，被检眼与视力表1.0行在同一水平面上。检查时应遮盖一眼，一般先查右眼后查左眼。

【操作流程】

（1）核对

采用双向式核对，确认受检者身份。

（2）评估

①受检者的理解能力及合作程度。②受检者的眼部情况，有无斜视、上睑下垂、眼球塌陷、敷料包封等，如眼部有眼膏或分泌物，先用棉签拭去。③眼部用药情况：如是否散瞳等。

告知：向受检者讲解视力检查的目的、配合事项，指导其配合。

（3）操作前准备

①护士仪表端庄，着装整洁。②洗手。③室内光线充足明亮。④视力表清晰，灯箱亮度合适。⑤用物准备：备视力表、遮挡板、视标杆及合适的座椅及位置。⑥根据实际情况选用合适的视力表及距离，检查距离为5 m。⑦教会受检者正确辨认及表达视标的方法，如说出视标的开口方向或者用手势表示。

（4）操作过程（以标准对数视力表为例）

核对受检者的姓名、年龄。

协助受检者取合适的体位。

先测右眼：指导受检者严密遮盖一眼，但不可压迫眼球。一般先检查右眼，再检查左眼。初诊戴镜者，先检查裸眼视力，再检查戴镜视力。

自最大视标0.1开始，顺序由上而下依次指示视力表上的视标，请受检者5秒内说出或指出视标开口的方向，逐行检查，找出受检者的最佳辨认行，将能辨出的最小视标记录为该眼的远视力。如至 1.2 行不能辨认，而 1.0 行能正确辨认，则视力记录为 1.0；1.0 行有 1 个视标不能准确辨认，则记录为 1.0^{-1}；1.0 行均能正确辨认且至 1.2 行有 2 个视标能准确辨认，则记录为 1.0^{+2}。检查完一眼立即记录，再检查另一眼。

同法测左眼，记录。

视力低于 1.0，年龄在 7～60 岁的初次受检者需检查针孔视力。如为戴镜者，则查戴镜视力，免查针孔视力。

受检者在 5 m 处（使用平面反光镜为 2.5 m）不能辨认最大的视标开口方向，嘱其慢慢走向视力表，直至能准确辨认视力表上最大视标为止。

视力换算的公式：受检者距离视力表的距离（d）/5 m×0.1。

例如，在 3 m 处看清最大视标，则视力记录为 3 m/5 m×0.1=0.06，以此类推。

如受检者在视力表前 0.5 m 处仍不能辨认最大视标的开口方向，则检查指数。方法：受检者背光而坐，检查者在受检者前方张开手指，指间距离略同指粗，距离从 1 m 开始，逐渐移近，嘱受检者说出手指数目，当受检者能正确辨认时收拢手指再变换指数让受检者辨认，反复 2～3 次均准确时，记录该距离。如在 30 cm 处能辨认指数，视力记录为指数 /30 cm 或 CF/30 cm。

如受检者在眼前 5 cm 处不能辨认手指数目，则检查手动视力。方法：检查者的手在受检者前方轻轻摆动，距离从 1 m 开始，自远而近，询问其能否看到手动，当受检者能看到手动时检查者移开手，再次在该距离摆动手让受检者辨认，反复 2～3 次受检者均能正确辨认，记录该距离。如在 30 cm 处能正确辨认手动，视力记录为手动 /30 cm 或 HM/30 cm。

如受检者不能辨认眼前手动，则检查光感视力。方法：关闭视力灯箱电源，一眼用手掌心严密遮盖，检查者持手电筒照射受检眼，在一定距离内（暗室内为 1 m，普通视力室内为 30 cm）照射—移开—照射受检眼瞳孔区，询问受检者能否感知手电光亮。有光感者进一步检查光定位，嘱受检者向前方注视不动，检查者在受试眼一定距离处（暗室内为 1 m，普通视力室内为 30 cm），正前方、上、下、左、右、左上、左下、右上、右下变换光源位置，用"+""−"表示光源定位的"阳性""阴性"。如各方位光感均消失，视力记录为无光感。如在 9 个方位能感知光亮并能正确指出光源方向，视力记录为光感 / 光定位准确或光感，光源定位表示如下。

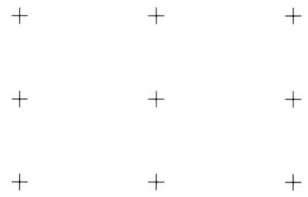

如在下方、左下不能正确指出光源方向，其他方向能正确指出光源方向，视力记录为光感，光源定位表示如下。

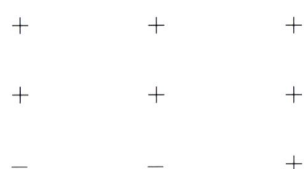

操作后处理：①洗手；②整理用物。

【注意事项】

①视力表应有充足的光线照明，使用灯箱视力表时，视力表的亮度应达要求。②对不懂如何配合检查的受检者，应先教会其如何辨认，再进行视力检查。智力障碍或经指导后仍未能完成检查的受检者，视力记录为检查欠合作。③检查时，每个视标的辨认时间不超过5秒，辨认视标时，受检者不能偏头，不能眯眼。④测视力时，对侧眼应严密遮盖且不受压迫，检查次序为先右后左。⑤遮眼板一人一用，避免交叉感染。⑥受检者取端坐位，头位要正，避免歪头偷看，避免身体前倾及眯眼。

近视力检查法

近视力是指人眼能够分辨近处物体的能力，采用标准近视力表或耶格近视力表，对受检者进行近视力检查。

检查时，嘱受检者持表背光，遮盖一眼，自己持近视力表远近移动，辨认视标开口方向，由上而下，记录其能看清的最小一行字（标准近视力表以小数法记录，耶格近视力表记为几号字），必要时记录其距离（图11-1-2）。

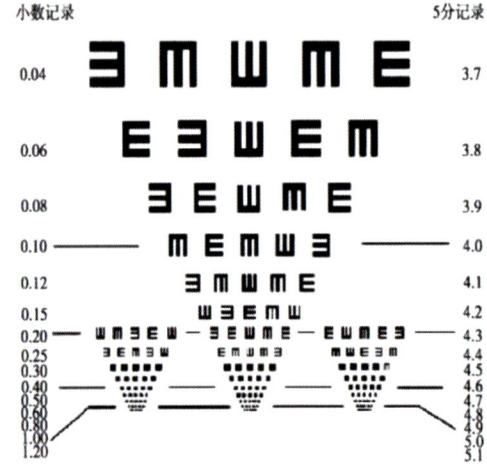

图 11-1-2　标准对数近视力表（GB/T 11533-2011）

【目的】

了解受检者眼睛的调节能力。配合远视力检查，推断有无屈光不正或其他眼病。

【适应证】

屈光不正患者；老视患者；需要检查近视力的其他情况。

【禁忌证】

全身状况不允许时。精神或智力状态不允许时。

【物品准备】

备视力表、遮挡板、视标杆，以及合适的座椅及位置。

【患者准备】

取站位或坐位。

【操作流程】

（1）核对

采用双向式核对，确认受检者身份。

（2）评估

①受检者的眼部情况：眼部是否清洁，有无分泌物等。②眼部用药情况：是否散瞳等。③受检者的理解能力及合作程度。

（3）告知

受检者检查的目的、方法及如何配合。

（4）操作前准备

①护士仪表端庄，着装整洁。②洗手。③室内光线充足明亮。④视力表清晰。⑤根据实际情况选择标准近视力表或耶格近视力表，检查距离为30～40 cm。⑥教会受检者正确辨认及表达视标的方法：说出视标的开口方向。

（5）操作过程

①核对受检者的姓名、年龄。②为受检者取合适的座位。③两眼分别检查，常规先查右眼，后查左眼。检查时用挡眼板遮盖一眼。④以能看清的最小一行字母作为测量结果。可以小数法记录，如用耶格表，则以J1至J7记录。

（6）操作后处理

①洗手。②整理用物。

【注意事项】

室内光线充足。

受检者辨认每个视标的时间为2～3秒。

受检者头位要正，不能偷看和眯眼。

遮盖时避免压迫眼球，被遮盖的眼要遮盖完全，避免有缝隙。

说出每个视标的开口方向可换下一行。如不能说出视标开口方向，则测完整行后再进行换行，逐行检查找出患者的辨认行，能全部看清最小视标的一行的视力数，即表示受检者该眼的视力。

检查距离一般为 30～40 cm。对于屈光不正者，要改变检查距离才能测得最准确的近视力。将近视力表向受检眼移近时视力逐渐增加，该眼可能为近视眼。如将近视力表离得远些才能得到最好近视力时，该眼可能为远视眼或老视眼。如近视力表离得远、离得近均不清楚时可能为假性近视眼。

第二节 滴眼药水、涂眼药膏技术

滴眼药水技术

滴眼液是眼科最常用的药物剂型之一，由于眼球组织结构的特殊性，给眼睛局部滴用滴眼液，因药物直接和眼球接触，用药量小而局部浓度较高，能保持有效浓度的药物进入眼内。眼睛局部滴用滴眼液药物起效好，全身不良反应少，操作较安全、简单。

【目的】

用于预防、治疗眼部疾病；检查前散瞳、缩瞳及表面麻醉等；诊断性染色，如使用荧光素检查角膜上皮缺损或泪道通畅试验。

【适应证】

需要预防、治疗眼部疾病时；需要散瞳、缩瞳及表面麻醉时。

【禁忌证】

有明确的相关药物过敏史。

【物品准备】

滴眼液、棉签、弯盘。

【患者准备】

取仰卧位或仰坐位，头略后仰。

【操作流程】

（1）核对

采用双向式核对，确认患者身份及眼别。核对医嘱、药物。

（2）评估

患者病情和眼部情况，如有分泌物或眼膏，先用棉签擦拭。药物过敏史。患者合作程度。

（3）告知

操作目的及配合事项。药物名称、作用及不良反应。

(4)操作前准备

操作人员仪表要求：仪表端庄，服装鞋帽整洁、干净，操作前洗净双手；戴口罩。

患者体位要求：坐位（头稍向后仰并向患侧倾斜）或仰卧位。

检查用物的有效期：药品的性质、浓度、有无混浊、沉淀物、有效期。

(5)操作过程

①洗手。②核对滴眼液：滴眼液在有效期内，且药液无混浊、变质、沉淀或絮状物。③拧开眼药水盖子，正确放置盖子，避免污染（图11-2-1）。④打开盖后先挤出一滴废弃。⑤嘱患者眼睛往上看，左手用棉签轻轻将下眼睑拉下成袋状；右手持滴眼液或眼膏。⑥药瓶口距离眼1~2cm，轻挤药瓶将药液滴入下穹隆部1~2滴，嘱患者轻轻闭眼1~2分钟，注意不要将药液直接滴在角膜上（黑眼珠），用棉签擦干外溢的药液。⑦两种滴眼液不能同时滴，应相隔5~10分钟。⑧阿托品、毛果芸香碱等此类滴眼液，滴后应用棉球或棉签压迫泪囊区2~3分钟，以免药液流入鼻腔，被鼻黏膜过度吸收产生毒性反应。⑨嘱患者勿揉搓眼睛，如出现眼红、眼痛等不适，及时报告医师处理。⑩手术后患者要注意眼部及个人卫生，坚持用药，定期复查。

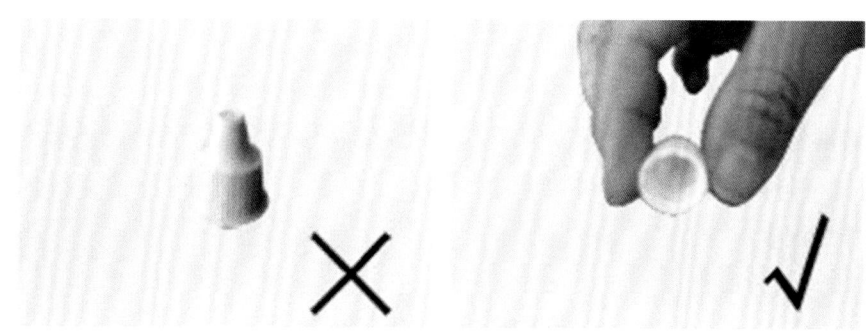

图11-2-1 正确放置盖子

(6)操作后处理

再次洗手。整理用物。

【注意事项】

角膜感觉灵敏，药液不能直接滴在角膜上。

滴眼时，滴眼液瓶口距离眼部1~2cm，不能碰到眼睑和睫毛，以免污染瓶口和滴眼液；滴药时勿压迫眼球，尤其是有角膜溃疡和角膜有伤口的患者。

滴眼液每次滴1~2滴即可，以免药液外溢。

使用2种以上滴眼液时，先滴刺激性弱的药物，再滴刺激性强的药物。一般间隔时间为5~10分钟，滴眼液与眼膏同时使用时，先滴眼液后涂眼膏。

操作时动作轻巧，勿压迫眼球。

散瞳剂、缩瞳剂需分开放置；患者一眼使用散瞳剂，另一眼使用缩瞳剂时，需双人核对，避免滴错滴眼液或眼别，造成不良后果。

涂眼药膏技术

眼药膏是药物与眼膏基质混合制成的一种半固体的无菌制剂。眼药膏在结膜囊内保留时间较长，药物可被较充分地吸收，药效作用持久，可减轻眼睑对角膜、结膜的摩擦，并可预防睑球粘连的发生。使用眼药膏后会影响视力，一般常在临睡前或术后使用。眼局部涂眼药膏，药物起效好，全身不良反应少，操作较安全、简单。

【目的】

用于预防、治疗眼部疾病。用于治疗眼睑闭合不全，绷带加压包扎前需保护角膜者，以及需做睑球分离的患者。

【适应证】

需要预防、治疗眼部疾病时，通常在睡前和手术后使用。适用于眼睑闭合不全、绷带加压包扎前需保护角膜，以及需做睑球分离的患者。

【禁忌证】

有明确的相关药物过敏史。

【物品准备】

眼膏、棉签、生理盐水、弯盘。

【患者准备】

取仰卧位或仰坐位，头略后仰。

【操作流程】

（1）核对

采用双向式核对，确认患者身份及眼别。核对医嘱、药物。

（2）评估

患者病情和眼部情况，如眼部有分泌物，先用棉签擦拭。药物过敏史。患者合作程度。

（3）告知

患者涂眼膏的目的及配合事项。药物作用和不良反应。

（4）操作前准备：

操作人员仪表要求：仪表端庄，服装鞋帽整洁、干净，操作前洗净双手；戴口罩。

核对患者的姓名、眼别、药物的名称和浓度。

检查用物的有效期，药品的性质、浓度、有无混浊和沉淀物、有效期。

（5）操作过程（以软管法为例）

棉签拉开下眼睑，嘱患者眼睛往上看，右手将眼药膏先挤去一小段，一手持眼药膏软管，将眼膏直接挤入下睑穹隆结膜囊，嘱患者轻闭眼。

用棉签将外露于睑缘的眼膏擦干净。

（6）操作后处理

洗手。整理用物。

【注意事项】

操作时动作要轻巧，勿压迫眼球。

注意眼膏软管口不可触及眼部。

角膜溃疡穿孔、眼球穿通伤的患者勿涂眼膏。

用药后注意观察药物的不良反应，使用散瞳剂、缩瞳剂要特别注意观察药物的毒性反应。

使用玻璃棒涂眼膏时，注意用后及时消毒以备用。

用玻璃棒涂眼药膏前，要认真检查玻璃棒圆头是否光滑完整，以免擦伤结膜、角膜。

第三节 眼部绷带包扎技术

眼部绷带包扎技术是在眼垫外加压绷带包扎，通过对眼部施加一定压力，可以更好地固定眼睑，并有防治术后水肿及出血的作用。普通手术只需轻度压力便可达到固定眼睑的作用；植皮手术则需要中度压力包扎，使皮瓣紧贴于植床，但不应过紧以免妨碍血液循环；眼眶手术及眼球摘除术后，则要求较大压力包扎，以防术后出血及眶内软组织水肿。

【目的】

固定包扎敷料。局部加压，压迫止血。减少眼球活动。

【适应证】

使包扎敷料固定牢固。加压包扎，减少出血，促进血肿吸收，用于眼外伤前房积血、眼部整形术后的患者。加压包扎，促进移植物的生长，用于某些角膜、羊膜、黏膜移植术后的患者。青光眼滤过术后，预防及治疗术后浅前房。预防角膜溃疡穿孔。

【禁忌证】

眼球破裂伤。急性结膜炎。

【物品准备】

眼膏、眼垫、棉签、胶布、绷带、玻璃棒、剪刀、弯盘。

【患者准备】

取坐位或仰卧位。

【操作流程】

（1）核对

采用双向式核对，确认患者身份及眼别。

核对医嘱、药物。

（2）评估

患者病情和眼部情况，包括对侧眼视力，如眼部有分泌物，先用棉签擦拭干净。

药物过敏史。

患者合作程度。

（3）告知

绷带包扎的目的、方法及注意事项。

（4）操作前准备

操作人员仪表端庄，服装整齐、干净；洗手，戴口罩。

患者体位要求：取坐位或仰卧位。

物品准备：无菌眼垫、眼用绷带、眼药膏、透明胶带。

（5）操作过程

眼垫包封：按涂眼膏法为患者涂眼膏，覆盖眼垫，用胶布在鼻侧眶上缘斜向颞侧眶下缘，固定眼垫。

绷带包扎：包括单眼包扎、双眼包扎和加压包扎（图11-3-1）。

单眼包扎：眼垫包封后，在眉心部放置一条长约20 cm的短绷带，手持绷带由患侧耳上开始，经前额绕过枕骨粗隆，绕头1～2周固定起端，后经患眼耳下方向前上方经患眼至对侧耳上，再绕枕骨粗隆下方，经患侧耳下绕行患眼，如此缠绕几次，最后将绷带再绕头1～2周做好固定，绷带末端用胶布固定在前额，最后结扎眉心部的短绷带。

双眼包扎：双眼眼垫包封后，以右侧起端为例（左、右侧起端均可），手持绷带从右侧耳上为起端，经前额绕过枕骨粗隆，绕头1～2周，然后由前额向下过左眼，由左耳下方经过枕骨粗隆下方绕至右耳下方，经右眼绕至左耳上方，由左耳上方经过枕骨粗隆向右耳上方过左眼，成"8"字形，如此连续缠绕数圈，再绕头1周，将绷带末端用胶布固定在前额。

加压绷带包扎：眼垫包封后，用一眼垫对折固定在已包封的眼垫上（对折的眼垫散边向下，齐边置于眉弓下，确保着力于眼球），然后依绷带包扎法缠绕绷带，缠绕时稍加压力，绷带注意拉紧，一般以患者能忍受为限。不能缠绕过紧，以免引起头痛、头晕；也不能过松，达不到加压的目的。

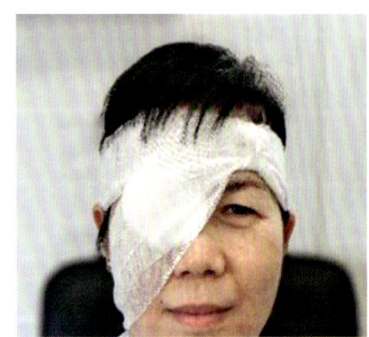 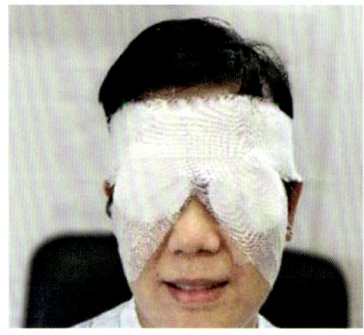 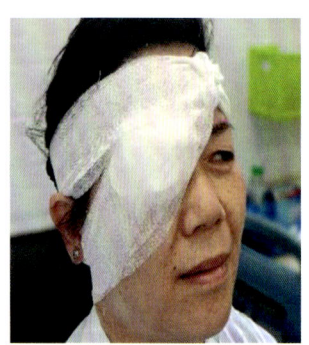

图11-3-1　左为单眼包扎；中为双眼包扎；右为加压包扎

（6）操作后处理

洗手。整理用物，告知患者注意事项。

【注意事项】

包扎松紧适宜，切勿压迫耳郭及鼻孔。单眼包扎时不可压迫健眼眉弓。

绷带固定点应在前额部，避免患者仰卧或者侧卧时摩擦造成绷带松脱。

使用弹性绷带包扎时，注意包扎的力度，避免加压过紧引起患者不适。

指导患者保持敷料清洁、干燥，勿自行解开绷带；减少活动，注意安全，防碰伤、防跌倒。

第四节 结膜囊冲洗术

用生理盐水或药物进行冲洗，清除结膜囊内异物、化学物质、脓性分泌物，达到眼部清洁、减轻化学物质对眼部损害的目的。

【目的】

清除结膜囊内异物、化学物质、脓性分泌物。减轻化学物质对眼部的损害，清除分泌物和脱落的坏死组织。眼科手术前清洁结膜囊。

【适应证】

眼部手术前清洁、消毒。酸碱化学烧伤紧急冲洗时。眼部分泌物多时。

【禁忌证】

眼球穿通伤和较深角膜溃疡。婴幼儿或不配合者。

【物品准备】

眼部冲洗液、所需药物、抗生素滴眼液、一次性输液器（输血器）连接眼部冲洗液、受水器、无菌棉签、治疗巾、手套、弯盘、眼垫、胶布。

【患者准备】

取坐位或仰卧位。

【操作流程】

（1）核对

采用双向式核对，确认患者身份及眼别。核对医嘱及冲洗液。

（2）评估

环境是否清洁。评估患者病情及眼部情况、合作程度。

（3）告知

结膜囊冲洗的目的、方法及配合事项。

（4）操作前准备

操作人员仪表要求：仪表端庄，服装鞋帽整洁、干净，操作前洗净双手；戴口罩。

患者体位要求：取坐位或仰卧位。

物品准备：生理盐水、所需药物、抗生素滴眼液、一次性输液器（输血器）连接眼部冲洗液、受水器、无菌棉签、治疗巾。

（5）操作过程

嘱患者取仰卧或坐位，必要时滴表面麻醉剂 1～2 滴，将治疗巾对角相折，铺于患者患眼侧肩部，头稍向冲洗侧倾斜，将受水器紧贴患眼侧的颊部或颞部，以接受冲洗液。

嘱患者轻闭双眼，操作者右手持眼部冲洗液，先冲洗眼睑及周围皮肤（眼周皮肤清洁范围上至眉弓上 3 cm，内至鼻中线，外至太阳穴，下至鼻唇沟），按以下顺序冲洗：先冲洗睫毛及眼睑、眉毛，然后以眼为中心从内往外冲洗，一边冲洗，一边用棉签擦拭，冲洗液量根据皮肤清洁程度而定，冲洗液不少于 150 mL。

皮肤冲洗完毕，嘱患者睁开眼睛，用生理盐水冲洗结膜囊（图 11-4-1），左手用拇指、示指轻轻分开上下眼睑，着力于上下睑缘，充分暴露结膜囊，洗眼壶出水口距离眼部 3～4 cm，一边冲洗，一边嘱患者分别向上、下、左、右方向转动眼球，使各部分能彻底冲洗。然后嘱患者向下看，轻轻翻转上眼睑，用示指着力于上睑缘，大拇指轻轻向下拉下眼睑，着力于下睑缘，充分冲洗结膜后，恢复上、下眼睑，再冲洗结膜囊及眼周皮肤，冲洗液不少于 150 mL。然后用消毒棉签擦干眼睑，取下受水器。

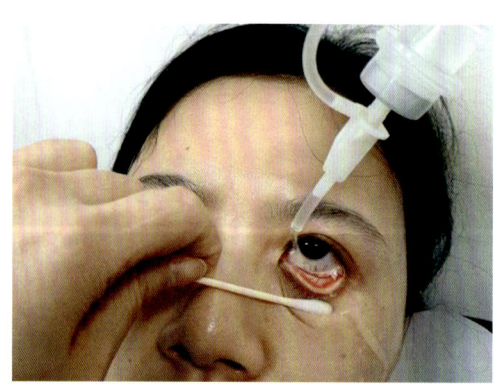

图 11-4-1　冲洗结膜囊

冲洗完毕，用消毒棉签擦净眼睑及面部残余冲洗液，受水器放入黄色垃圾桶内。

眼内滴入抗生素滴眼液 1～2 滴。

（6）操作后处理

洗手、签字、整理用物并告知患者洗眼后注意事项。

【注意事项】

做好健康宣教，全面的健康宣教可以缓解患者紧张情绪，增加患者的配合程度。

冲洗前应先用棉签擦净眼部药膏或分泌物后再冲洗。

如为一般冲洗，冲力不宜过大，翻转眼睑时动作要轻柔，眼部冲洗液末端距眼 3～4 cm 为宜。应先冲洗眼睑皮肤，使患者适应，消除紧张。不可接触眼睑及睫毛，以防污染或损伤眼部。

冲洗传染性眼病患眼时，勿让冲洗液流向健眼，以防交叉感染。

对眼球穿通伤及较深的角膜溃疡、角膜穿孔患者进行眼部冲洗时，严禁翻转眼睑，不可加压眼球，以防眼内容物脱出或眼球穿孔。

天气寒冷时，冲洗液温度要适宜，以免水温过低而引起患者不适。

洗眼用过的受水器，应及时消毒。

角膜感觉敏感者，冲洗液不能直接冲在角膜上。

如化学物质烧伤需冲洗，需在冲洗前、后测 pH 并做好记录，冲洗液量应增加至 2000 mL 以上，眼部冲洗液距离眼部 5～6 cm，冲力应加大，直至结膜囊内的化学物质冲净为止。如眼部有固体物质，先用镊子将其取出后再进行冲洗，冲洗完注意检查有无异物残留在结膜或角膜上。假膜性结膜炎应先用棉签抹去假膜再进行冲洗。

冲洗液溅入医务人员眼内，多为冲洗液量大或冲力过大造成。预防与处理：控制好冲洗液的流速或压力，对怀疑有传染病的患者，应做好自我防护，必要时可戴护目镜或面罩，避免造成职业暴露。

第五节 倒睫拔除术

倒睫是指睫毛向内倒向眼球，刺激角膜和球结膜，引起一系列角膜和结膜继发改变的睫毛位置异常。拔倒睫是用无菌睫毛镊拔除倒睫毛的一种治疗方法。

【目的】

拔出位置异常的睫毛，避免刺激角膜和球结膜，缓解异物感，以及怕光、流泪等不适感。

【适应证】

不伴有睑内翻的少量倒睫。已行睑内翻矫正术，但仍有少量倒睫时。

【禁忌证】

大量倒睫。明显睑内翻者。

【物品准备】

睫毛镊、棉签、弯盘、光源。

【患者准备】

舒适体位（仰卧位或坐位）。

【操作流程】

（1）核对

采用双向式核对，确认患者身份及眼别。核对医嘱及药物。

(2)评估

患者病情、沟通理解能力、心理需求。眼部有分泌物时,应先用消毒棉签拭去。患者合作程度。

(3)告知

拔除倒睫的目的及拔除倒睫可能带来的不适。配合的方法和倒睫拔除后的护理要点。

(4)操作前准备

操作人员仪表要求:仪表端庄,服装鞋帽整洁、干净,操作前洗净双手,戴口罩。患者体位要求:取舒适体位(仰卧位或坐位,头略后仰),清洁患者眼部。

(5)操作过程

拨开眼睑时动作轻柔,消毒睑缘皮肤。

打开光源,查找向内倒向眼球的睫毛。

用睫毛镊轻拔出睫毛(图11-5-1)。

眼部滴抗生素眼药水。

(6)操作后处理

遵医嘱给予处理。洗手,整理用物。

【注意事项】

拔倒睫时动作规范、轻柔。检查患者倒睫是否全部清除。做好健康宣教。

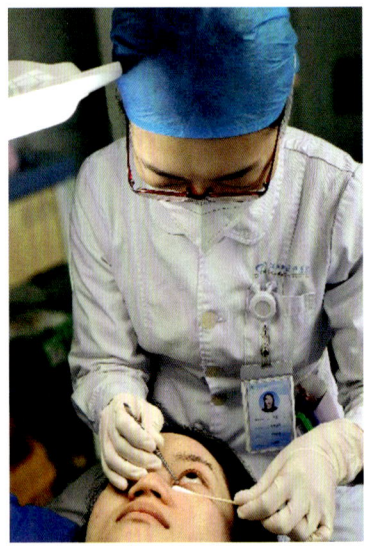

图 11-5-1 倒睫拔除术

第六节 泪道冲洗技术

泪道冲洗是用泪道冲洗针经上、下泪点,顺延入泪小管、泪总管、鼻泪管进行冲洗,检查泪道是否通畅、有无阻塞,为诊断提供依据。

【目的】

内眼手术前常规检查、清洁泪道,了解泪道有无炎症,预防术后感染。了解泪道是否通畅、确定堵塞部位,为泪道疾病的诊断和治疗提供临床依据。泪道手术后冲洗,清除泪道分泌物,了解手术效果。

【适应证】

溢泪。慢性泪囊炎。内眼手术前、泪道探通术前、泪道激光治疗前的术前准备。泪囊鼻腔吻合术前、后检查。

【禁忌证】

急性泪小点炎症。急性泪囊炎。

【物品准备】

注射器、泪道冲洗针头、泪点扩张器、消毒棉签、受水器、表面麻醉剂、抗生素滴眼液、眼膏、泪道冲洗液、弯盘，必要时准备泪道探针。

【患者准备】

取仰卧位或仰坐位，头稍偏侧。

【操作流程】

（1）核对

采用双向式核对，确认患者身份及眼别。核对医嘱、药物。

（2）评估

全身情况：有无高血压、心血管疾病等。

眼部情况：检查眼部有无分泌物、溢泪，结膜有无充血，泪囊区有无红肿，泪点是否完整、是否狭小；压迫泪囊区观察有无分泌物从泪点流出。

药物过敏史。

患者的心理状态及合作程度。

（3）告知

患者泪道冲洗的目的、方法及配合事项，指导患者如有水到咽喉可吞下。

（4）操作前准备

操作前洗手，并核对患者的姓名和眼别，根据医嘱抽取泪道冲洗液。患者取坐位或仰卧位，滴2次表面麻醉剂，滴眼后嘱患者轻闭眼，充分麻醉泪小点。

（5）操作过程

若泪点狭小，先用泪点扩张器扩张泪点后再进行冲洗。

指导患者手持受水器紧贴冲洗侧颊部。

用眼膏润滑泪道冲洗针头。

操作者一手持冲洗注射器，另一手持棉签拉开下眼睑，将针头垂直插入泪小点，进针1.5～2.0 mm，针头转向水平方向，沿泪小管进针5～6 mm，将冲洗液缓慢注入泪道。

推注冲洗液时询问患者有无水流入咽喉部，同时仔细观察泪点处有无冲洗液或分泌物反流。如冲洗通畅，注入2 mL冲洗液即可。出现冲洗液反流应再沿泪小管缓慢进针，针头碰到骨壁即后退1～2 mm，再次注入冲洗液，伴有分泌物时，冲洗液注入量需在4 mL以上，彻底冲洗泪囊内的分泌物。

冲洗完毕，擦干眼部冲洗液或分泌物，滴抗生素滴眼液。

嘱患者勿揉眼睛。

记录冲洗情况，包括从何处进针，推注冲洗液有无阻力，针头是否碰到骨壁，冲洗液的反流情况，是否伴有分泌物，如有分泌物应记录分泌物的量和性状。冲洗结果判断如下。①泪道通畅：推注冲洗液无阻力、无反流，冲洗液全部进入咽喉。②鼻泪管狭窄：推注冲洗液时有阻力，要施加压力才有冲洗液流入鼻咽部，通而不畅，上泪小点也有冲洗液流出。

③鼻泪管阻塞：从下泪小点进针，可碰到骨壁，冲洗液从上泪小点流出，冲洗液未流入咽喉部，无分泌物。④泪小管阻塞：从下泪小点进针，碰不到骨壁，推注冲洗液时阻力大，冲洗液从原泪点反流，改从上泪小点进针，冲洗通畅，则为下泪小管阻塞。⑤泪总管阻塞：从下泪小点进针，碰不到骨壁，推注冲洗液时阻力大，水从上泪小点射出，冲洗液未流入咽喉部，无分泌物。⑥慢性泪囊炎：从下泪小点进针，可碰到骨壁，冲洗液从上泪小点反流，伴有黏性或脓性分泌物流出。

（6）操作后处理

洗手。整理用物，告知患者注意事项。

【注意事项】

操作要轻、稳、准，以免损伤角膜、结膜，进针遇到阻力时，不可暴力推进，以防损伤泪道。

如进针遇有阻力，不可强行推进；推注冲洗液时，如出现皮下肿胀，说明针头误入皮下，应停止冲洗，并按医嘱给予抗生素治疗，以防发生局部感染。

若下泪点闭锁，可由上泪点冲洗；勿反复冲洗，避免黏膜损伤或粘连引起泪小管阻塞。

冲洗过程中注意观察患者的情况，有无脸色苍白、出冷汗、晕厥等。

急性结膜炎、急性泪囊炎、慢性泪囊炎急性发作期、眼球穿通伤时禁止冲洗泪道。

第七节 泪道探通术

泪道探通术是检查泪道是否通畅，确定阻塞部位及扩张狭窄的泪道，用于治疗泪小管部分狭窄、鼻泪管狭窄、先天性鼻泪管膜闭或新生儿泪囊炎。

【目的】

扩张泪道，使泪道通畅，以利于排泄泪液。用于新生儿泪囊炎辅助治疗。

【适应证】

溢泪、泪道冲洗不通，挤压泪囊区有或无黏液或脓性分泌物从泪点溢出。新生儿泪囊炎，挤压泪囊部有黏液或脓性分泌物从泪点溢出，泪道冲洗不通，经局部按摩和滴用抗生素治疗后无效者。

【禁忌证】

急性泪囊炎、急性结膜炎。慢性泪囊炎，泪囊中有大量脓性分泌物，且未经滴用抗生素治疗者。

【物品准备】

表面麻醉剂、眼膏、消毒棉签、泪点扩张器、泪道探针（成人选择7～8号探针，小儿则选择最细的6号探针）、注射器、弯盘、生理盐水10 mL、无菌纱块。

【患者准备】

取仰卧位或坐位。

【操作流程】

（1）核对

查对医嘱，核对患者身份及眼别。

（2）评估

患者的泪道及眼部情况，如溢泪史及以往治疗情况，压迫泪囊区有无疼痛，有无分泌物溢出；眼部是否清洁，有无分泌物等。

患者眼部用药既往史、药物过敏史。

患者的心理状态及合作程度。

女性患者的月经情况（月经期暂缓治疗）。

（3）告知

泪道探通的目的、操作过程及配合方法。

（4）操作前准备

操作人员仪表要求：仪表端庄，服装鞋帽整洁、干净，操作前洗净双手；戴口罩。

清除眼部分泌物。

充分进行局部表面麻醉：患者取坐位或仰卧位，滴2次表面麻醉剂，滴眼后嘱患者轻闭眼，充分麻醉泪小点。

（5）操作过程

用棉签将下睑拉向颞下方，并固定于下眶缘处，使泪小管变直拉紧，充分暴露下泪小点。

将泪点扩张器垂直插入下泪点，再水平转向鼻侧，小心旋转扩张器，扩大泪小点。

根据病情选用不同型号泪道探针，用眼膏充分润滑后，用棉签拉开下眼睑，将探针垂直插入下泪点，再转向水平内慢慢进针，此时宜用棉签向颞侧拉紧下睑皮肤，以拉直下泪小管，以避免探针损伤泪小管黏膜或造成假道。当探针进入约10 mm时，会碰到坚硬的骨壁，表示探针已进入泪囊。如进针时不顺利，有阻力，可能泪小管或泪总管狭窄，可以轻轻地推一推探针，看是否能通过。但不能强行插入，以免造成假道（图11-7-1）。

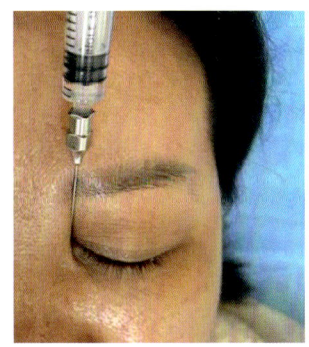 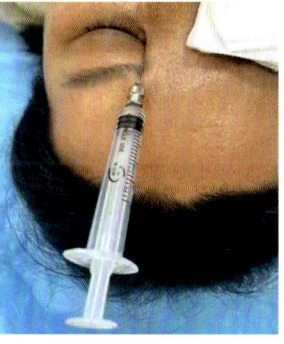

图11-7-1　泪道探通法

探针进入泪囊后,将其轻抵骨壁,然后以针端为支点,将探针层作90°旋转,由水平转向额际。探针旋转时应紧贴前额部,不要抬起。再将探针慢慢向后下推进,进入鼻泪管。在转动时应保持探针不后退,探针插入深度以探针针栓位于眉弓前为合适,遵医嘱确定留针时间,再把探针拔出。

(6)操作后护理

拔探针时,用纱块压住泪囊部,然后迅速地拔出探针。遵医嘱滴用抗生素滴眼液。洗手,整理用物。

【注意事项】

探通泪道时,固定好下眼睑,使泪小管始终处于拉紧变直状态,以利探通泪道,否则可能会损伤泪小管,造成假道。

当探针层旋转时,一定要紧贴前额际,作为转动支点的探针头不能移动。

探针拔出后,用生理盐水及抗生素滴眼液冲洗泪道,以免发生感染。如冲洗时发现液体渗入内眦部皮下组织,提示探通泪道时形成假道,应立即停止冲洗。

治疗后滴抗生素滴眼液每天4~6次,滴药前应挤压泪囊区将分泌物排净。

通常可隔5~7天探通1次,使用的探针可逐渐加粗。

若探通2~3次仍无改善者可改用其他治疗方法。

如压迫泪囊区有分泌物、外眼部有炎症、女性患者月经期间应暂缓治疗。

一般情况下不宜双眼同时行泪道探通术。

进针不顺利时不能强行进针,以免造成假道。

避免空腹下操作,以免引起晕针反应。

第八节 眼部注射技术

球结膜下注射技术

将药物注射入结膜下的疏松间隙内,以提高药物在眼内的浓度,增强药物作用并延长药物作用时间,常用于治疗眼球前节疾病。可进行结膜下注射的部位一般选择穹隆部结膜。

【目的】

提高药物在眼局部的浓度,增强药物作用及延长药物作用时间,以治疗眼部疾病。眼部手术的局部浸润麻醉。

【适应证】

治疗眼前部炎症。化学性烧伤早期。角膜炎和角膜斑翳等各种眼病。用于眼球手术的局部浸润麻醉。

【禁忌证】

有明显的出血倾向者。眼球有穿透伤口，而未进行缝合者。角膜溃疡较严重有穿孔可能者。

【物品准备】

药物、表面麻醉剂、抗生素眼膏、1 mL 注射器、眼垫、胶布、棉签、弯盘。

【患者准备】

仰卧位或仰坐位。

【操作流程】

（1）核对

采用双向式核对，确认患者身份及眼别。核对医嘱、药物。

（2）评估

患者的病情和眼部情况，眼部有无分泌物，结膜有无瘢痕，眼部有无手术创口等。

眼部用药史及药物过敏史。

患者的心理状态及合作程度。

询问患者进食情况，避免空腹注射。

（3）告知

操作目的、操作方法和配合事项。

药物作用及不良反应。

（4）操作前准备

洗手，滴表面麻醉剂 2～3 次，充分麻醉。

（5）操作过程

指导患者头部固定不动，选择注射部位，一般选择颞侧下穹隆部结膜。操作者一手用棉签拉开患者下眼睑，另一手持注射器，嘱患者向上固视，暴露下穹隆部结膜，注射针头与睑缘平行，距角膜缘 5～6 mm，进针角度成 10°～15°，避开结膜血管，挑起球结膜缓慢注入药物，注射后可见结膜处呈泡状隆起。注射完毕，嘱患者勿揉擦患眼。按医嘱涂眼膏，并用眼垫包眼。观察病情并记录。

（6）操作后处理

洗手。整理用物，告知患者注意事项。

【注意事项】

进针时针尖斜面向上，确定针尖斜面在结膜下才能推注药物；进针部位应避开血管，以免引起结膜出血。

多次注射时，可变换注射部位，以免形成瘢痕。

眼部分泌物多时，按结膜囊冲洗法清洁结膜囊。

对眼球颤动不能固视者，可用固定镊固定眼球后再行注射；不合作者可用开睑器拉开眼睑后再注射。

注射混悬液药物时，应选择合适的针头。

注射后应观察 20 分钟，患者无不适方可离院。

眼部颞侧皮下穴位注射

在颞部皮下注射药物可调整脉络膜自主神经活动，改善脉络膜血管运动功能，增加脉络膜血流量，改善眼部供血。

【目的】

治疗眼科疾病，如缺血性视神经病变、视网膜病变、脉络膜病变等，提高眼部药物浓度。

【适应证】

用于缺血性、外伤性视神经病变，视网膜病变，脉络膜病变，睫状体痉挛，眼外肌麻痹，玻璃体混浊等。

【禁忌证】

无严格禁忌证，颞部有伤口或长期注射颞部有硬结者不适宜。

【物品准备】

药物、2 mL 注射器（带针）、皮肤消毒剂（75% 酒精）、无菌棉签、砂轮、弯盘、医用胶布。

【患者准备】

取仰卧位或仰坐位，头偏向对侧。

【操作流程】

（1）核对

采用双向式核对，确认患者身份及眼别。核对医嘱、药物。

（2）评估

患者的病情及颞侧注射部位的皮肤情况，有无炎症、硬结等。

询问眼部用药史及药物过敏史。

患者的心理状态及合作程度。

（3）告知

操作目的、操作方法及配合事项。

（4）操作前准备

操作人员仪表要求端庄，服装鞋帽整洁、干净，操作前洗净双手，戴口罩。患者体位要求：取仰卧位。

（5）操作过程

定位为眉弓与外眦角延长线的交叉点。

嘱患者闭眼，消毒注射部位。

绷紧皮肤，以 30°～40° 角进针，回抽无回血后缓慢推注药液。

注射完毕快速拔针，用棉签轻轻按压穿刺点 3～5 分钟。

嘱患者不可按压注射部位的皮丘，以免药液渗出。

观察病情并记录。

（6）操作后处理

洗手。整理用物，告知患者注意事项。

【注意事项】

定位准确，避开颞浅动脉。

皮肤消毒时避免消毒液进入眼睛，造成角膜损伤。

进针不宜过深，深度不超过 1 cm。

注射后应观察 20 分钟，患者无不适方可离院。

第九节 结膜缝线拆除术

结膜缝线拆除是指剪除结膜切口的缝线，以保证切口更好地愈合。缝合切口一旦愈合，需要拆线，伤口术后有红、肿、热、痛等明显感染症状者，也应提前拆线。

【目的】

安全拆除结膜缝线，促进结膜愈合，解除因缝线存在引起的异物感。

【适应证】

正常结膜手术切口。感染、皮下血肿、切口脂肪液化结膜手术切口。

【禁忌证】

切口局部水肿明显且持续时间较长者。老年体弱及婴幼儿伤口愈合不良者。

【物品准备】

表面麻醉剂、抗生素滴眼液或抗生素眼膏、角膜剪或 1 mL 注射器、显微无齿镊、开睑器、棉签、眼垫、裂隙灯显微镜。

【患者准备】

取坐位，头部固定于裂隙灯显微镜颌架上，眼部位于观察平面。

【操作流程】

（1）核对

采用双向式核对，确认患者身份及眼别。核对医嘱，结膜缝线的位置、所缝针数与病历图示是否一致。

（2）评估

患者的病情及眼部情况，眼部有无分泌物，结膜是否充血、水肿。药物过敏史。患者的心理状态及合作程度。

（3）告知

操作目的、操作方法及配合事项。指导患者注视。

（4）操作前准备

操作人员仪表要求端庄，着装整洁，修剪指甲，操作前洗净双手，戴口罩。患者体位要求：取仰卧位或坐位。

（5）操作过程

滴表面麻醉剂 2～3 次，充分麻醉。

患者坐于裂隙灯前，用开睑器撑开眼睑，指导患者下颌固定于裂隙灯颌托上，额部紧贴前额挡板，头部固定不动。

嘱患者眼睛往拆线位置的相反方向注视。

调节裂隙灯，将光源对准结膜缝线，一手用显微无齿镊夹起缝线，另一手持角膜剪或 1 mL 注射器切断缝线根部，夹出缝线。

缝线拆除完毕，取下开睑器，滴抗生素滴眼液或涂抗生素眼膏。

观察结膜有无出血，详细记录拆线过程。

指导患者保护术眼，防碰撞，避免用力咳嗽、打喷嚏，勿揉擦眼睛。

嘱患者有眼部不适立即到医院就诊。

（6）操作后处理

洗手。整理用物。

【注意事项】

操作时动作要轻、稳、准，以免损伤眼部组织。

操作过程中注意观察患者全身情况，如发现患者脸色苍白、大汗淋漓时，应立即停止操作并做好相应处理。

如结膜缝线较粗则用显微角膜剪剪断缝线。

拆线后注意检查结膜缝线是否拆除干净，观察拆线部位有无伤口裂开。

第十节　睑结膜结石剔除术

结膜结石是在睑结膜表面出现的黄白色凝结物，由脱落的上皮细胞和变性白细胞凝固而成。如结石突出于结膜表面引起异物感，摩擦角膜时，可行结石剔除术。

【目的】

剔除睑结膜结石，缓解患者眼部不适症状。

【适应证】

结膜结石突出表面有异物感，会摩擦角膜者。

【禁忌证】

结膜急性炎症者。

【物品准备】

表面麻醉剂、抗生素滴眼液、1 mL 注射器、棉签、眼垫、生理盐水、手套，必要时备抗生素眼膏。

【患者准备】

取仰卧位。

【操作流程】

（1）核对

采用双向式核对，确认患者身份及眼别。核对医嘱、结石的部位及数量与病历图示是否一致。

（2）评估

患者的病情和眼部情况，结膜是否充血，结石的位置、大小、数量及深浅。药物过敏史。患者的心理状态及合作程度。

（3）告知

操作目的、操作方法及配合事项。

（4）操作前准备

操作人员仪表要求端庄，着装整洁，修剪指甲，操作前洗净双手，戴口罩。患者体位要求：取仰卧位。

（5）操作过程

滴表面麻醉剂 2～3 次，充分麻醉。

剔除上眼睑结膜结石时，嘱患者向下看，轻轻翻转上眼睑，用示指或棉签固定并着力于上眶缘，暴露上眼睑结膜面，指导患者向下注视，手持针头，针头斜面向上，背离角膜，顺着睑板腺方向，纵行剔除突出于上眼睑结膜面的结石（图 11-10-1）。

剔除下眼睑结膜结石时，用棉签拉开下眼睑，着力于下眶缘，暴露下眼睑结膜面，指导患者向上注视，手持针头，针头斜面向上，背离角膜，顺着睑板腺方向，纵行剔除突出于下眼睑结膜面的结石。

操作过程中结膜面有少许出血时，可用棉签按压止血。

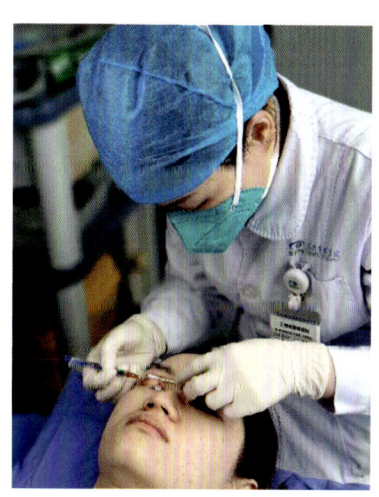

图 11-10-1　上眼睑结膜结石剔除

剔除结石后，滴抗生素滴眼液，如结石多、位置深、创面较大，涂抗生素眼膏并包眼。

观察病情，记录剔除结石情况。

指导患者勿揉擦眼睛，注意用眼卫生。

（6）操作后处理

洗手。整理用物。

【注意事项】

操作时动作轻巧，剔除结石尽量避开血管，减少出血。结膜结石量多者，可分次剔除，先剔除大而突出于结膜面的结石，未突出结膜面的结石不必剔除，尽量减少对睑结膜的损伤。

第十一节 浅层角膜异物剔除术

角膜异物常见为微小金属或非金属异物意外进入眼角膜，黏附于角膜表层，一旦发生应及早取出异物。

【目的】

剔除角膜浅层异物，缓解患者眼部不适症状。

【适应证】

角膜浅层异物需在表面麻醉下用棉签拭去。角膜异物较深但尚未进入前房，需用异物针或无菌注射针头剔除时。

【禁忌证】

全身状况不允许时。精神或智力状态不能配合者。异物达到角膜实质层甚至前房者。

【物品准备】

表面麻醉剂、抗生素眼膏、5%聚维酮碘、棉签、异物刀或一次性1 mL注射器、受水器、生理盐水、手套、眼垫、胶布、裂隙灯显微镜。

【患者准备】

取坐位，头部固定于裂隙灯显微镜颌架上，眼部位于观察平面。

【操作流程】

（1）核对

采用双向式核对，确认患者身份及眼别。核对医嘱，角膜异物的位置、大小、数量与病历图示是否一致。

（2）评估

患者的眼部情况，包括异物位置、性质、数量、深浅、大小等。药物过敏史、既往史。患者的心理状态、合作程度。询问患者进食情况，避免患者空腹时进行操作。

（3）告知

操作目的、操作方法和配合事项。

（4）操作前准备

操作人员仪表要求端庄，着装整洁，修剪指甲，操作前洗净双手，戴口罩。患者体位要求：取坐位或仰卧位。

（5）操作过程

滴2～3次表面麻醉剂，使角膜充分麻醉。

按术前准备冲洗结膜囊后，用5%聚维酮碘滴眼，嘱患者轻闭眼2～3分钟，再次用生理盐水冲洗结膜囊。

用5%聚维酮碘消毒眼周皮肤。

协助患者取舒适坐位，指导患者下颌固定于裂隙灯颌托上，额部紧贴前额挡板，头部固定不动（图11-11-1）。

调节裂隙灯，嘱患者眼睛注视某一方位，裂隙灯光源对准异物，避免光线直射瞳孔区。

操作者一手用示指、拇指轻轻分开上、下眼睑，着力于上下眶缘，充分暴露角膜，另一手持异物刀，与角膜成15°角，自异物的边缘轻轻剔除异物，剔除方向应尽量使刀尖背离瞳孔区。

角膜异物剔除后，涂抗生素眼膏，包封患眼。

详细记录剔除角膜异物的情况。

指导患者保护术眼，注意用眼卫生，保持眼垫干燥、清洁，次日复诊。如术后出现眼部明显刺激症状，疼痛难忍，应及时到医院就诊。

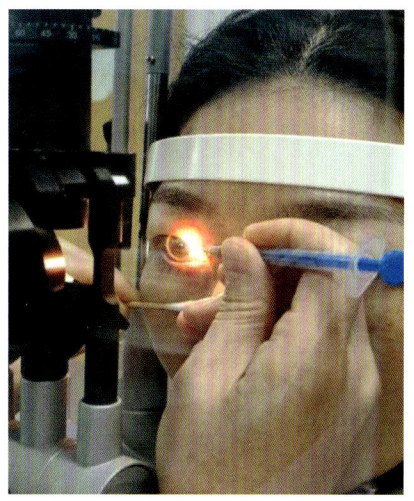

图11-11-1 裂隙灯下角膜异物剔除术

（6）操作后处理

洗手。整理用物。

【注意事项】

操作应轻巧细致，减少对角膜组织的损伤。

操作过程中注意观察患者全身情况，如发现脸色苍白、大汗淋漓，应立即停止操作并做好相应处理。

角膜浅层异物数量多者，如爆炸伤有大量粉尘异物，可分期取出，避免过多损伤角膜组织。

异物床如有残留铁锈，应尽量刮除干净，若残留铁锈位置深、组织结实难以一次刮除干净，可分次刮除。

第十二节 泪液分泌试验

泪液分泌试验又称 Schirmer 试验（图 11-12-1），用于检查水性泪液分泌情况。泪液分为基础分泌（副泪腺等分泌）和反射性分泌（主泪腺分泌），基础分泌随年龄增长而减少。正常值为 10～30 mm/5 min，不足 5 mm/5 min 为异常。

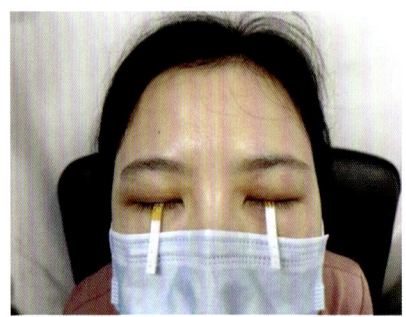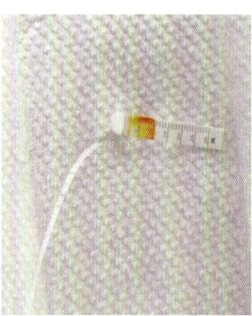

图 11-12-1　泪液分泌试验

【目的】
用于评估泪腺的分泌功能，重复测试出现的异常减少结果则高度支持干眼诊断。

【适应证】
泪液分泌不足或分泌过多。

【禁忌证】
无。

【物品准备】
Schirmer 泪液测试试纸、无菌棉签、计时器。

【患者准备】
取坐位。

【操作流程】
（1）核对
采用双向式核对，确认患者身份及眼别。
（2）评估
患者年龄、眼部情况、合作程度。
（3）告知
泪液试验检查的目的、方法及注意事项，以取得患者的配合。
（4）操作前准备
操作人员仪表要求端庄，服装整洁，洗手，戴口罩。环境要求检查时，若患者临窗而坐，应关窗；面向窗且阳光充足时应拉窗帘。

（5）操作过程

热情主动接待患者，认真查对医嘱。

调节室内的光线和温湿度。

协助患者取坐位，将准备好的试纸有圆弧度一端的 5 mm 处折成小钩（在包装袋内进行），取出试纸，嘱患者向上看，一手用棉签下拉下眼睑，另一手持试纸下端将小钩端放在下眼睑外 1/3 处结膜囊内，另一端悬挂于眼外，嘱患者睁眼，可正常瞬目。

调好定时器（时间为 5 min），以确保结果准确。

5 min 后取下试纸，观察试纸浸湿的长度、试纸完整性并做好记录（前 5 mm 不记录）。

正确处理用物：Schirmer 泪液试验试纸为一次性用物，使用后投入医疗废物垃圾袋内，或按医嘱要求粘贴在病历手册上。

洗手，签字。

【注意事项】

试验应在光线暗淡的室内进行，室内温湿度适宜，避免对流风。

操作前做好解释沟通，消除患者的紧张情绪，以取得患者的配合。

注意无菌操作，防止放置在结膜囊内的滤纸端被污染。

操作时动作要轻、准、稳，防止滤纸触碰角膜或睑缘引起躲闪性瞬目而划伤角膜。

认真核对医嘱，严格区分左右眼，记录时仔细核对眼别，必要时将滤纸晾干后粘贴在病历手册上。

第十三节 眼压检查操作

Schiϕtz 压陷式眼压计测量法

Schiϕtz 眼压计测量法是用一定重量的眼压测杆将角膜压成凹陷，测量眼球内容物对眼球壁的均衡张力，了解房水的形成与吸收间的平衡状态。Schiϕtz 眼压计器械简单、使用方便，具有一定的临床准确性。

【目的】

了解眼内压的情况。辅助诊断眼科疾病。评估治疗效果。

【适应证】

需要了解、观察眼压者。

【禁忌证】

全身情况不允许采取仰卧位者。结膜或角膜急性传染性或活动性炎症者。严重的角膜上皮损伤者。眼球开放性损伤者。

【物品准备】

表面麻醉剂、抗生素滴眼液、Schiφtz 压陷式眼压计、棉签、75% 酒精。

【患者准备】

松解过紧衣领，取低枕仰卧位。

【操作流程】

（1）核对

采用双向式核对，确认患者身份及眼别。核对医嘱。

（2）评估

患者的病情和眼部情况，如结膜、角膜有损伤、炎症，不宜用此方法测量眼压。药物过敏史。患者心理状态及配合程度。

（3）告知

眼压测量的目的、方法及配合事项。

（4）操作前准备

操作人员仪表要求端庄，服装鞋帽整洁、干净，操作前洗净双手，戴口罩。患者体位要求取仰卧位。

（5）操作过程

滴 2 次表面麻醉剂，滴眼后嘱患者轻闭眼休息。

用 75% 酒精棉签消毒眼压计（轴心、足板、试盘）。

检测眼压计功能是否完好。方法：手持眼压计左右摇摆检测指针的灵活性，将眼压计足板垂直置于试盘上，检测眼压计的准确性（指针指向"0"，表示准确）（图 11-13-1）。

指导患者下颌稍抬高，保持下巴、额部在同一水平，协助患者抬起一手臂，伸出示指于鼻根上方约 30 cm 处作为固视点，双眼向上方固视示指（图 11-13-2），使角膜处于正中央水平位置。

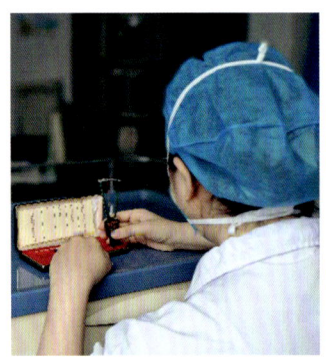 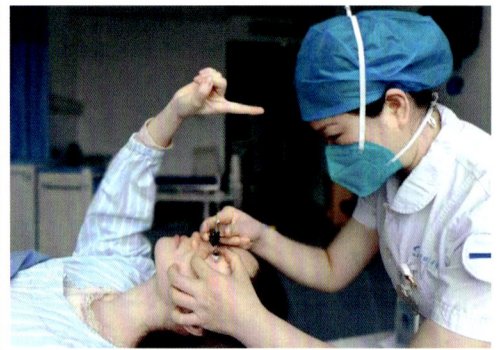

图 11-13-1　数值校对　　图 11-13-2　Schiφtz 眼压计测量操作

测量右眼时，操作者用右手拇指和示指从颞侧分开右眼上、下眼睑，着力于上、下眶缘，充分暴露角膜，左手持眼压计，将眼压计足板垂直放在角膜正中央，观察眼压计指针所指的刻度，一般先用 5.5 g 砝码，如读数＜ 3，则改用 7.5 g 砝码，如读数仍＜ 3，则改用 10 g 砝码，以此类推。测量左眼眼压时，用左手分开上、下眼睑，右手持眼压计，同法测量。

根据砝码克数和眼压计刻度查换算表后记录。记录格式：砝码克数 / 眼压计刻度 = 若干毫米汞柱（如 5.5/5=17.3 mmHg）。

测量完毕后滴抗生素滴眼液，用 75% 酒精棉签消毒眼压计足板。

告知检查结果，嘱患者不要揉擦眼睛。

（6）操作后处理

洗手。整理用物。

【注意事项】

操作前严格消毒眼压计，确保酒精完全挥发干后再实施操作。

操作轻、稳、准，切勿压迫眼球，以免影响眼压测量的准确性。

测量不宜连续反复多次，眼压计不宜在角膜上停留过久，能看清读数即可，以免损伤角膜。

操作时，避免遮挡另一眼视线，以免影响双眼向上方固视。

眼压计要防震防潮，保持清洁干燥。

非接触式眼压计测量法

非接触式眼压计测量法是一种不直接接触眼球的测量方法，利用可控的空气脉冲，将角膜压平到一定面积，通过监测系统感受角膜表面反射的光线，并记录角膜压平到某种程度的时间，将其换算成眼压值。

【目的】

了解眼内压的情况。辅助诊断眼科疾病。评估治疗效果。

【适应证】

需要了解、观察眼压者。

【禁忌证】

全身情况不允许坐于非接触式眼压计之前接受检查者。严重的角膜上皮损伤者。眼球开放性损伤者。

【物品准备】

非接触式眼压计、棉签、75% 酒精、消毒湿巾。

【患者准备】

取坐位，头部固定于非接触式眼压计头架上。

【操作流程】

（1）核对

采用双向式核对，确认患者身份及眼别。核对医嘱。

(2)评估

患者的眼部情况,眼睑及眼周皮肤有无红肿、疼痛,有无眼膏、分泌物,如有眼膏、分泌物应先擦拭。患者的心理状态及合作程度。

(3)告知

非接触式眼压计测量的操作目的、方法及配合事项。

(4)操作前准备

操作人员仪表要求端庄,服装鞋帽整洁、干净,操作前洗净双手,必要时戴口罩。患者体位要求取坐位。

(5)操作过程(以 Topcon 非接触眼压计为例)

患者坐于非接触式眼压计前,协助患者将头部固定于眼压计头架上,嘱其睁大眼睛向前固视。

调节调焦手柄或按钮,将测压头对准待测眼角膜,此时眼压计显示屏上自动显示待测眼眼别。

在眼压计控制板上选择"auto"键自动测量眼压。

嘱患者眼睛注视测压头内的绿色注视灯,检查者通过显示屏观测指示点,当指示点对准靶环中央时(图 11-13-3),按"start"键,即可从显示屏读出眼压值和 3 次测量的平均值。如果患者欠合作,或测量值有误,所显示的数值自动标上"*"号,或不显示数值。此时,可在控制板上选择"manual"键,手动对焦,当屏幕中央对焦圈内呈现 2 个小白点,分别在 6 点和 12 点位置时,按"start"键进行测量。

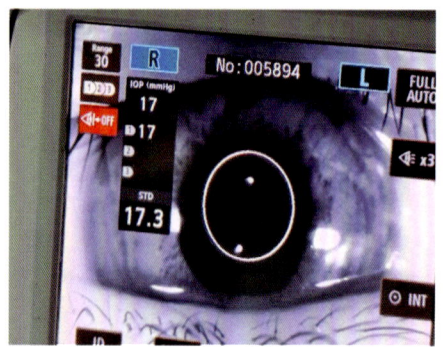

图 11-13-3　指示点对准靶环中央操作界面

记录眼压值。

(6)操作后处理

洗手,整理仪器。

【注意事项】

如患者不能自行睁开眼睛或角膜暴露不完全,可拉开上眼睑固定于眉弓处暴露角膜,切忌给眼球施加压力。

眼压计前后推动幅度不宜过大,以免误伤角膜。

非接触式眼压计测量容易受各种条件的干扰而使测量结果产生误差,如眼球转动、眨眼、泪液过多等,因此在测量中出现 3 次测量值相差太大,应重新测量,注意测量值相差不超过 3 mmHg。

感染性眼病患者使用后用消毒湿巾消毒仪器,用 75% 的酒精消毒棉签擦拭喷射头,待干后用手动模式测试 3 次后才测量下一位患者。

非接触式眼压计使用完毕需切断电源,放置于阴凉干燥处,显示屏避免阳光直射。

非接触式眼压计需定时校准。

第十二章 人工智能辅助慢性、致盲性眼底病筛查技术

第一节 社区筛查常见视网膜疾病

糖尿病性视网膜病变

【概念】

糖尿病性视网膜病变（diabetic retinopathy，DR）是指糖尿病患者因高血糖导致全身各组织器官的微血管发生病变，毛细血管的周细胞坏死，内皮细胞亦变薄，内屏障功能受损，血管内的液体成分由管内渗出到组织中，造成视网膜病变和功能障碍。

【病因及发病机制】

糖尿病可致眼部各组织发生病变，而视网膜病变是糖尿病眼病致盲的最严重的并发症。DR 与多元醇代谢通路的异常、蛋白质非酶糖基化产物的堆积、蛋白激酶 C 的活化、血管紧张素转换酶系统的作用等有关。长时期的高血糖是发生视网膜病变的决定因素，即 DR 与病程和血糖控制程度有关，而年龄、性别和糖尿病类型则影响并不大。DR 是全世界范围内工作人群首要致盲眼病。国内一组调查显示，病程在 10 年者无论年龄大小，眼底改变发生率均高。国内另一组调查显示，由于社会经济条件改善，人们的寿命显著延长，我国糖尿病患者日渐增多，1997 年我国糖尿病患病率为 2.51%，糖尿病患病率是 1980 年的 3 倍，糖尿病患者总数每年至少增加 100 万。病程 10～14 年者 26% 发生 DR，病程 15 年以上者为 63%。我国糖尿病患者中 DR 的患病率达 44%～51.3%。除长期高血糖是产生 DR 的原因外，高血压、高血脂均是发生 DR 的危险因素。

【临床表现】

早期可无自觉症状，病变累及黄斑后有不同程度的视力减退。按病变严重程度将 DR 分为非增生型糖尿病性视网膜病变（nonproliferative diabetic retinopathy，NPDR）和增生型糖尿病性视网膜病变（proliferative diabetic retinopathy，PDR），其有利于了解该患者的预后和确定治疗方案。

（1）NPDR 的眼底表现（图 12-1-1）：视网膜内屏障遭到破坏，毛细血管闭塞，闭塞区附近产生微血管瘤、视网膜静脉扩张、深层和浅层出血、硬性渗出、棉絮斑，后极部视网膜水肿，长期病变可导致黄斑水肿，视力明显下降。

（2）PDR 的眼底表现（图 12-1-2）：除上述病变外，大面积毛细血管闭塞、缺血，缺血区的视网膜产生血管生长因子，导致视网膜新生血管生成，进而由视网膜表面长入内界膜与玻璃体后界面间，形成纤维血管膜。新生血管易破裂出血，大量玻璃体积血、机化，导致牵拉性视网膜脱离；血管生长因子经玻璃体进入前房，致虹膜、房角新生血管形成，最终演变为继发性闭角型青光眼即新生血管性青光眼。

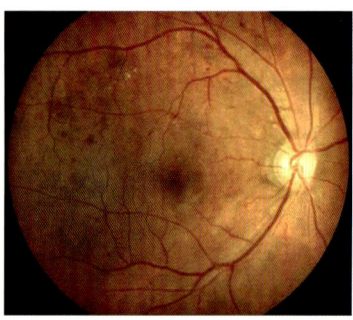 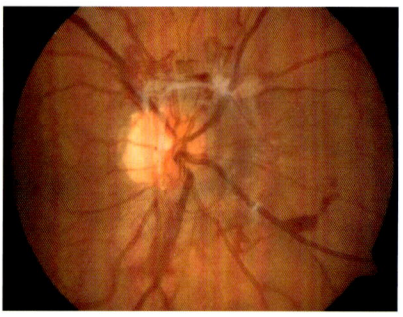

图 12-1-1　典型的 NPDR 眼底　　图 12-1-2　典型的 PDR 眼底

（3）分级标准：为正确反映眼底病变的严重程度及采取相应治疗，曾有不同的分期标准。我国眼科界于 1983 年制定了自己的分期标准，目前多仍沿用。鉴于各期标准或过于繁杂，或未能显示有无黄斑病变和严重程度，2002 年 16 国有关学者拟定了便于推广、利于普查和交流的新分期标准及黄斑水肿分级，列于表 12-1-1、表 12-1-2。

表 12-1-1　DR 的国际临床分级标准（2002 年版）

病变严重程度	散瞳眼底检查所见
无明显 DR	无异常
NPDR	
轻度	仅有微动脉瘤
中度	不仅存在微动脉瘤，还存在轻于重度非增生型 DR 的表现
重度	出现以下任何 1 个表现，但尚无增生型 DR： （1）4 个象限中所有象限均有多于 20 处视网膜内出血 （2）在 2 个以上象限有静脉串珠样改变 （3）在 1 个以上象限有显著的视网膜内微血管异常
PDR	出现以下 1 种或多种体征：新生血管形成、玻璃体积血或视网膜前出血

表 12-1-2 糖尿病性黄斑水肿的临床分级

病变严重程度	眼底检查所见
轻度糖尿病性黄斑水肿	远离黄斑中心的后极部视网膜增厚和硬性渗出
中度糖尿病性黄斑水肿	视网膜增厚和硬性渗出接近黄斑但未涉及黄斑中心
重度糖尿病性黄斑水肿	视网膜增厚和硬性渗出累及黄斑中心

【治疗】

严格控制血糖，治疗高血压、高血脂，定期检查眼底及必要时行荧光血管造影。

激光光凝术治疗：用于重度 NPDR 及 PDR。行全视网膜光凝术（panretinal photocoagulation，PRP），破坏缺血区视网膜，减少需氧量，以防止新生血管形成，并使已形成的新生血管退化，阻止病变继续恶化。对黄斑水肿可行氪黄激光局灶或格栅光凝术，减轻水肿。

玻璃体切割术：玻璃体积血长时间不吸收、牵拉性视网膜脱离，特别是即将或新发生的黄斑部脱离，应行玻璃体切割术。术中同时行全视网膜光凝术，防止复发出血。

药物治疗：全身可使用改善微循环药物，作为辅助治疗；对于 DR 合并的黄斑水肿，抗 VEGF 药物或糖皮质激素类缓释剂药物经玻璃体腔内注射，是目前常规的治疗选择。

【预防】

由于 DR 晚期严重损害视力以致不可恢复，所以及时防治十分重要。发现糖尿病后，在内科医师指导下严格控制血糖、血压和血脂，定期检查眼底。一旦出现增生性病变，及时行激光光凝术，防止进一步发生新生血管的一系列并发症，保存残留的视力。鉴于 DR 及由此致盲者与日俱增，因此，加强科普宣传，早期诊断、早期治疗已成为防盲工作中的重要任务。

视网膜静脉阻塞

【概念】

视网膜静脉阻塞（retinal vein occlusion，RVO）是仅次于 DR 的常见视网膜血管疾病。患眼视力易于受损甚至因并发症而致盲。多见于年龄较大的患者，但亦有年轻患者发病。根据静脉阻塞的位置形成视网膜中央静脉阻塞、半侧中央静脉阻塞、分支静脉阻塞。

【病因及发病机制】

各种原因所致血管壁内皮受损，血液流变学、血流动力学的改变，以及眼压和眼局部受压等多种因素均可致静脉阻塞。年龄较大者发病较多，与心脑血管疾病、动脉硬化、高血压、糖尿病等危险因素关系密切，局部因素与开角型青光眼有关。关于 RVO 的发病机制尚未完全明了，已有大量对血栓形成相关因子的研究，如缺乏 C 蛋白、S 蛋白及抗凝血酶Ⅲ等，这些因素倾向于血栓形成。但意见不一，特别是非高危因素的患者，目前较一致的观点是高同型半胱氨酸血症和抗磷脂综合征可能是 RVO 的病因。

【临床表现】

发病初期患者的症状多为突然出现的不同程度的视力障碍,但轻者可无自觉症状或仅有少许黑影。

视网膜中央静脉阻塞(central retinal vein occlusion,CRVO):CRVO 有不同的分型法,多分为两型,即非缺血型和缺血型,此外,尚有青年型 CRVO 和半侧型 CRVO。缺血型 CRVO 临床表现、并发症和预后较非缺血型严重(图 12-1-3)。

非缺血型 CRVO 病变较轻,未累及黄斑时患者无视力下降或有轻度视力下降,眼底静脉充盈、迂曲,沿血管散在出血,多为浅层线状或片状,直至周边部。但病程较长者可出现黄斑水肿或黄白色星芒状硬性渗出,近中心凹可见暗红色花瓣状的黄斑囊样水肿,此时,视力明显下降、视物变形。非缺血型病例出血多在数月内吸收,血管逐渐恢复,但可遗留黄斑囊样水肿或轻的色素沉着,视力常不能复原。且约 1/3 的非缺血型患者可能发展为缺血型,故仍应随诊观察。

缺血型 CRVO 患眼视力下降,严重者患眼可表现为相对性传入性瞳孔反应缺陷,视网膜大量浅层出血,多呈火焰状或片状浓厚出血,后极部较多,常累及黄斑,周边部出血较少;大血管旁有数量不等的棉絮斑,后极部的视网膜水肿,视盘边界不清,视网膜静脉显著迂曲、扩张,呈腊肠状,血柱色暗,部分视网膜及血管被出血掩蔽,甚至出血进入视网膜前或玻璃体。青少年型 CRVO 一般症状较轻,预后较好,但亦有症状严重的个案,多与免疫学病变有关。半侧型 RVO 被认为是由视网膜中央静脉本身即分为两支所致,故其一支阻塞仍属于 CRVO,以上半侧或下半侧多见。

视网膜静脉分支阻塞(branch retinal vein occlusion,BRVO):多见于患动脉硬化的患者,常见于颞侧分支特别是颞上分支,鼻侧支少见。阻塞处动脉多位于静脉前,发生于静脉第一分支至第三分支的动静脉交叉处,亦有少数其他小分支阻塞,如向黄斑分支阻塞。沿阻塞血管分布区视网膜呈火焰状出血,该支静脉较其他支明显扩张、迂曲,亦可见棉絮斑(图 12-1-4)。

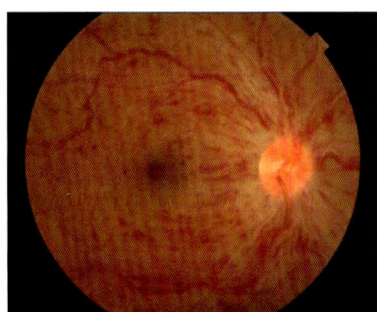   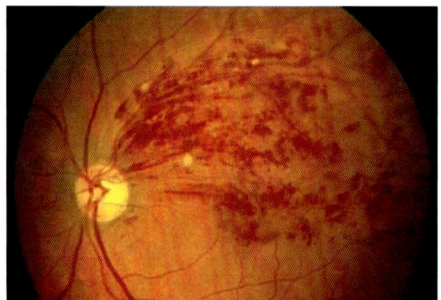

图 12-1-3　典型的 CRVO 眼底　　　图 12-1-4　典型的 BRVO 眼底

【并发症】

随着病程发展,黄斑持续缺陷导致黄斑水肿,视力下降,久之可出现黄白色星芒状硬性渗出，或暗红色花瓣状的黄斑水肿，患眼视物变形、视力明显下降。晚期，阻塞的血管可呈白线状，但荧光血管造影显示仍有血流通过。

缺血型 RVO 的严重问题在于视网膜发现大面积的毛细血管无灌注区，产生血管生长因子，导致视盘和（或）视网膜新生血管形成，而新生血管易于反复出血，且大量出血进入玻璃体，则形成玻璃体积血、混浊继而机化牵拉视网膜，最终导致牵拉性视网膜脱离。部分病例可出现前房角和虹膜新生血管，呈现虹膜红变，房角的新生血管收缩造成继发房角关闭，最终演变为难治的新生血管性青光眼。一般最早可于原发病发作后 3 个月发生，但年轻患者倾向于更早出现，甚至在 1 个月内出现。牵拉性视网膜脱离和新生血管性青光眼均为严重的致盲原因。

【治疗】

目前尚无具有肯定疗效的药物。因此，应查找病因，如高血压、动脉硬化或炎症等，针对病因进行治疗。对于疑似血管炎症者，可给予皮质类固醇治疗。重要的是预防和治疗并发症，包括对缺血型者行激光光凝术，对持续玻璃体混浊者行手术治疗。

激光光凝术：如视网膜荧光血管造影显示视网膜毛细血管无灌注区即缺血区，面积超过 10 个视盘直径，应行全视网膜光凝术，以防止在视盘、视网膜和虹膜、房角生成新生血管，预防复发出血、牵拉性视网膜脱离及并发新生血管性青光眼。

手术治疗：已发生玻璃体积血者，观察 6 个月仍不吸收，或已发生牵拉性视网膜脱离时，即应行玻璃体切割术，术中同时行病变区或全视网膜光凝术，防止术后复发出血。

药物治疗：临床常用的药物如下。早期慎用纤溶制剂，减少血凝，适用于血液黏度增高的患者，有出血倾向者避免使用。不应用止血剂。降低血液黏度、改善微循环，同时可每日服用小剂量阿司匹林减少血小板凝集。年轻且无危险因素的患者多因免疫病致血管炎症，可根据全身情况给予糖皮质激素治疗。此外，活血化瘀类中药可能有助于出血吸收。

近 10 年来，抗 VEGF 药物或糖皮质激素类缓释剂药物经玻璃体腔内注射，被证实可以促进 RVO 合并黄斑水肿的消退和改善视力。

【预防】

治疗心脑血管疾病，控制高血压、高血脂、糖尿病等危险因素。

年龄相关性黄斑变性

【概念】

年龄相关性黄斑变性是一种随着年龄增加而发病率上升并可导致中心视力下降、视物变形的疾病。

【病因及发病机制】

年龄相关性黄斑变性患者多为 50 岁以上，双眼先后发病或同时发病，并且进行性损害视力，严重影响老年人的生存质量，是发达国家老年人致盲最主要的原因，美国、英国学者统计 75 岁以上患病率达 40%。除年龄外，还与患者的种族（白种人多）、性别、家族史等有关。由于人口日趋老龄化,我国年龄相关性黄斑变性患者日益增多,其成为眼科防盲研究的重要课题之一。

【分型】

根据临床表现和病理改变的不同,分为两型:①干性年龄相关性黄斑变性或萎缩型年龄相关性黄斑变性;②湿性年龄相关性黄斑变性或渗出型年龄相关性黄斑变性。临床上,两型病变的病程、眼底表现、预后和治疗各异。

【临床表现】

干性年龄相关性黄斑变性:多发生于50岁以上的老年人,起病缓慢,患者视力不知不觉地减退,可有视物变形,双眼程度相近,易被误认为眼睛"老化"。由于视网膜外层、色素上皮层、布鲁赫膜、脉络膜毛细血管等各层逐步萎缩、变性,病程早期眼底后极部可见大小不一的黄白色类圆形的玻璃膜疣,可以融合,色素上皮增生或萎缩,中心凹反光消失,后极部色素紊乱,进一步出现边界清晰的地图样萎缩区。发展至晚期,该区内脉络膜毛细血管萎缩,即可见到裸露的脉络膜大血管(图12-1-5)。

湿性年龄相关性黄斑变性:临床表现为突然单眼视力下降、视物变形或出现中央暗点,另一眼可能在较长时间后出现症状。眼底后极部视网膜下出血、渗出,其中有时可见灰黄色病灶,即可能为新生血管。出血位于神经上皮下或色素上皮下,后者颜色暗红甚至呈黑色,边缘略红,同时可有浅层鲜红色出血,附近有时可见玻璃膜疣,病变区可隆起。荧光血管造影在早期出现边界清楚的强荧光新生血管形态,称为典型的新生血管;部分患者则没有清晰的边界,称为隐匿型新生血管,迅速渗漏荧光素,其边界不清,造影晚期仍呈相对的强荧光。吲哚菁绿造影,更有利于显示脉络膜新生血管的形态。如大量浅层出血可进入玻璃体,导致玻璃体积血,眼底不能窥入。黄斑区长期出现机化,形成盘状瘢痕,中心视功能可完全丧失(图12-1-6)。

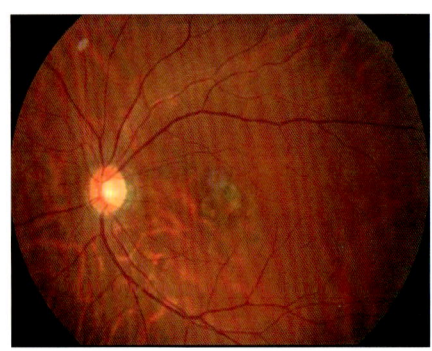

图12-1-5 典型的干性年龄相关性黄斑变性眼底

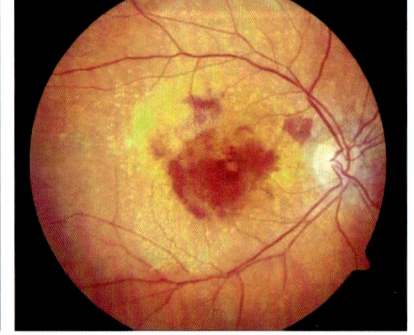

图12-1-6 典型的湿性年龄相关性黄斑变性眼底

【治疗】

目前干性年龄相关性黄斑变性无有意义的治疗。

湿性年龄相关性黄斑变性治疗目的是消退脉络膜新生血管，治疗方法包括：① PDT，即是利用与脉络膜新生血管内皮细胞特异结合的光敏剂，受一定波长光照射激活光敏剂，产生光氧化反应，杀伤内皮细胞，从而达到破坏 CNV 的作用。然而，病变仍有复发的可能，尚有待临床长期随访，观察疗效。② TTT，其本质是热疗，利用 700～900 nm 的红外激光或近红外激光穿透深、对其他组织特别是神经上皮损伤少的特点，封闭脉络膜新生血管。③ 抗 VEGF 药物治疗，包括用于眼科的单抗类药物（雷珠单抗）和融合蛋白类药物（阿柏西普和康柏西普）。其主要作用是靶向降低眼内血管生成的关键成分 VEGF 的浓度，经玻璃体腔内注射可抑制新生血管继续形成和渗漏。经光学相干断层成像检查可见视网膜厚度缩减、视力好转，避免了视力进一步损害。对于患有高危心血管疾病的患者需慎用，避免心血管不良反应。

亦可应用 PDT、抗 VEGF、类固醇激素中 2 种或 3 种方法联合治疗，减少药物用量以防止并发症和提高疗效。

【预防】

黄斑变性的发生可能与光的毒性蓄积作用有关，故应避免光损伤，在强光下活动应该配戴遮光眼镜。

黄斑前膜

【概念】

由于不同原因致某些细胞在视网膜内表面增生形成纤维细胞膜，其可以在视网膜的任何部位发生，位于黄斑及其附近的膜称为黄斑前膜（图 12-1-7）。

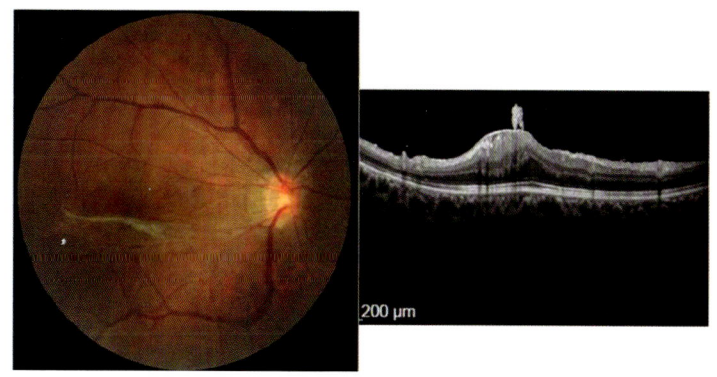

图 12-1-7　典型的黄斑前膜检查

【临床表现】

患眼的视力不同程度地减退，并有视物变形等症状。发病初期黄斑区视网膜表面反光强、乱，似玻璃体纸样，进一步发展牵拉视网膜，出现黄斑皱褶、黄斑水肿，血管弓被牵引向中央移位，小血管迂曲，纤维逐渐增生形成灰白色纤维膜；严重增生者可牵拉形成黄斑裂孔乃至神经上皮脱离。继发性黄斑前膜则伴有其他原发病变或手术、激光治疗史。

【分型】

因发生的原因不同分为两类：特发性黄斑前膜和继发性黄斑前膜。

【病因】

特发性黄斑前膜发生在无其他眼病的患者中，老年人较多；继发性黄斑前膜则可发生在眼部外伤、玻璃体炎症、血管病变、眼内手术或视网膜冷凝术或光凝术后。

【治疗】

尚无有效药物治疗，如仅有轻度视力下降或变形，且比较稳定，可暂时观察。如视力进行性下降，且视物明显变形，则可行玻璃体切割术剥除黄斑前膜。

黄斑裂孔

【概念】

黄斑裂孔是指黄斑中心全层神经上皮缺失（图12-1-8）。

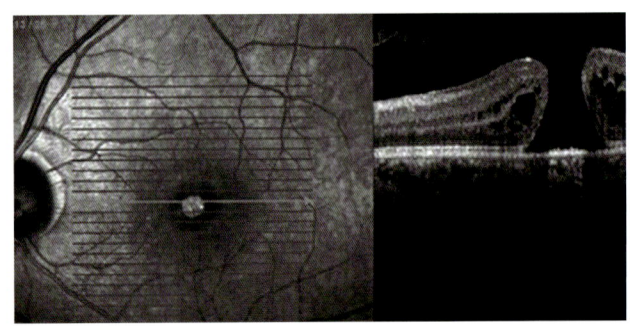

图12-1-8 典型的黄斑裂孔OCT检查

【分型及病因】

较常见于老年女性，称为特发性黄斑裂孔，其发病原因尚不明确。此外，还可见继发于眼挫伤、长期黄斑囊样变性破裂等的黄斑裂孔，称为继发性黄斑裂孔。继发性黄斑裂孔的临床改变与其原发病有关。

【临床表现】

患者视力不同程度下降，视物变形，其中央注视点为暗点。呈圆形或椭圆形的红斑，为1/4～1/2视盘直径大小。在裂隙灯联合接触镜或前置间接检眼镜下可见视网膜窄光带中断现象，孔区裸露脉络膜，孔周有淡灰色的环，系浅的神经上皮水肿或脱离所致，孔内可有黄色颗粒，有时孔前可见漂浮的盖膜。长期随访很少发生视网膜脱离。

【治疗】

针对特发性黄斑裂孔以往曾主张激光光凝封闭，预防视网膜脱离，但未经处理并长期随访的患者，很少发生视网膜脱离，多数患者保持旁中心视力。近年来，主张玻璃体切割术联合黄斑区内界膜撕除术，可以获得较好的封闭裂孔和改善视力的效果。

第二节 常用眼底检查技术

眼底或称眼后节是指眼球内位于晶状体后表面以后的部位，包括玻璃体、视网膜、脉络膜与视盘。应在暗室内检查，必要时用药物散大瞳孔，散大瞳孔前应了解病史，测量眼压，主要检查技术包含主观检查设备和客观影像学检测仪器。

检眼镜检查法

检查右眼时，检查者以右眼观察；检查左眼时，则用左眼观察。握镜以示指拨动有不同屈光度小镜片的圆盘，选取盘上的镜片，以达到看清眼底的最佳状态。先用侧照法观察眼的屈光介质有无混浊，距眼前 10～15 cm，用 +12～+20 D 观察角膜与晶状体，用 +8～+10 D 观察玻璃体。正常时，瞳孔区呈橘红色反光，如橘红色反光中出现混浊，嘱受检者转动眼球，其移动的方向与眼球一致，表明混浊位于移动中心前方，相反则位于移动中心后方。观察清楚视盘后再沿血管方向依次检查各象限眼底。可嘱受检者向上、下、内、外各方向转动眼球，以检查周边部分眼底，嘱患者注视检眼镜灯光以利于窥见中心凹，但瞳孔对光反射可使瞳孔缩小。

裂隙灯显微镜配置前置镜检查法

前置镜为 +90 D、+78 D 或 +60 D 的双凸镜，所见眼底深径感明显，范围大，为倒像。检查者调整该镜位置，使焦距适当，眼底影像更清晰（图 12-2-1）。

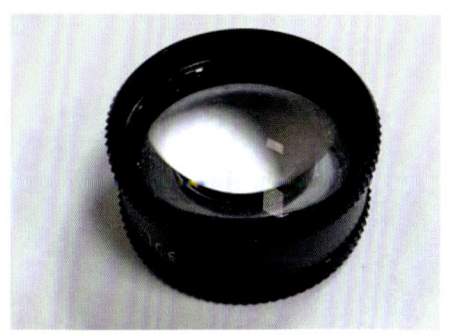

图 12-2-1　+90 D 前置镜

正常眼底记录描述

正常视盘呈椭圆形，浅红色，边界清楚。中央有生理性凹陷，色泽稍淡，对称。视杯直径与视盘直径之比，称为杯盘比，正常杯盘比一般＜0.3。视网膜中央动脉颜色鲜红，静脉颜色暗红，动静脉内径比为2∶3，视网膜透明，可见下方的色素上皮及脉络膜，黄斑部居于视盘颞侧2个视盘直径稍偏下方，无血管，其中心有一星状反光点，称中心凹反光。黄斑周围可见一反光轮。正常玻璃体在检眼镜下是透明的，在裂隙灯显微镜下呈板层状光学切面（图12-2-2）。

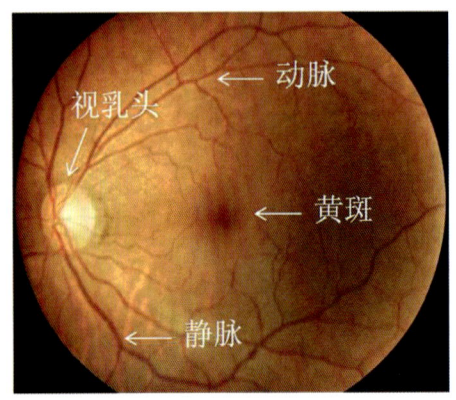

图12-2-2　正常眼底检查

眼底照相

虽然检眼镜观察眼底十分便捷，但是其图像不易保存，文字描述和手工绘图误差又很大，所以眼底照相技术被应用到眼底病的诊断中。眼底照相机的光源可以是普通光源，也可以是激光，可以是单色光，也可以是全色白光；但是其波长均位于可以通过眼睛屈光间质的近红外或可见光波段。将光源投照到眼底有持续照明、闪光灯曝光、激光逐行扫描等不同方式。而各种眼底照相机利用各自的光学系统来中和角膜的屈光力，最终在胶片或数字载体上形成眼底照相（图12-2-3）。

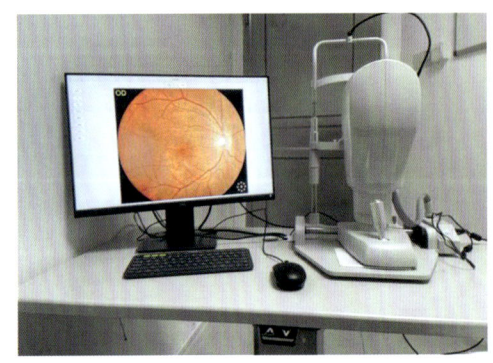

图12-2-3　眼底照相机

不管采用何种技术，我们最终得到的是黑色或彩色的眼底照片。现代的高分辨率成像技术允许我们在屏幕上将眼底图像放大几十倍或更大，足以显示十分细微的病变。如果在眼底照相机的光路上加滤光片或使用单色光源，可得到红外或无赤光等特殊光线眼底照片。不同波长的光线穿透深度不同，可以选择性地观察眼底组织不同层次的反光。

目前眼底照相已经被广泛应用于临床，是眼底检查最常用的技术之一。其可以检查出各种视网膜血管性疾病、视网膜变性疾病等。

光学相干断层成像

OCT是指对眼透光组织做断层成像。其分辨率高，成像速度快，主要用于眼底检查及记录，包括后部玻璃体界面、视网膜（主要是黄斑部）、色素上皮、视盘及神经纤维厚度。

检查方法：检查时被检查者面向眼底摄像机，头固定稳位，光线射入眼底，检查者通过监视器定位，选择测试条件，开始扫描，观察受检部位，照相记录。

正常眼OCT表现：OCT常规扫描方式可分为垂直向、水平向、环形、放射状扫描及不同角度的路径线性扫描。扫描线越长，分辨率越低。对黄斑和视杯的扫描尤为重要。基本扫描为间隔45°的线性扫描。正常OCT检查结果显示视网膜分层明显，各层组织结构清晰。在玻璃体视网膜界面，其上方是无反射信号的玻璃体，下方是产生反射信号的视网膜。黄斑中心凹在图像中呈一凹陷，视网膜十层结构和脉络膜毛细血管层也都能清楚显示。第四代高分辨率的OCT还可以于黄斑区外层视网膜结构分辨出外界膜、光感受器内节段、内/外节段交接处、光感受器外节段和嵌合体带等（图12-2-4）。

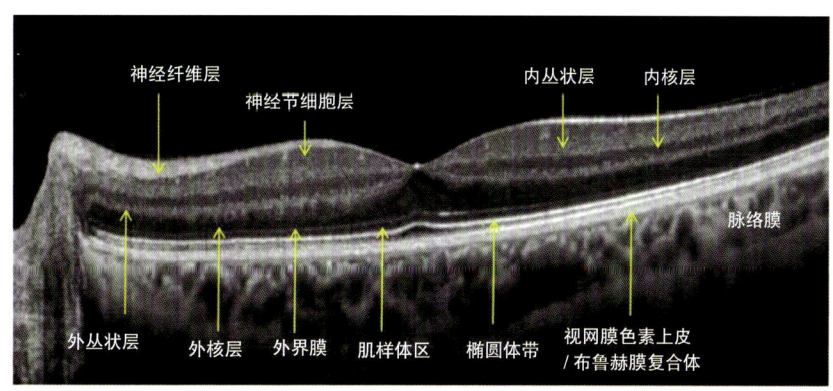

图12-2-4 视网膜各层OCT结构

异常眼OCT表现：包括玻璃体界面粘连牵引、膜形成、裂孔、囊样变性、水肿及渗出等。神经上皮层下出现的液性暗区，色素上皮脱离时可表现出其下方隆起的暗区。合并神经上皮脱离时，间隔着双层无反射暗区。

第三节 人工智能辅助眼底检查结果解读

人工智能辅助正常眼底照相报告解读

整个眼底彩照智能辅助诊断报告主要包含3个部分：①被检查者的信息，包括姓名、性别、年龄、病历编号、检查时间和报告时间；②双眼眼底彩照原始图和增强图；③辅助诊断建议，包括双眼可见病灶，疑似疾病诊断和进一步诊疗建议（图12-3-1，图12-3-2）。

人工智能辅助正常OCT报告解读

完整的OCT智能辅助诊断报告主要包含3个部分：①被检查者的信息，包括姓名、性别、年龄、病历编号、检查时间和报告时间；②视网膜黄斑区智能辅助诊断评估结果，包括双眼是否存在异常，以及存在具体病变的名称；③辅助诊断建议，包括双眼病情急迫性分级（急迫与非急迫），以及是否需要尽快前往医院确诊（图12-3-3，图12-3-4）。

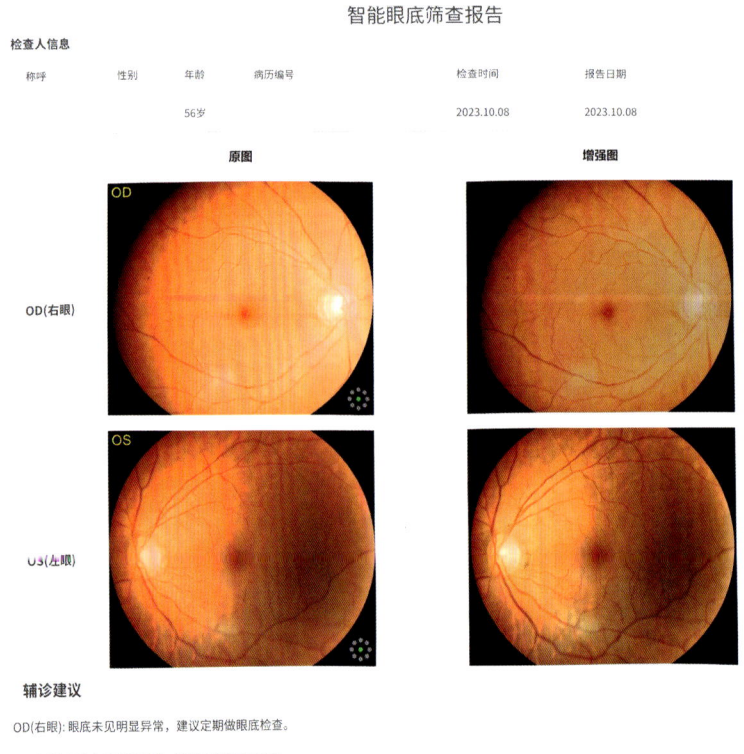

图12-3-1 正常眼底彩照智能辅助诊断报告

第十二章 人工智能辅助慢性、致盲性眼底病筛查技术

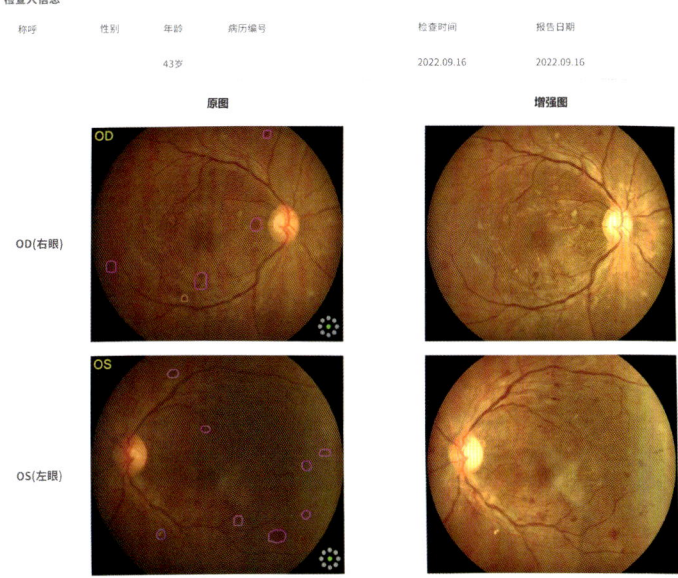

图 12-3-2　异常眼底彩照智能辅助诊断报告

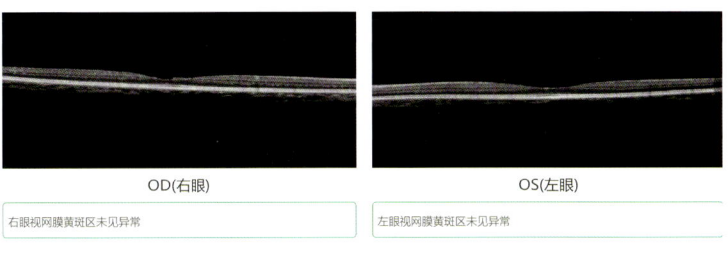

图 12-3-3　正常眼 OCT 智能辅助诊断报告

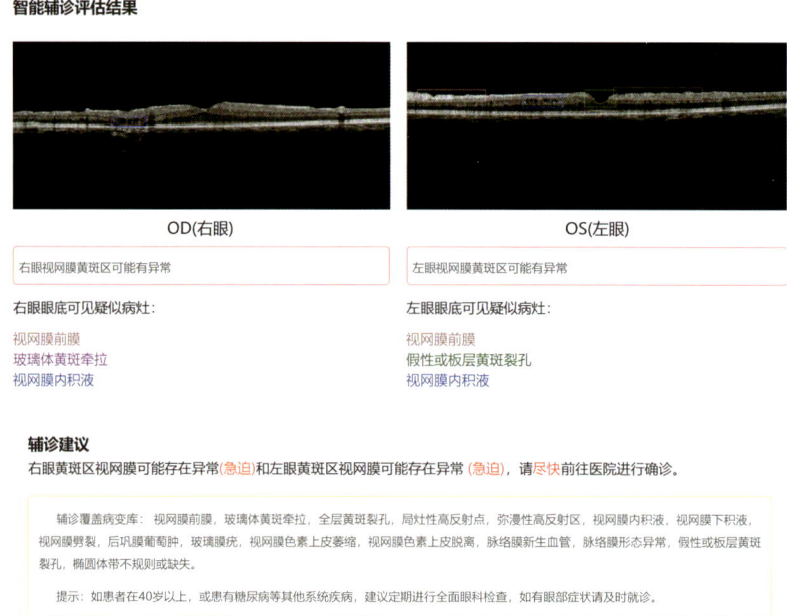

图 12-3-4 异常眼 OCT 智能辅助诊断报告

第四节 人工智能辅助社区眼底疾病初筛、复诊、转诊流程（深圳模式）

人工智能辅助社区眼底疾病筛查与转诊流程

符合筛查条件的社区群众前往临近的社康登记后进行眼底照相及 OCT 检查；所获得的影像资料一键上传至人工智能分析平台；被检查者在数分钟内可获得人工智能分析报告；将阳性的病例转诊至医院专家系统端，进行 2 次复核；经专家复核后确属疾病转诊治疗等级较高的病例，经工作人员通知后，由专家前往社康现场接诊并处置（建议就近转诊或专科医院绿色通道转诊）；经治疗或确诊后的病例回到社康随访。由此，可借助人工智能辅助诊断平台建立社康与上级医院的双向转诊模式（图 12-4-1）。

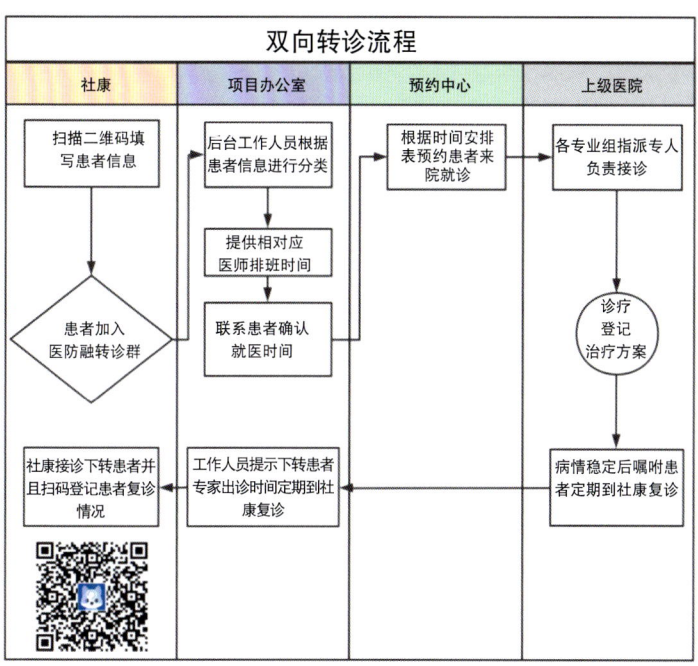

图 12-4-1 人工智能辅助社区眼底疾病双向转诊流程

人工智能辅助社区眼底疾病筛查与转诊中职责分工

（一）深圳市眼科医院

深圳市眼科医院作为深圳市卫生健康委员会医防融合项目子项目——"人工智能（AI）辅助致盲性视网膜疾病的社区筛查与绿色转诊"的牵头单位，对整个项目的实施具有计划落实、组织监管、效益评价等统领职责。具体负责筛查设备和筛查人员的配套落地、人工智能筛查系统的应用与评估、统筹并协调筛查体系中各部门的工作安排、后期工作总结和成果汇报等。

（二）社康

社康应积极配合深圳市眼科医院的筛查与转诊工作。具体负责辖区内符合筛查条件人员的召集、通知及解释工作；负责安排筛查过程中的场地要求，包括设备摆放和专家下社康处置患者的场所等。

（三）专家库成员

专家库成员需服从医防融合子项目组的统一工作安排，包括及时线上复核阳性病例，提供筛查及转诊建议；线上及时进行社康会诊患者等。

（四）筛查人员

筛查人员需服从医防融合子项目组的统一工作安排，按时完成社康群众的眼底照相和OCT检查工作，并保证图像资料采集的规范性。

第十三章 基层适宜干眼症防治技术

第一节 眼睑缘清洁

【操作目的】

清除睑缘及睫毛根部细菌生物膜、细菌基质、鳞屑、过多的油性分泌物等异物。

维持睑缘清洁,改善睑缘微环境。

辅助治疗睑缘炎、干眼等眼表疾病,改善睑板腺开口的堵塞情况,缓解眼表不适症状。

【适应证】

睑缘炎(细菌感染、油脂分泌过剩)、蠕形螨感染、睑板腺功能障碍、眼科手术前的睑缘清洁。

【禁忌证】

眼睑有伤口、全身情况差不能配合。

【操作流程】

(1)核对

采用双向式核对,确认患者身份及眼别;核对医嘱、药物。

(2)评估

患者全身和眼部情况、心理状况;药物过敏史;仪器性能;患者合作程度。

(3)告知

治疗目的、配合方法、注意事项。

（4）操作前准备

操作人员仪表要求端庄，服装鞋帽整洁、干净，操作前洗净双手，戴口罩。

患者体位要求取仰卧位，注意保护患者隐私。

用物准备表面麻醉剂、棉签、生理盐水、抗生素滴眼液、手套、眼部清洁仪器、眼睑清洁液、弯盘等。

做好环境的准备。

采用双向式核对，确认患者身份、眼别及医嘱。

（5）操作过程

洗手，戴手套。用生理盐水棉签清洁眼周。滴表面麻醉剂 1～2 次。

安装好眼部清洁仪球型刷头并用眼睑清洁液完全润湿刷头，调节合适转速，用刷头顶端碰触睑缘及睫毛根部，从鼻侧到颞侧通过匀速移动清洁，重复 2～4 次，持续 15～20 秒。

清洁眼部皮肤，抗生素滴眼液点眼或抗生素眼膏涂抹睑缘。

询问患者感受，观察患者治疗部位皮肤是否出现红肿等情况。

正确做好记录。进行个性化健康指导。

（6）操作后处理

洗手，整理用物。

【常见并发症/不适的预防及处理流程】

常见并发症/不适的预防及处理流程见表 13-1-1。

表 13-1-1　常见并发症/不适的预防及处理流程

并发症/不适	常见原因	预防	处理
眼部刺激症状	1. 刷头过湿，清洁液飞溅或流入眼内 2. 刷头转速过快 3. 刷头与眼睑接触时压力过大 4. 清洁过程中鳞屑、分泌物等异物入眼 5. 角结膜损伤	1. 操作前刷头湿度适宜 2. 合理调节刷头转速 3. 操作过程中力度适宜 4. 操作结束后抗生素滴眼液点眼 5. 操作过程中避免触碰角结膜，清除下睑时嘱患者向上固视，清除上睑时嘱患者向下固视（配合欠佳的患者翻转眼睑清洁）	1. 抗生素滴眼液点眼或生理盐水冲洗结膜囊 2. 减慢刷头转速 3. 必要时请医师检查处理

第二节　睑板腺按摩

【操作目的】

疏通睑板腺开口，清除睑板腺分泌物，减轻睑板腺阻塞患者的不适症状。

【适应证】

睑板腺功能障碍型干眼。

【禁忌证】

眼睑及结膜有破损、外眼有感染性炎症、内外眼伤口未修复、眼科急症、传染性眼疾,以及全身情况差不能配合。

【操作流程】

(1)核对

采用双向式核对,确认患者身份及眼别。核对医嘱、药物。

(2)评估

患者全身和眼部情况、心理状况;药物过敏史;患者合作程度。

(3)告知

治疗目的、配合方法、注意事项。

(4)操作前准备

操作人员仪表要求端庄、服装鞋帽整洁、干净,操作前洗净双手,戴口罩。

患者体位要求取仰卧位,注意保护患者隐私。

用物准备表面麻醉剂、棉签、生理盐水、无菌玻璃棒、抗生素滴眼液、眼膏、手套、弯盘。

(5)操作过程

再次洗手,戴手套。

滴表面麻醉剂1~2次。

下睑板腺按摩,嘱患者向上固视,操作者左手用棉签拉开患者下眼睑,右手持4 mm斜视钩沿睑板腺导管走向从导管开口远端向近端按摩挤压眼睑,重复挤压2~3次。

上睑板腺按摩,嘱患者向下固视,翻转患者上眼睑,并用棉签固定翻转的睑缘,着力于睚缘,右手持4 mm斜视钩沿睑板腺导管走向从导管开口远端向近端挤压,且不使眼球受压,重复挤压2~3次。

挤压完毕,抗生素滴眼液点眼或抗生素眼膏涂抹睑缘。

询问患者感受,观察患者治疗部位皮肤是否出现红肿等情况。

正确做好记录。

进行个性化健康指导。

(6)操作后处理

洗手,整理用物。

【常见并发症/不适的预防及处理流程】

常见并发症/不适的预防及处理流程见表13-2-1。

表 13-2-1 常见并发症/不适的预防及处理流程

并发症/不适	常见原因	预防	处理
异物感	按摩挤出物进入结膜囊	操作过程中及时擦拭挤出物；操作结束后抗生素滴眼液滴眼	抗生素滴眼液冲洗；必要时行结膜囊冲洗；根据情况请医师检查处理
疼痛	患者紧张，疼痛阈值低；按压力度过大	操作过程中询问患者感受，调整力度	根据患者的感受调整力度
眼睑红肿、结膜水肿及出血	玻璃棒头不圆滑；按压力度过大	操作前检查玻璃棒的完整性；动作轻柔，按压力度适合	调整力度或停止操作
角膜损伤	玻璃棒头不圆滑；操作不当，操作过程中触及角膜	操作前检查玻璃棒完整性；操作过程中避免接触角膜，按摩下睑时嘱患者向上看，翻转上睑时嘱患者向下看	请医师检查处理

第三节 强脉冲光治疗

【操作目的】

强脉冲光是一种强度很高的光源经过聚焦和滤过后形成的一种宽谱光，其本质是一种非相干的普通光而非激光，波长多为 500～1200 nm。其治疗睑板腺功能障碍的原理是利用光热效应使睑板腺周围组织的温度升高，溶化睑脂，从而改善睑板腺的分泌功能；强脉冲光使蛋白固化，封闭一些扩张的浅表毛细血管，从而减轻眼部局部炎症。

【适应证】

睑板腺堵塞严重的干眼症；严重的蠕形螨感染或者睑缘炎。

【禁忌证】

（1）皮肤

1个月内面部皮肤经历过暴晒；1个月内面部皮肤存在过敏及皮疹；面部皮肤存在皮肤癌或色素性损伤；面部瘢痕。

（2）其他

面部具有神经麻痹或带状疱疹病史；妊娠、精神类疾病；月内服用过可能引起光敏的药物或食物（如异维A酸、四环素等）；头颈部已进行或计划进行放化疗；500～1300 nm 波长光可能激发的疾病（如单纯复发性疱疹、红斑狼疮、卟啉病）；非可控感染或免疫抑制类疾病患者；1周内行光动力治疗的患者；眼睑有伤口；全身情况差不能配合的患者。

【操作流程】

（1）核对

采用双向式核对，确认患者身份及眼别；核对医嘱。

（2）评估

患者皮肤和眼部情况；全身情况和心理状况。

（3）告知

治疗目的、配合方法、注意事项，签署知情同意书。

（4）操作前准备

操作人员仪表要求端庄，服装鞋帽整洁、干净，操作前洗净双手，戴口罩；患者体位要求取仰卧位；检查仪器性能。

（5）操作过程

再次洗手，戴手套。

清洁眼周皮肤，为患者戴好防护眼罩，涂抹耦合剂。

选择合适的治疗参数，操作者配戴激光防护护目镜。

嘱患者闭上双眼，将发射探头垂直于治疗部位的皮肤表面，打第一个光斑后操作者询问患者感受，并脱下护目镜观察皮肤反应，患者无不适则正常进行治疗。

治疗结束后取下患者眼罩，清洁眼周皮肤。

询问患者感受，观察患者治疗部位皮肤是否出现红肿等情况。

正确做好记录。

进行个性化健康指导。

（6）操作后处理

洗手，整理用物。

【常见并发症/不适的预防及处理流程】

常见并发症/不适的预防及处理流程见表13-3-1。

表13-3-1 常见并发症/不适的预防及处理流程

并发症/不适	常见原因	预防	处理
疼痛	患者紧张，疼痛阈值低；能量过大	操作前向患者解释，让患者有心理准备；操作中询问患者感受，及时调整能量	操作中询问患者感受，及时调整能量
皮肤红肿、水疱或灼伤	患者皮肤敏感；能量过大；耦合剂过薄	操作前评估患者皮肤状态，选择适宜的参数模式；操作前均匀涂抹耦合剂	马上停止治疗，治疗部位给予冰敷，报告医师进一步处理，必要时皮肤科会诊

第四节 睑板腺热脉动治疗

【操作目的】

将眼杯和眼睑加热器之间产生的脉冲式压力及眼睑加热器的特殊供热系统产生的热

量，间歇施加于眼睑，直接对眼睑进行热敷和按摩以缓解患者眼睛干涩、异物感等干眼症状。

【适应证】

睑板腺功能障碍型干眼。

【禁忌证】

眼睑有伤口；全身情况差不能配合。

【操作流程】

（1）核对

采用双向式核对，确认患者身份及眼别；核对医嘱。

（2）评估

患者皮肤、眼部情况；全身情况和心理状况。

（3）告知

治疗目的、配合方法、注意事项，签署知情同意书。

（4）操作前准备

操作人员仪表要求端庄，服装鞋帽整洁、干净，操作前洗净双手，戴口罩；患者体位要求：半躺（45°～60°），躺椅软硬适中，必要时加个靠枕使头部固定；检查机器性能。

（5）操作步骤

再次洗手，戴手套。

滴表面麻醉剂1～2次，用清洁湿巾擦拭患者睑缘、眼周及鼻梁、额头部位。

打开仪器电源，输入患者信息（ID、姓名、出生日期），点击 Add Patient，创建患者信息，点击 Perform Treatment 进入该患者治疗界面。

打开治疗头包装袋有箭头一侧，取出治疗头连接主机端，将治疗头与主机连接并卡紧，先完成治疗头检测。

嘱患者注视下方，向外上拉起上睑，将治疗头的上缘置入上穹隆部，然后嘱患者注视上方，向下扒开下睑直至眼杯滑动入位，略下压治疗头并调整上下睑，使其包覆治疗头加热器。抻拉外眦，避免眼睑堆积，确认上下眼睑位于加热器与眼杯之间。

从各个方向检查治疗头位置和贴合程度，治疗头应靠近内眦部，略自然下垂（与眼球表面呈120°左右），用胶带固定治疗头和线缆。

在治疗模式和控制界面选择双眼同时治疗或单眼分别治疗，时长12 min，治疗过程中询问患者 VTP 加热温度及不同模式压力的感受。

治疗时间结束，嘱患者转动眼球2～3次再取下治疗头，予患者滴抗生素眼药水1～2滴。

正确做好记录。

进行个性化健康指导。

（6）操作后处理

洗手，整理用物。

【常见并发症 / 不适的预防及处理流程】

常见并发症 / 不适的预防及处理流程见表 13-4-1。

表 13-4-1 常见并发症 / 不适的预防及处理流程

并发症 / 不适	常见原因	预防	处理
眼部刺激症状	角膜损伤	操作过程中避免触碰角膜，置入治疗头时勿随意转动眼球	1. 抗生素滴眼液点眼 2. 必要时请医师检查处理

第十四章　社区眼科用药指南

第一节　抗感染药物

抗细菌药物

1. 妥布霉素滴眼液

【适应证】用丁敏感菌引起的角膜结膜炎、泪囊炎、睑缘炎、巩膜炎、化学伤、化脓性感染等。

【规格】5 mL : 15 mg。

【用法用量】轻度及中度感染的患者，每次1滴，每4小时1次；重度感染，每次2滴，每1小时1次。

【不良反应】常见眼局部的毒副作用与过敏反应，如眼睑发痒与红肿、结膜红斑，发生率低于3%。

【贮藏】置于8～30℃保存。用后盖紧瓶盖，开盖28天后请不再使用。

2. 妥布霉素地塞米松滴眼液

【适应证】用于眼睑、球结膜、角膜、眼球前段组织及一些可接受激素潜在危险性的感染性结膜炎等炎性疾病，可以减轻水肿和炎症反应。它们也适用于慢性前葡萄膜炎及化学性、放射性、灼伤性、异物穿透性角膜损伤。

【规格】5 mL : 妥布霉素15 mg 和地塞米松5 mg。

【用法用量】每 4～6 小时 1 次，每次 1～2 滴滴入结膜囊内。在最初 1～2 天剂量可增加至每 2 小时 1 次。根据临床征象的改善逐渐减少用药的频度，注意不要过早停止治疗。用前摇匀。

【不良反应】眼内压升高，眼痛，眼睛瘙痒，眼睛刺激，角膜炎，眼睛过敏，视力模糊，干眼，眼充血。

【禁忌】单纯疱疹病毒性角膜炎（树枝状角膜炎）、牛痘、水痘及一些因病毒感染引起的角膜和结膜疾患，眼部分枝杆菌感染，眼部真菌感染或未经治疗的寄生性感染；角膜异物未完全去除者。

【贮藏】常温（10～30℃），直立保存。用后拧紧瓶盖，开盖 4 周后请丢弃。

3. 妥布霉素眼膏

【适应证】同妥布霉素滴眼液。

【规格】0.3%。

【用法用量】轻度及中度感染的患者，每日 2～3 次，每次取约 1.5 cm 长的药膏涂入患眼，病情缓解后减量。

【不良反应】同妥布霉素滴眼液。

【贮藏】置于 8～25℃保存。用后关紧瓶盖。

4. 妥布霉素地塞米松眼膏

【适应证】、【不良反应】、【禁忌】同妥布霉素地塞米松滴眼液。

【规格】3.5 g（妥布霉素 10.55 mg 和地塞米松 3.5 mg）

【用法用量】每日 3～4 次，每次将 1～1.5 cm 长的药膏涂入结膜囊中。

【贮藏】置于 8～25℃保存。用后盖紧瓶盖。

5. 红霉素眼膏

【适应证】用于沙眼、结膜炎、睑缘炎及眼外部感染。

【规格】0.5%。

【用法用量】涂于眼睑内，每日 2～3 次，最后 1 次宜在睡前使用。

【不良反应】偶见眼睛疼痛，视力改变，持续性发红或刺激感等过敏反应。

【贮藏】遮光，在 25℃以下保存。

6. 氧氟沙星滴眼液

【适应证】用于治疗眼睑炎、泪囊炎、睑腺炎、结膜炎、睑板腺炎、角膜炎（含角膜溃疡），以及用于眼科围手术期的无菌化疗法。

【规格】5 mL：15 mg。

【用法用量】一般每天 3 次，每次滴眼 1 滴。根据症状可适当增减。

【不良反应】主要的不良反应为眼刺激感、眼睑瘙痒感、眼睑炎、结膜充血、眼痛、眼睑肿胀等。

【贮藏】密封容器，室温（1～30℃）保存。

7. 左氧氟沙星滴眼液

【适应证】用于治疗眼睑炎、睑腺炎、泪囊炎、结膜炎、睑板腺炎、角膜炎，以及用于眼科围手术期的无菌化疗法。

【规格】5 mL：24.4 mg。

【用法用量】一般每日3次，每次滴眼1滴，根据症状可适当增减。对角膜炎的治疗在急性期每15～30分钟滴眼1次，对严重的病例在开始30分钟内每5分钟滴眼1次，病情控制后逐渐减少滴眼次数。治疗细菌性角膜溃疡推荐使用高浓度的抗生素滴眼制剂。

【不良反应】皮疹、荨麻疹、眼睑发红及水肿、眼睑皮肤炎、瘙痒等。

【贮藏】遮光，密封保存。

8. 氧氟沙星眼膏

【适应证】用于治疗眼睑炎、外睑腺炎、泪囊炎、结膜炎、内睑腺炎、角膜炎（含角膜溃疡），以及用于眼科围手术期的无菌化疗法。

【规格】3.5 g：10.5 mg。

【用法用量】一般每日3次，适量涂于结膜囊内。根据症状可适当增减。

【不良反应】同氧氟沙星滴眼液。

【贮藏】遮光，密封保存。

抗真菌药物

氟康唑滴眼液

【适应证】适用于治疗白色念珠菌、烟曲霉菌、隐球菌及球孢子菌属等引起的真菌性角膜炎。

【规格】0.5%。

【用法用量】滴入眼睑内，每次1～2滴，每2～4小时1次，或遵医嘱。

【不良反应】偶见轻微一过性眼刺激；如果药物局部吸收过多，可能会出现胃肠道的某些不良反应，如恶心、呕吐、腹痛或腹泻等。

【禁忌】妊娠、哺乳期妇女禁用。

【贮藏】遮光，密封保存。

抗病毒药物

1. 阿昔洛韦滴眼液

【适应证】单纯疱疹性角膜炎。

【规格】8 mL：8 mg。

【用法用量】滴入眼睑内，每 2 小时 1 次。

【不良反应】滴眼可引起轻度疼痛和烧灼感，但易被患者耐受。

【贮藏】遮光，密封保存

2. 更昔洛韦滴眼液

【适应证】单纯疱疹性角膜炎。

【规格】8 mL : 8 mg。

【用法用量】滴入眼睑内，每次 2 滴，每 2 小时 1 次，每日给药 7～8 次。

【不良反应】滴眼可引起轻度眼睑水肿、结膜充血、疼痛和烧灼感等症状，减少用药次数后能耐受再继续治疗。

【贮藏】避光，密封保存。

3. 更昔洛韦眼用凝胶

【适应证】单纯疱疹病毒性角膜炎。

【规格】5 g : 7.5 mg。

【用法用量】外用，滴入结膜囊中。每次 1 滴，每日 4 次，疗程 3 周。

【不良反应】同更昔洛韦滴眼液。

【禁忌】严重中性粒细胞减少（＜ 0.5×10^9/L）或严重血小板减少（＜ 25×10^9/L）的患者禁用。

【贮藏】10℃以上密闭保存。打开药管后其保存期不得超过 4 周。

第二节 眼用抗炎药

1. 醋酸泼尼松龙滴眼液

【适应证】适用于短期治疗对类固醇敏感的眼部炎症（排除病毒、真菌和细菌病原体感染）。

【规格】5 mL : 50 mg；10 mL : 100 mg（以醋酸泼尼松龙计）。

【用法用量】滴入结膜囊内。每次 1～2 滴，每日 2～4 次。治疗开始的 24～48 小时，剂量可酌情加大至每小时 2 滴。注意不宜过早停药。

【不良反应】可能引起眼局部刺激。长期使用还可能引起眼压升高，导致视神经损害，视野缺损；也可能导致后囊膜下白内障形成，继发眼部细菌、真菌或病毒感染；角膜或巩膜变薄的患者，使用后可能引起眼球穿孔。

【禁忌】未行抗感染治疗的急性化脓性眼部感染。

【贮藏】贮存于 15～25℃，防止冷冻。

2. 0.1%氟米龙滴眼液

【适应证】治疗对皮质激素有效的睑结膜、球结膜、角膜及其他眼前段组织的炎症。

【规格】5 mL：5 mg（0.1%）。

【用法用量】用前摇匀，滴眼，每次1~2滴，每日3~4次。

【不良反应】长期或大剂量使用本品可能引起眼内压升高，甚至青光眼，偶致视神经损害、继发性眼部感染、眼球穿孔及延缓伤口愈合。

【禁忌】禁用于单纯疱疹病毒性角膜炎、牛痘、水痘，其他由病毒、结核菌、真菌引起的角膜和结膜炎，以及未经治疗的急性化脓性感染。角膜溃疡患者禁用。

【贮藏】遮光，密闭（10~30℃）保存。

3. 0.02%氟米龙滴眼液

【适应证】外眼部的炎症性疾病（眼睑炎、结膜炎、角膜炎、巩膜炎、表层巩膜炎等）。

【规格】0.02%（5 mL：1 mg）。

【用法用量】用前充分摇匀，一般每次1~2滴，每日滴眼2~4次。可根据年龄、症状适当增减。

【不良反应】眼睑炎、刺激感、结膜充血、延迟创伤的愈合。

【禁忌】角膜上皮剥离或角膜溃疡的患者；病毒性角结膜疾病、结核性眼疾病、真菌性眼疾病或化脓性眼疾病的患者。

【贮藏】密封容器，不超过25℃保存。本品因保管方式不当导致摇混时粒子不易分散，因此需要向上直立保管。

4. 普拉洛芬滴眼液

【适应证】外眼及眼前节炎症的对症治疗。

【规格】5 mL：5 mg。

【用法用量】每次1~2滴，每日4次滴眼。根据症状可以适当增减次数。

【不良反应】出疹、荨麻疹、接触性皮炎：眼刺激感、结膜充血、瘙痒感、眼睑发红及肿胀、眼睑炎、眼分泌物增多、流泪、弥漫性表层角膜炎、异物感、结膜水肿。

【禁忌】本品禁用于服用阿司匹林或其他非甾体类抗炎药后诱发哮喘、荨麻疹或过敏反应的患者。

【贮藏】室温保存。开封后必须避光保存。

5. 双氯芬酸滴眼液

【适应证】用于治疗葡萄膜炎、角膜炎、巩膜炎，抑制角膜新生血管的形成。

【规格】5 mL：5 mg。

【用法用量】每日4~6次，每次1滴。眼科手术前3小时、2小时、1小时和0.5小时各滴眼1次，每次1滴。白内障术后24小时开始用药，每日4次，持续用药2周；角膜屈光术后15分钟即可用药，每日4次，持续用药2天。

【不良反应】滴眼有短暂烧灼感、刺痛、流泪等，极少数可有结膜充血、视物模糊。不足 3% 的患者可出现乏力、困倦、恶心等全身反应。

【贮藏】密闭，在干燥处保存。

第三节 散瞳药和睫状肌麻痹药

1. 硫酸阿托品眼用凝胶

【适应证】虹膜睫状体炎、检查眼底前的散瞳、验光配镜屈光度检查前的散瞳。

【规格】5 g : 50 mg。

【用法用量】每次 1 滴，滴于结膜囊内，每日 3 次。或遵医嘱。

【不良反应】眼部用药后可能产生皮肤、黏膜干燥，发热，面部潮红，心动过速等现象。少数患者眼睑出现发痒、红肿、结膜充血等过敏现象，应立即停药。

【禁忌】青光眼及前列腺肥大患者禁用。

【注意事项】阿托品类扩瞳药对正常眼压无明显影响，但对眼压异常或窄角、浅前房眼患者应用后可使眼压明显升高而有诱发青光眼急性发作的危险。故对这类病例和 40 岁以上的患者不应用阿托品滴眼。

【儿童用药】儿童脑外伤者禁用。

【药物相互作用】三环类抗抑郁药、H_1 受体阻断药、抗胆碱类的抗帕金森病药、吩噻嗪类抗精神病药等均有抗胆碱作用，合用后可加重尿潴留、便秘、口干等阿托品样不良反应。

【药物过量】过量阿托品可致人死亡：成人 100 mg，儿童 10 mg。因此请妥善保存，避免儿童误食。

【贮藏】遮光，密闭，在凉暗处（避光并不超过 20℃）保存。

2. 复方托吡卡胺滴眼液

【适应证】用于以诊断及治疗为目的的散瞳和调节麻痹。

【规格】5 mL : 托吡卡胺 25 mg、去氧肾上腺素 25 mg。

【用法用量】用于散瞳时，通常为每次 1～2 滴，或每次 1 滴，间隔 3～5 分钟，共滴眼 2 次。用于调节麻痹时，通常为每次 1 滴，间隔 3～5 分钟，共滴眼 2～3 次。可以根据症状适当增减。

【不良反应】眼睑炎（眼睑发红、肿胀等）、眼睑皮肤炎、瘙痒感、结膜炎（结膜充血、水肿、分泌物等）、角膜上皮功能障碍、眼压上升，以及口渴、颜面潮红、心率加快、血压上升。

【禁忌】青光眼和具有房角狭窄、前房较浅等眼压上升因素的患者（有可能诱发急性闭角型青光眼）。

【贮藏】遮光，密闭，在凉处保存。

第四节 干眼症治疗药物

1. 玻璃酸钠滴眼液

【适应证】适用于伴随下述疾患的角结膜上皮损伤：干燥综合征、史-约综合征、干眼综合征等内因性疾患；手术后、药物性、外伤、配戴隐形眼镜等外因性疾患。

【规格】5 mL : 5 mg（0.1%）。

【用法用量】一般每次1滴，每日滴眼5~6次，可根据症状适当增减。

【不良反应】有时可能会发生眼睑炎、眼睑皮肤炎等，出现上述症状应采取停药等妥善处理过敏症。

【贮藏】密封容器，1~30℃保存。

2. 硫酸软骨素滴眼液

【适应证】用于角膜炎、角膜溃疡、角膜损伤等。

【规格】5 mL : 0.15 g。

【用法用量】滴眼，每次1~2滴，每日6~8次。

【不良反应】偶有发痒、红肿等过敏现象发生。

【贮藏】密封，于凉暗处（不超过20℃）保存。

3. 重组人表皮生长因子滴眼液

【适应证】各种原因引起的角膜上皮缺损，包括角膜机械性损伤、角膜手术后、轻度干眼症伴浅层点状角膜病变、轻度化学烧伤。

【规格】20000 IU（40 μg）/ 支、30000 IU（60 μg）/ 支、40000 IU（80 μg）/ 支。

【用法用量】滴眼，每次2~3滴，每日4次。

【不良反应】本品未见明显不良反应。

【贮藏】于4~25℃避光处保存和运输。

第五节 青光眼治疗药物

1. 硝酸毛果芸香碱滴眼液

【适应证】用于急性闭角型青光眼、慢性闭角型青光眼、开角型青光眼、继发性青光眼等。

【规格】5 mL : 50 mg。

【用法用量】慢性青光眼，0.5%~4%溶液每次1滴，每日1~4次。急性闭角型青光眼急性发作期，1%~2%溶液每次1滴，每5~10分钟滴眼1次，3~6次后每1~3小时滴眼 1 次，直至眼压下降（注意：对侧眼每 6～8 小时滴眼 1 次，以防对侧眼闭角型青光眼的发作）。

【不良反应】眼刺痛，烧灼感，结膜充血引起睫状体痉挛，浅表角膜炎，颞侧或眼周头痛，诱发近视。

【禁忌】禁用于任何不应缩瞳的眼病患者，如虹膜睫状体炎、瞳孔阻滞性青光眼等；禁用于对本品任何成分过敏者。哮喘、急性角膜炎患者慎用。

【贮藏】遮光，密封，在凉暗处（避光并不超过 20℃）保存。

2. 马来酸噻吗洛尔滴眼液

【适应证】对原发性开角型青光眼具有良好的降低眼内压疗效。对于某些继发性青光眼、高眼压症、部分原发性闭角型青光眼及其他药物和手术无效的青光眼，加用本品滴眼可进一步增强降眼压效果。

【规格】5 mL：25 mg。

【用法用量】滴眼，每次 1 滴，每日 1～2 次，如眼压已控制，可改为每日 1 次。如原用其他药物，在改用本品治疗时，原药物不宜突然停用，应自滴用本品的第 2 天起逐渐停用。

【不良反应】最常见的不良反应是眼烧灼感及刺痛。

【禁忌】支气管哮喘者或有支气管哮喘史者，严重慢性阻塞性肺部疾病；窦性心动过缓，Ⅱ或Ⅲ度房室传导阻滞，明显心力衰竭，心源性休克。

【贮藏】遮光，密封保存。

3. 拉坦前列素滴眼液

【适应证】青光眼和高眼压症，以及各种眼内压增高症。

【规格】2.5 mL：125 mg。

【用法用量】滴眼，每日 1 次，每次 1 滴，最好晚间滴于患眼。

【不良反应】偶见眼睛轻微发红，在治疗的最初期 2～3 日，眼睛会有轻微异物感，以后消退。儿童患者不推荐使用。

【贮藏】开封前 2～8℃冷藏，避光保存。开封后可在低于 25℃室温下保存，务请 4 周内用完。

4. 布林佐胺滴眼液

【适应证】高眼压症、开角型青光眼。

【规格】5 mL：50 mg（1%）。

【用法用量】为单独或协同治疗药物时，其使用剂量是往患眼结膜囊内滴入 1 滴，每日 2 次。有些患者每日 3 次时效果更佳。

【不良反应】味觉障碍和滴药后一过性视物模糊。

【禁忌】已知对磺胺类药物过敏者、严重肾功能不全者、高氯血症性酸中毒者。

【贮藏】4～30℃保存，避免儿童接触。

第六节 白内障治疗药物

吡诺克辛滴眼液

【适应证】初期老年性白内障。
【规格】5 mL : 0.25 mg。
【用法用量】用前请充分摇匀，每次1～2滴，每日3～5次滴眼。
【不良反应】可能会发生眼睑炎、接触性皮炎。
【贮藏】密封容器，1～30℃保存；向上直立保管。

第七节 抗变态反应药

1. 盐酸氮卓斯汀滴眼液

【适应证】适用于治疗过敏性结膜炎。
【规格】8 mL : 4 mg（0.05%）。
【用法用量】眼部滴入。推荐剂量为每眼1滴，每日2次。
【不良反应】最常见的不良反应为短暂性眼睛烧灼感/刺痛、头痛和味觉苦。
【贮藏】密闭，阴凉处（不超过20℃）保存。

2. 富马酸依美斯汀滴眼液

【适应证】用于暂时缓解过敏性结膜炎的体征和症状。
【规格】5 mL : 2.5 mg（0.05%，以依美斯汀计）。
【用法用量】推荐量为患眼每次1滴，每日2次，如需要可增加到每日4次。
【不良反应】头痛、眼痛、眼部刺激、视物模糊、眼睛瘙痒、眼干、角膜染色、结膜充血。
【贮藏】保存于4～30℃。远离儿童，开盖1个月后应丢弃。

第八节 抗疲劳及防止青少年假性近视

1. 消旋山莨菪碱滴眼液

【适应证】用于治疗青少年假性近视。
【规格】0.05%。
【用法用量】滴眼。每次1·2滴，每日2次，3个月为1个疗程。

【不良反应】可有轻微瞳孔扩大、视近物模糊等现象。

【禁忌】青光眼患者及眼内压高者禁用。对本品过敏者禁用。

【贮藏】遮光，密封保存。

2. 复方尿维氨滴眼液

【适应证】用于治疗慢性结膜炎、角膜损伤、结膜充血，预防眼病（游泳后、尘埃吹进或汗水流入眼睛），紫外线或受其他光线影响之眼炎、眼睑炎；缓解因配戴隐形眼镜引起的不适、眼睛疲劳、眼痒、眼蒙眬等症状；还用于眼部调节功能下降、屈光不正的辅助治疗。

【规格】10 mL：含硫酸软骨素 10 mg、尿囊素 20 mg、维生素 E 1 mg、维生素 B_6 1 mg、牛磺酸 20 mg。

【用法用量】局部滴眼。每次 2～3 滴，每日 4～6 次。

【不良反应】尚未发现过敏及其他不良反应。

【贮藏】密闭，遮光，常温（10～30℃）保存。

3. 夏天无滴眼液

【功能主治】活血明目舒筋。用于血瘀筋脉阻滞所致的青少年远视力下降、不能久视；青少年假性近视症见上述症候者。

【规格】每支装 10 mL（含原阿片碱 3.75 mg）。

【用法用量】滴于眼睑内。每次 1～2 滴，每日 3～5 次。

【不良反应】尚不明确。

【禁忌】青光眼患者禁用。

【贮藏】遮光，密封。

第九节 局部麻醉药

盐酸丙美卡因滴眼液

【适应证】眼科表面麻醉，如眼压计测量眼内压、手术缝合及取异物、结膜及角膜刮片、前房角膜检查、三面镜检查及其他需表面麻醉的操作。

【规格】0.5%。

【用法用量】用法：滴眼，每次使用时取出 1 支，捏住上部的塑板从瓶颈处扭断，挤压装有药液的瓶身，将药水滴入眼睑内。每支仅供一次性使用，用后弃去。用量：短时间麻醉，操作前 1～2 滴，必要时可追加 1 滴。取异物或缝线拆除等小手术，1～2 滴/5～10 分钟，1～3 次。

【不良反应】如有过敏现象发生则停止使用本品。

【贮藏】遮光，密封，在冷处（2～10℃）保存。

第十节 眼科专科全身用药

1. 甲钴胺片

【适应证】周围神经病。

【规格】0.5 mg。

【用法用量】口服。通常成人每次 1 片（0.5 mg），每日 3 次，可根据年龄、症状酌情增减。

【不良反应】食欲不振、恶心、呕吐、腹泻及皮疹。

【贮藏】遮光，密封保存。

2. 醋酸泼尼松片

【适应证】眼科常用于葡萄膜炎、视网膜炎、视神经炎及手术后用药等。

【用法用量】口服。

补充替代疗法：每日 5～15 mg，早晨起床后服用 2/3，下午服用 1/3。

抗炎：每日 5～60 mg，早晨 8 时 1 次服用，剂量及疗程因病种及病情不同而异。

【不良反应】长期大量应用可致类皮质醇增多症表现，如肥胖、多毛、痤疮、血糖升高、高血压、眼内压升高、钠水潴留、水肿、血钾降低、精神兴奋、胃十二指肠溃疡甚至出血穿孔，以及骨质疏松、脱钙、病理性骨折、伤口愈合不良等。

【禁忌】

对本品及肾上腺皮质激素类药物有过敏史患者禁用。高血压、血栓症、胃十二指肠溃疡、精神病、电解质代谢异常、心肌梗死、内脏手术、青光眼等患者不宜使用，特殊情况下权衡利弊，注意病情恶化的可能。

【贮藏】遮光，密封保存。

3. 复方血栓通胶囊

【成分】三七、黄芪、丹参、玄参。

【性状】本品为硬胶囊，内容物为灰黄色至灰褐色的粉末；味苦、微甘。

【适应证】活血化瘀，益气养阴。用于血瘀兼气阴两虚证的视网膜静脉阻塞，症见视力下降或视觉异常、眼底瘀血征象、神疲乏力、咽干、口干；用于血瘀兼气阴两虚证的稳定型劳累性心绞痛，症见胸闷、胸痛、心悸、心慌、气短、乏力、心烦、口干。

【规格】每粒装 0.5 g。

【用法用量】口服。每次 3 粒，每日 3 次。

【不良反应】个别用药前谷丙转氨酶异常的患者服药过程中出现谷丙转氨酶增高。

【禁忌】孕妇禁服。

【贮藏】密封，置阴凉干燥处（不超过 20℃）。

4. 递法明片

【适应证】用于 2 型糖尿病所致的轻、重度非增生型糖尿病性视网膜病变。

【规格】每片重 0.4 g（含欧洲越橘果提取物 100 mg、β- 胡萝卜素 5 mg）。

【用法用量】口服。每次 3 片，每日 2 次，疗程为 3～6 个月。

【不良反应】少数病例用药后可以引起腹泻、肠鸣音等胃肠道不适症状；罕见皮疹等过敏反应。

【贮藏】遮光，密封，常温保存。

5. 甘露醇注射液

【适应证】①用于颅脑外伤、脑水肿、急性肾衰竭；②用于急性闭角型青光眼，能快速降低眼压；③白内障、人工晶状体植入术前给药，降低眼压防止玻璃体脱出；④外伤或手术发生前房积血可促进出血的吸收。

【规格】250 mL : 50 g。

【用法用量】静脉滴注。治疗脑水肿、颅内高压和青光眼：成人 1.5～2 g/kg，用 20% 的浓度于 30～60 分钟内滴完，每日可给药 3 次；儿童 1～2 g/kg，用 20% 的浓度于 30～60 分钟静脉滴注，每日 3 次。

【不良反应】注射速度过快可引起头痛、眩晕、视力模糊，长时间大剂量用药可有肾小管损害及血尿，个别有过敏反应。

【注意事项】①心功能不全、脱水所致尿少者慎用；②肾功能不全者忌用；③活动性颅内出血者忌用；④外漏可引起组织疼痛或坏死；⑤遇冷析出结晶，可水浴加温至 80℃ 溶解后使用；⑥不宜与电解质溶液合用。

【贮藏】遮光，密闭保存。

6. 注射用头孢曲松钠

【适应证】对本品敏感的致病菌引起的感染，如眼眶蜂窝织炎。

【规格】按 $C_{18}H_{18}N_8O_7S_3$ 计 1.0 g。

【用法用量】成人及 12 岁以上儿童：本品的通常剂量是 1～2 g，每日 1 次（每 24 小时）。危重病例或由中度敏感菌引起的感染，剂量可增至 4 g，每日 1 次。

【贮藏】遮光，密闭，不超过 30℃ 保存。

7. 头孢呋辛酯片

【适应证】本品适用于治疗泪器感染疾病，如泪小管炎、泪囊炎等。

【规格】按 $C_{16}H_{16}N_4O_8S$ 计 0.25 g。

【用法用量】头孢呋辛酯片不可掰碎服用。治疗多数感染的常规疗程为 7 日（范围为 5～10 日）。餐后服用头孢呋辛酯片可获得最佳的吸收效果。成人口服每日 2 次，每次 250 mg 头孢呋辛酯片可有效治疗大多数感染。

【不良反应】头孢呋辛酯片引起的药物不良反应多数程度较轻，呈一过性。常见胃肠道紊乱，包括腹泻、恶心和腹部疼痛。

【禁忌】对头孢菌素类抗生素过敏的患者禁用。

【贮藏】遮光，密封，于 30℃ 以下贮藏。

8. 阿奇霉素片

【适应证】沙眼。

【规格】以 $C_{38}H_{72}N_2O_{12}$ 计 0.25 g。

【用法用量】阿奇霉素应每日口服给药 1 次，整片吞服，可与食物同时服用。首剂 500 mg，以后 250 mg，每日 1 次，连续 4 日；儿童 20 mg/kg，口服，每日 1 次，总剂量最高不超过 1500 mg。

【不良反应】消化不良、胃肠胀气、头晕、头痛、眩晕、嗜睡。

【禁忌】禁用于使用阿奇霉素后有胆汁淤积性黄疸/肝功能不全病史的患者。

【贮藏】室温保存（不超过 25℃）。

第十一节 眼用制剂使用注意事项

使用两种以上眼药水，两药之间至少需要间隔 5 分钟。滴双眼时，要先滴健眼后滴患眼，先用滴眼液后用眼膏剂。

水溶性、混悬性和油性眼用制剂合用时，先用水溶性的，再用混悬性的，最后用油性的。混悬性的滴眼剂使用前应先摇匀。

滴眼剂和眼膏剂的瓶口不能接触任何物体，以免污染瓶内药物。第一滴滴眼剂可弃去不用。

储存眼用混悬剂和眼膏剂，常规需在室温下密闭储存，部分制剂要求冰箱冷藏。同时为保证药物的安全有效，滴眼剂和眼膏剂开启后，一般只可使用 4 周。

对眼用制剂中的任何成分过敏者，禁止使用。

保持瓶口周围的清洁，防止污染。

使用眼用制剂出现的暂时视力模糊或者其他干扰可能会影响驾驶或操作机器，患者需等待至视力清楚才能驾驶或操作机器。

含防腐剂苯扎氯铵可能引起眼部刺激，它可能被软性角膜接触镜吸收及使软性角膜接触镜脱色，因此必须在使用含防腐剂苯扎氯铵的眼用制剂 15 分钟后才能配戴角膜接触镜。

儿童必须在成人监护下使用。

当药品性状发生改变时，禁止使用。

抗生素制剂长期应用可能导致非敏感菌的过度生长，不宜长期使用。

使用药品之前请详细阅读药品说明书。

第十二节 药品禁忌证清单

甘露醇注射液：肾衰竭、心功能不全、酸血症、脱水性活动性颅内出血者禁用。

氯霉素滴眼液：新生儿和早产儿禁用。

氟康唑滴眼液：妊娠、哺乳期妇女禁用。

利巴韦林滴眼液、酞丁安滴眼液：孕妇禁用。

马来酸噻吗洛尔滴眼液、盐酸倍他洛尔滴眼液、盐酸卡替洛尔滴眼液、盐酸左布洛尔滴眼液、贝美素噻吗洛尔滴眼液、拉坦噻吗滴眼液、曲伏噻吗滴眼液：支气管哮喘、严重慢性阻塞性肺部疾病、窦性心动过缓、Ⅱ或Ⅲ度房室阻滞、明显心力衰竭、心源性休克者禁用。

酒石酸溴莫尼定滴眼液：新生儿和婴儿禁用。

布林佐胺滴眼液：对磺胺过敏、严重肾功能不全、高氯性酸中毒者禁用。

硝酸毛果芸香碱滴眼液：虹膜睫状体炎、继发性青光眼者禁用。

妥布霉素注射液：该药物有明显耳、肾毒性，小儿应避免使用；对胎儿有致畸或明显毒性，妊娠期禁用。

万古霉素注射液：该药物有明显耳、肾毒性，小儿患者仅在有明显指征时方可使用。

左氧氟沙星注射液、氧氟沙星注射液、左氧氟沙星片、诺氟沙星胶囊：避免用于18岁以下未成年人。

阿莫西林克拉维酸钾片、阿莫西林胶囊：对青霉素G或青霉素类药物过敏者禁用。

头孢呋辛酯片、注射用头孢呋辛钠、头孢哌酮钠、头孢哌酮钠舒巴坦钠、注射用头孢他啶：禁用于对任何一种头孢菌素类抗菌药物有过敏史及有青霉素过敏性休克史的患者。

复方血栓通胶囊：妊娠期妇女禁用。

妥布霉素地塞米松滴眼液：单纯疱疹病毒结膜炎（树枝状结膜炎）、病毒感染引起的角膜和结膜疾患、眼部分枝杆菌感染患者禁用。

硫酸庆大霉素氟米龙滴眼液：角膜损伤或角膜溃疡患者禁用，病毒感染或真菌病患者禁用，眼结核及青光眼患者禁用。

硫酸阿托品眼膏、硫酸阿托品凝胶：青光眼及前列腺肥大者禁用，儿童脑外伤者禁用。

托吡卡胺滴眼液、复方托吡卡胺滴眼液：闭角型青光眼患者禁用，婴幼儿有脑损伤、痉挛性麻痹及先天反应强烈患者禁用。

乙酰唑胺：磺胺过敏者禁用，肝肾功能不全所致低钾血症、低钠血症、高氯性酸中毒者禁用，肝性脑病者禁用，肾上腺皮质功能减退者禁用。

第十五章 眼健康漫画科普

　　眼睛作为人类视觉系统的核心器官，承担着将外界光线转化为神经信号、传递至大脑形成视觉的重要功能，对人类感知外界环境、维持正常生活和工作起着不可替代的作用。然而，随着现代生活方式的改变，用眼过度、环境因素等问题日益凸显，导致近视、远视、散光等屈光不正问题，以及白内障、青光眼等眼科疾病的发病率逐年上升。为提升公众眼健康知识水平，在这一章节，我们以生动有趣的漫画形式，为大家带来眼健康知识科普。希望通过这种轻松的方式，让更多人了解眼健康的重要性，掌握基本的护眼方法。通过这些生动形象的漫画，希望大家能更直观、更深刻地了解眼科疾病，并且在日常生活中积极践行这些护眼小妙招，养成良好的护眼习惯。愿我们每个人都能拥有一双明亮动人的眼睛，去发现生活中更多的美好！

认识我们的眼睛

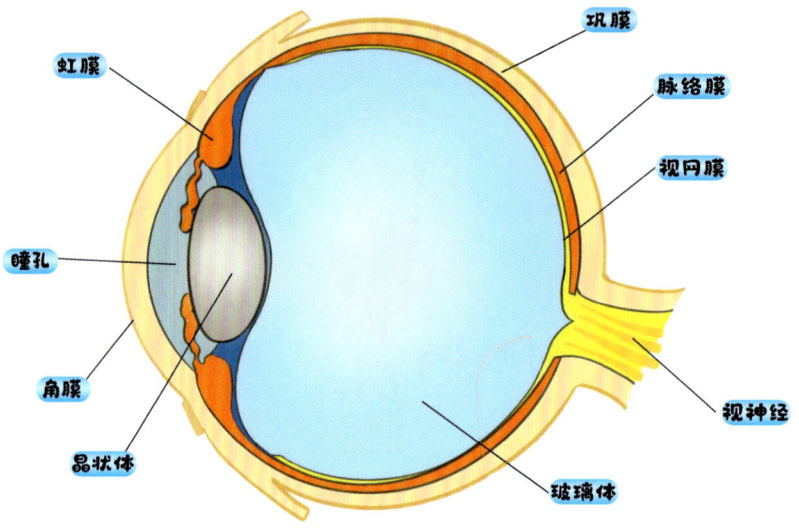

我们的眼睛里有角膜、虹膜、巩膜、瞳孔、晶状体、玻璃体、脉络膜、视网膜和视神经等。眼球周围有眼眶、眼睑（眼皮）、肌肉、泪腺和泪道组织，共同帮助眼睛发挥作用，保护眼球正常运动，不受伤害。

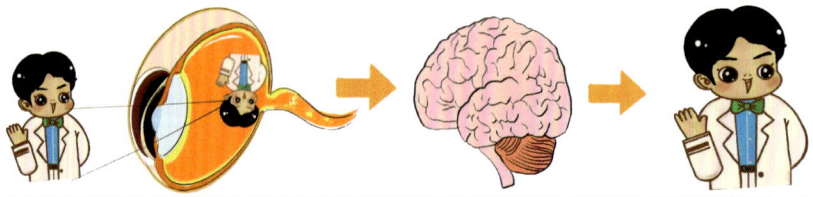

当我们看东西时，需要很多组织共同来完成。比如有一个人站在你的面前，实际上"人"这个图像要依次通过角膜、瞳孔、晶状体、玻璃体、视网膜、视神经，到达大脑，由脑的视觉中枢进行综合分析，最后得出结论："这是一个人"。

漫画护眼小科普

儿童护眼"六大招"

· 饮食均衡不挑食
少吃甜食及多咀嚼，多吃黄绿色蔬菜

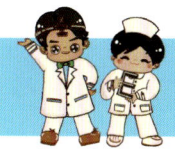

· 保证充足的睡眠
小学生每天睡眠时间要达到10小时，初中生每天睡眠时间要达到9小时，高中生每天睡眠时间要达到8小时

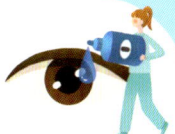

· 提供充足的光线
在学习和看书时，一定要光线充足，环境照明要柔和

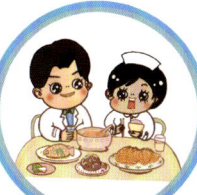

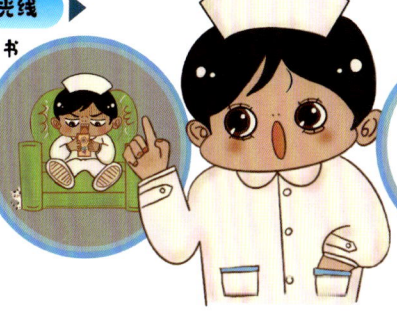

· 使用正确的读写姿势
保持"一拳一尺一寸"的坐姿。胸与桌子间隔一拳，眼睛与书本距离一尺（约33 cm），握笔手指距离笔尖一寸（约3 cm）

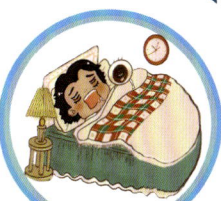

· 多进行户外运动
每天进行2小时的户外活动，积极参加体育锻炼，是预防近视最简单有效的方法

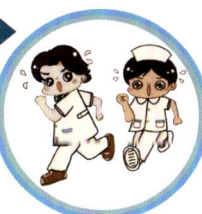

· 定期检查视力
建议3岁起建立屈光发育档案，每隔半年检查一次视力

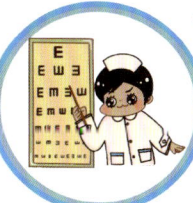

漫画护眼小科普

怎样正确使用滴眼液？

01 清洗双手
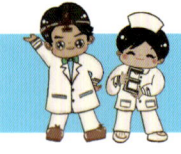
使用滴眼液之前，操作者修剪指甲，用肥皂清洗双手。

04
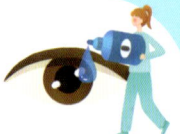
滴眼液每次点1~2滴，眼药膏挤出适合下眼窝大小的一条(约1cm)膏体，滴入拉开的下眼窝内。

02
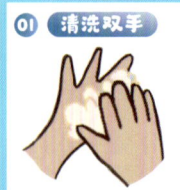
坐位时头向后仰，眼看向头顶方向（儿童可平躺），轻轻将下眼皮向下拉，形成一个"窝"。

05
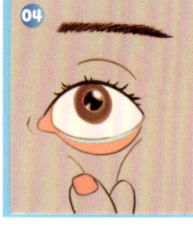
滴眼后轻轻闭上眼睛，不要用力闭眼。眼球表面容积有限，滴眼液部分外溢是正常情况，用清洁纸巾轻轻沾干。

03
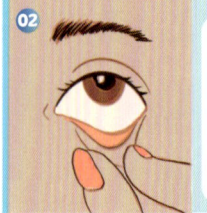
将药瓶竖直向下，对准眼窝。垂直距离约2cm，切忌药瓶接触眼睑及睫毛。

06
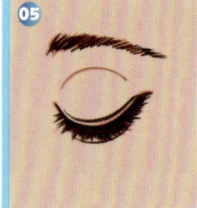
使用特殊滴眼液，如散瞳药、降眼压药时需按压内眼角3~5分钟，避免多药液流入鼻腔和口腔，引起全身不良反应。

07
使用两种以上滴眼液，需间隔5~10分钟以上！如果同时使用滴眼液和眼药膏，应先用滴眼液再用眼药膏。

用药后，立即盖上瓶盖防止污染。打开的滴眼液超过1个月不能再使用，应丢弃。

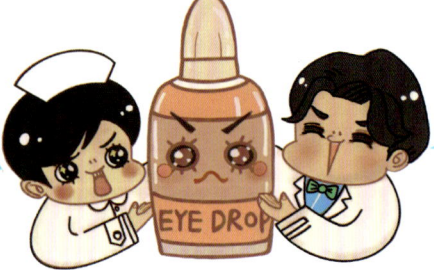

漫画护眼小科普

眼睛也要做防晒

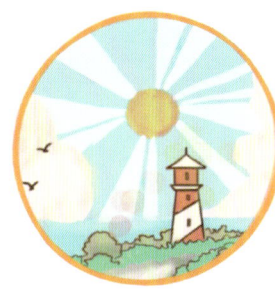

尽量避免双眼被太阳直射，夏季光照强烈，直射眼睛会有灼伤视网膜的危险。

如果需要在光照强烈的时段进行户外活动，建议配戴墨镜、打遮阳伞或戴帽子。

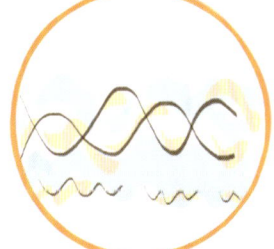

户外活动时，应尽量减少靠近水面、金属表面、沙地等反光较强环境中的活动时间。

尽量避免在光照最强的时段外出。一天中紫外线在11:00~14:00最强烈。

眼睛长期接受紫外线照射，晶状体会老化、混浊，增加白内障、黄斑病变的概率！提升眼睛防晒意识，保护眼睛健康！

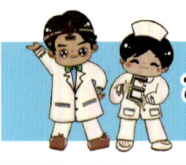
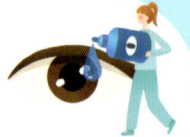

不同年龄儿童的近视预防

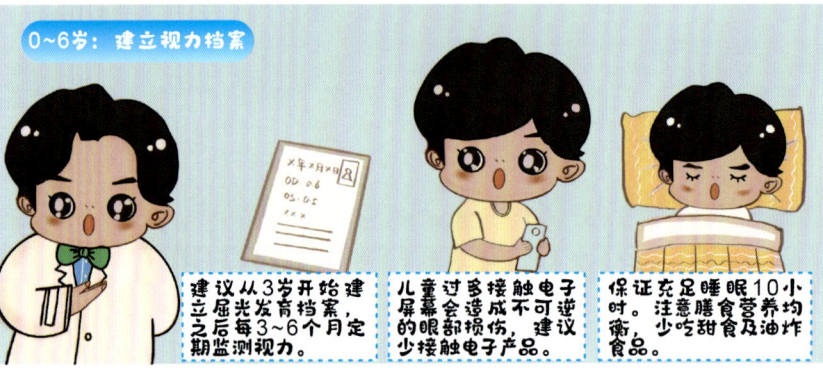

0~6岁：建立视力档案

建议从3岁开始建立屈光发育档案，之后每3~6个月定期监测视力。

儿童过多接触电子屏幕会造成不可逆的眼部损伤，建议少接触电子产品。

保证充足睡眠10小时。注意膳食营养均衡，少吃甜食及油炸食品。

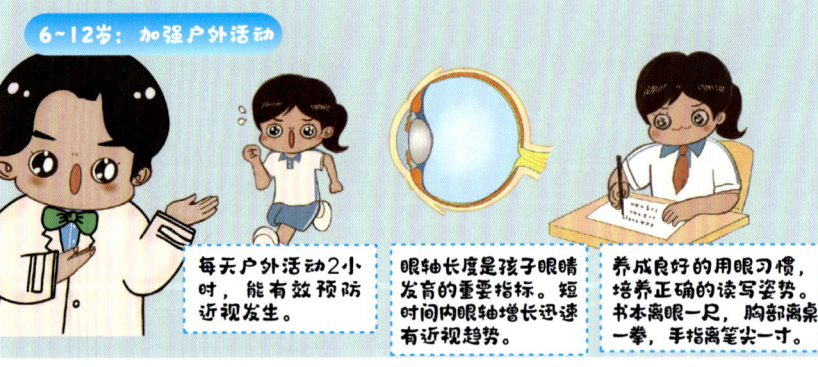

6~12岁：加强户外活动

每天户外活动2小时，能有效预防近视发生。

眼轴长度是孩子眼睛发育的重要指标。短时间内眼轴增长迅速有近视趋势。

养成良好的用眼习惯，培养正确的读写姿势。书本离眼一尺，胸部离桌一拳，手指离笔尖一寸。

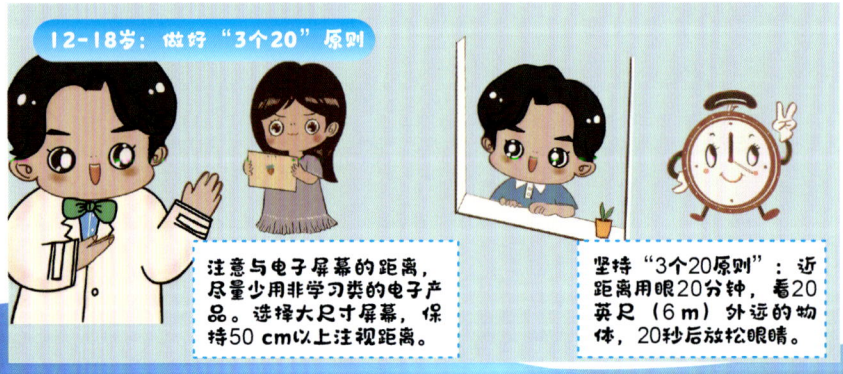

12~18岁：做好"3个20"原则

注意与电子屏幕的距离，尽量少用非学习类的电子产品。选择大尺寸屏幕，保持50 cm以上注视距离。

坚持"3个20原则"：近距离用眼20分钟，看20英尺（6 m）外远的物体，20秒后放松眼睛。

漫画护眼小科普

哪些食物对眼睛有益

维生素A
- 作用：帮助形成图像，湿润眼睛，预防干眼症
- 食物种类：胡萝卜、红薯、哈密瓜、杏

维生素C
- 作用：阻止烟草、烟雾、紫外线等对眼睛的伤害；预防白内障
- 食物种类：柑橘类水果、桃子、草莓、红甜椒、番茄

维生素E
- 作用：抗氧化剂
- 食物种类：牛油果、杏仁、葵花籽

叶黄素和玉米黄素
- 作用：保护黄斑，维持视力清晰度
- 食物种类：菠菜、生菜、西兰花、豌豆、鸡蛋

锌
- 作用：保护眼睛免受紫外线伤害，维持视网膜的健康
- 食物种类：豆类、牡蛎、瘦红肉、家禽、谷物

不饱和脂肪酸ω-3
- 作用：降低患眼病的风险
- 食物种类：鲑鱼、金枪鱼、沙丁鱼、大比目鱼、鳟鱼

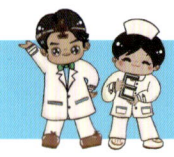
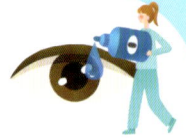

怎样看懂验光单

"R"代表右眼
"L"代表左眼
"S"代表近视或远视度数
"C"代表散光度数
"A"代表散光轴位
"PD"代表瞳距

小贴士

电脑验光结果不能拿去配眼镜！电脑验光测量的结果只能作为验光的初始数据，因为它存在误差，特别是受到眼部调节的影响！

上图配镜处方解读

右眼镜片：近视75 D，散光25 D，散光轴向178°，戴镜后的矫正视力是1.0；左眼镜片：近视200 D，散光100 D，散光轴向168°，戴镜后的矫正视力是1.0。

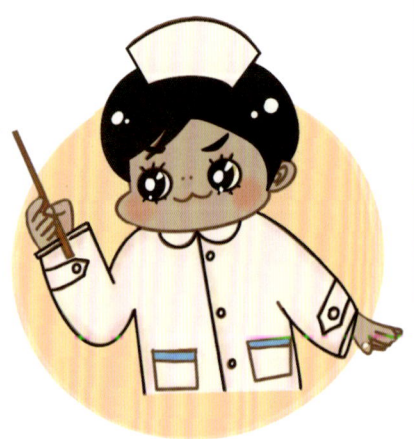

漫画护眼小科普

什么人群要定期检查眼睛？

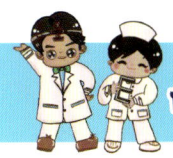
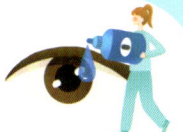

眼睛是我们人体的重要器官，大部分人只有在视力下降或者是发生病变时才会到医院就诊。其实，在每年的全身体检中，加入眼科检查是很有必要的。给眼睛更多的关注，对眼病的预防和提前干预非常重要。那么我们来看看哪些人群需要多关注自己的眼健康！

儿童青少年

建议3岁起建立屈光档案，每半年检查视力、屈光度及眼轴长度，筛查近视、斜视、弱视等疾病。早产儿（胎龄＜32周或出生体重＜1500g）需在生后4~6周进行早产儿视网膜病变筛查。

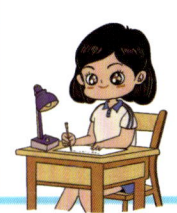

糖尿病、高血压患者

该类患者需每3~6个月进行眼底检查，监测糖尿病视网膜病变、高血压性视网膜病变等并发症。早期病变可能无明显症状，定期筛查有助于及时干预，避免视力不可逆损伤。

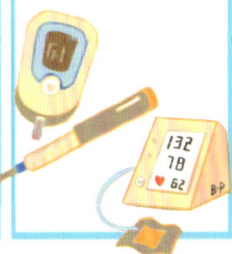

中老年人

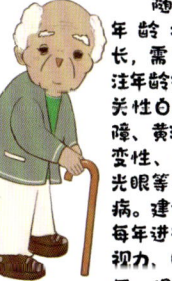

随着年龄增长，需关注年龄相关性白内障、黄斑变性、青光眼等疾病。建议每年进行视力、眼压、眼底检查，发现视物模糊、视野缺损等症状及时就医。

高度近视者

由于眼轴延长，视网膜变薄，高度近视者易出现视网膜裂孔、脱离、黄斑病变等并发症。需每半年进行眼底检查，避免剧烈运动（如蹦极、跳水），防止视网膜脱离。

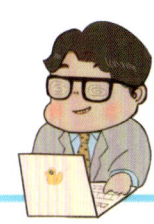

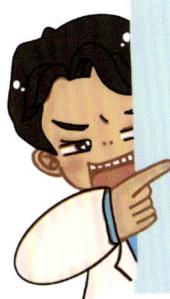

漫画护眼小科普

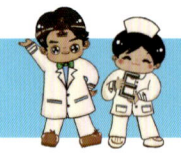

异物进入眼睛怎么办？

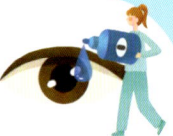

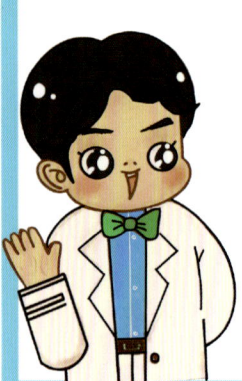

在日常生活中，时有发生异物、小虫子或化学物品进入眼睛的情况，我们应该怎么处理呢？

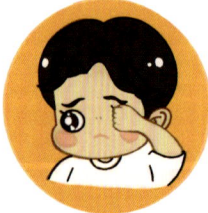 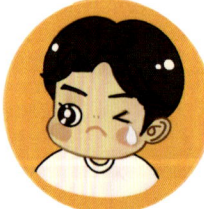 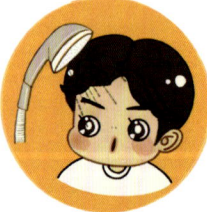 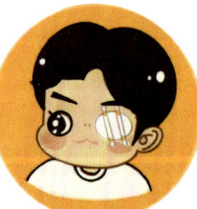

不要揉眼睛，揉眼会伤到角膜，加重病情。

当有脏东西进入眼睛时，有时会随着眼泪流出，可以先观察一阵子。若脏东西未流出，则翻开眼睑看看，若眼白或眼睑内侧有异物，可用蘸水棉棒小心抹掉。

清洁剂、漂白剂或者化学药品入眼，根据药品种类不同，有些可能会影响视力。请先用大量清水清洗，并迅速到眼科急症就诊。

异物拿不出、疼痛及眼睛充血或异物黏在眼球上时，不要勉强取出，这样会伤害角膜。在不揉眼睛的同时尽快到眼科就诊。

漫画护眼小科普

为什么眼睛总是流泪?

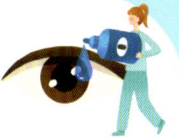

眼部肌肉老化

眼部肌肉老化是导致老年人眼泪增多最常见的原因。随着年龄增长，眼部肌肉逐步萎缩、松弛，导致眼泪不能顺利通过泪道流出。眼泪流出的渠道改变也会导致眼睛流泪。

眼部疾病

一些眼部疾病会导致泪腺异常，尤其是年龄较大，泪腺功能退化的老年人。老年患者身体素质较差、免疫力较低，易患一些机体受到外部细菌或衣原体感染而引起的眼病，这些都会导致流泪。

随着环境污染加剧，日常生活压力增大，眼部疾病患者不断年轻化，尤其是慢性结膜炎患者增多，也会导致溢泪。

泪腺失常

眼泪由人体泪腺产生，泪腺在眼睑靠近内眼角的地方。内眼角上下各有一个小孔，称为泪点，眼泪从泪点流入泪道中。正常情况下，眼泪的流出是由于泪道处于自动关闭状态，如果泪腺出现异常，发生病变，则会导致泪水分泌增加。泪道如果发生堵塞，就会导致流泪情况。

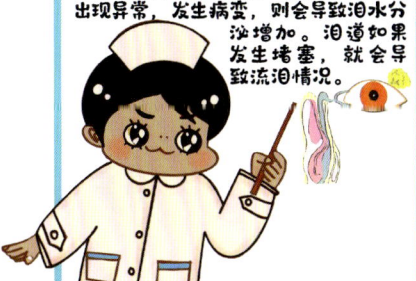

眼球干燥

眼球表面会分泌一些起润滑作用的物质，有了这层"润滑剂"，眼泪在眼球表面的附着会更加均衡。随着年龄增长，这些分泌物会逐渐减少，导致眼泪在眼球表面的分布受到干扰。另外，"干眼症"也会导致人流泪异常。干眼症患者眼泪分泌虽然明显减少，但是受到外界强有力的刺激后，会导致眼泪大量流出。

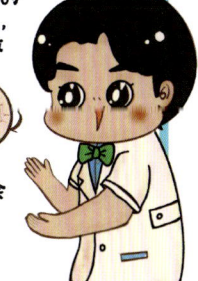

常见的眼科检查有哪些？

视力检查

通过标准视力表检测中心视力，分为远视力（5 m）和近视力（33 cm）检查，是评估视功能的基础项目。

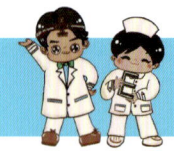

眼底照相

通过眼底照相机拍摄视网膜、视神经乳头及视网膜血管图像，可早期发现糖尿病视网膜病变、高血压眼底改变、黄斑病变等。

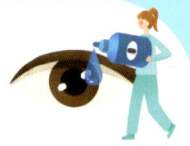

验光检查

综合应用检影验光、电脑验光及主观验光，结合眼位、调节、双眼视功能等检查，精准确定屈光不正度数。

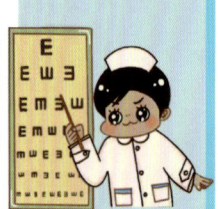

裂隙灯检查

利用裂隙光照明，观察眼睑、结膜、角膜、虹膜、晶状体等眼前节结构，可诊断结膜炎、角膜炎、白内障等疾病。

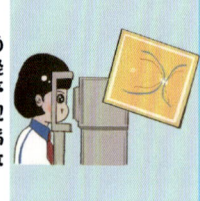

眼压测量

正常眼压范围为10~21 mmHg，眼压异常是青光眼诊断的重要指标。

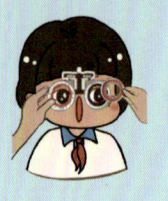

眼底镜检查

直接观察视网膜形态、血管走行及视盘结构，对评估视网膜病变、颅内压增高等具有重要价值。

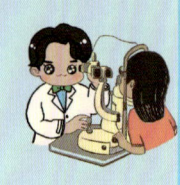

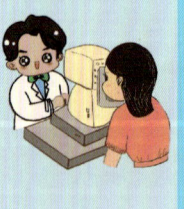

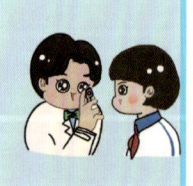

患者到医院进行眼部疾病的诊治，通常都要进行这些眼部检查。通过眼科常规检查可以发现患者的具体病因或可能的病因。医生会根据这些病因再进行其他有针对性的检查和治疗。

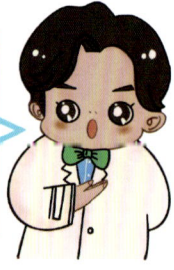

漫画护眼小科普

干眼症的日常护理

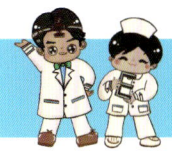
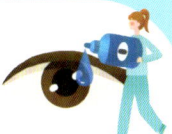

什么是干眼症

干眼症已经成为社会最普遍的眼科问题之一，现代人对干眼症的重视程度不高，且人们在工作时，每天都面对屏幕超过6小时，因此干眼症的问题越来越严重。了解干眼症、预防干眼症、做好干眼症的家庭护理非常重要。如果大家有眼部酸胀、发红，眼部干燥或出现烧灼感、刺痛感，视力波动，视物模糊眨眼后缓解，眼分泌物增加且畏光等症状，就要多加注意了，建议到眼科医院进行详细的检查。

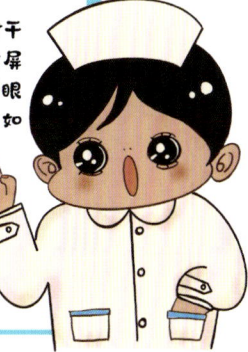

注意空调、风扇、吹风机等电器在使用时不要正对眼睛吹风。做好眼部清洁，有化妆习惯应每晚彻底卸除眼妆。

增加环境湿度，减少空气中的水分，在干燥环境里，泪膜蒸发率增加，容易使眼睛发干、发涩。

遵医嘱正确使用润滑滴眼液（也称人工泪液），建议每天使用含防腐剂的滴眼液不要超过4次。人工泪液的不良反应，如视力模糊、过敏反应，症状可能出现：瘙痒、肿胀、头晕、恶心甚至呼吸困难，如果发现此类情况，请立即停药并马上就医。

多眨眼可使泪液均匀地涂在角膜和结膜表面，以此保持湿润而不干燥，减少泪液蒸发。也可以用温毛巾热敷眼及眼周，来增强眼周血液循环，改善神经功能，消除视疲劳。
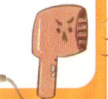

少接触风沙、烟尘等环境，不要吸烟，关注日常点滴，保持良好的睡眠。注意改善饮食习惯，适当运动，保持乐观的心态，以及树立自信心等。
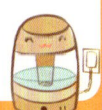

注意电子产品的使用，包括使用的距离、时间、亮度（防蓝光贴膜并不能起到有效的作用）。使用电脑时，应控制眼睛与屏幕的距离（50~70 cm）。
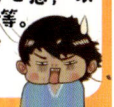

漫画护眼小科普

配戴隐形眼镜时哪些事不要做？

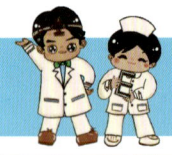
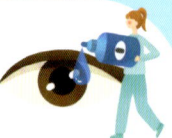

配戴隐形眼镜不仅可以让人们维持正常视力，而且解除了配戴框架眼镜带来的烦恼。因此，很多近视患者选择配戴隐形眼镜。但在配戴过程中，大家一定要掌握一些相关的知识，才能有利于保护眼睛的健康。现在我们一起看看配戴隐形眼镜有哪些误区？

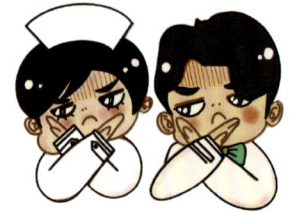

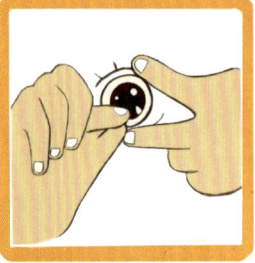

❌ 使用错误的摘戴镜方法

戴镜时应先洗手，自然晾干。确认隐形眼镜无变形、变质、变色及无污物附着后再戴镜。

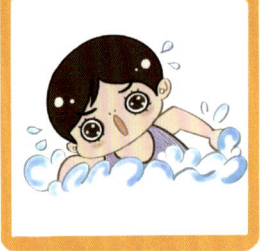

❌ 游泳时配戴隐形眼镜

要游泳时，先准备好有度数的蛙镜。

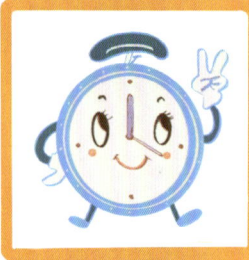

❌ 长时间配戴隐形眼镜

每天戴镜时间在8小时内，初次配戴者第1天不宜超过4小时，适用后再逐渐增加。

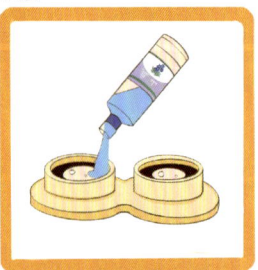

❌ 使用自来水或矿泉水保存

自来水中潜藏细菌或微生物，浸泡隐形眼镜后配戴会增加眼睛感染的风险。

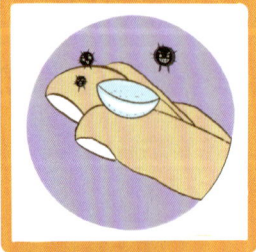

❌ 不定期清洁眼镜

摘取隐形眼镜后一定要清洁干净，然后泡在护理液中。

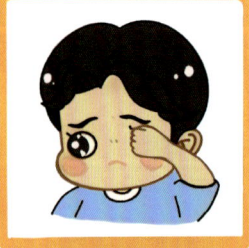

❌ 眼部出现异常仍然配戴隐形眼镜

眼部有疾病时配戴隐形眼镜会使眼病加重。

漫画护眼小科普

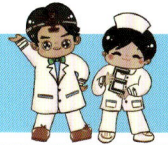
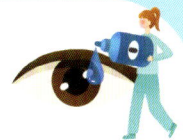

中医护眼穴位

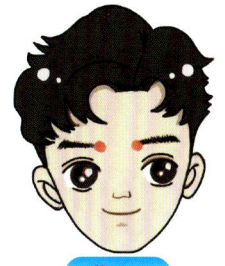

攒竹穴

作用
吸热生气，解除疲劳

取穴
位于面部，眉头内陷凹陷中，内眼眶垂直正上方

操作
双手大拇指指腹由下往上按压穴位，按揉1~3分钟

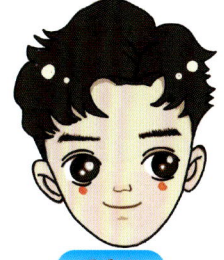

四白穴

作用
预防近视和黑眼圈

取穴
双目平视前方时，眼眶下缘正中直下1横指处

操作
双手示指中指并拢，靠在鼻翼两侧，示指放于穴位上，按揉1~3分钟

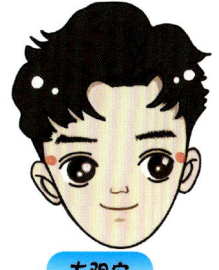

太阳穴

作用
减轻头痛，提升视觉能力

取穴
眉梢与外眼角向后1指宽处

操作
双手大拇指按压穴位，其他4指握拳，以左右示指轮刮眼眶上下一圈。上侧从眉头至眉梢，下侧从内眼角至外眼角。先上后下轮刮，持续1~3分钟

> 眼睛需要多运动，巧运动，才能保持它周围的血液循环，减少眼部疾病。中医认为，穴位按摩可有效护眼，改善眼部疲劳。

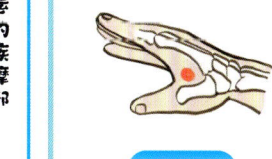

合谷穴

作用
疏通头部经络，缓解疼痛

取穴
在手背第一、第二掌骨间和第二掌骨桡侧的中点处

操作
双手大拇指、示指捏拿合谷穴2~3分钟，以感觉酸胀为宜

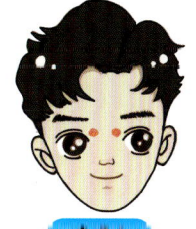

睛明穴

作用
接受膀胱经的气血，使眼睛变得明亮

取穴
内眼角斜上方，眼眶骨边缘凹陷处

操作
以左手或右手大拇指按压鼻根部，先向下按，而后向上挤，按揉1~3分钟

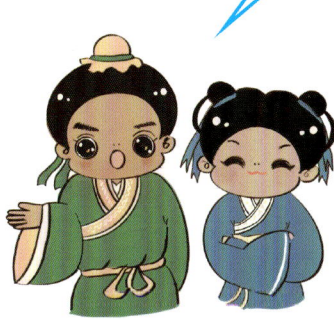

参考文献

[1] 瞿佳，吕帆．眼视光学．北京：人民卫生出版社，2018.

[2] 杨培增，范先群．眼科学．9版．北京：人民卫生出版社，2018.

[3] 葛坚，王宁利．眼科学．3版．北京：人民卫生出版社，2015.

[4] 郑琦．眼视光技术综合实训．北京：人民卫生出版社，2012.

[5] 陆燕，魏锐利，蔡季平，等．甲状腺相关性眼病眼外肌来源成纤维细胞的原代培养和鉴定．眼科新进展，2011，31（5）：4.

[6] 蔡胜杰，刘喜明．刘喜明治疗甲状腺相关性眼病心悟．辽宁中医杂志，2014，41（8）：2.

[7] 王星，叶慧菁，杨华胜．甲状腺相关眼病的非手术治疗现状及研究进展．国际眼科杂志，2022，22（8）：1288-1292.

[8] 金敏真．带状疱疹性眼病27例分析．现代中西医结合杂志，2002，11（22）：2252-2253.

[9] 贺乐荷，邓勇峥．老年性带状疱疹性眼病临床特点分析．中华实验眼科杂志，1999（5）：398-399.

[10] 董怡，赵岩．原发性干燥综合征诊断标准的初步研究．中华内科杂志，1996，35（2）：114-117.

[11] 张卓莉．干燥综合征．当代医学，2000，6（10）：58-61.

[12] 李凤鸣，谢立信．中华眼科学．3版．北京：人民卫生出版社，2014.

[13] NIKA BAGHERI M D，BRYNN WAJDA M D，CHARLES CALVO M D，et al. The wills eye manual. 7th ed. Netherland：LWW，2017.

[14] 王雨生．图说小儿眼底病．北京：人民卫生出版社，2019.

[15] KAUFMAN S C，LAZZARO D R. Textbook of ocular trauma. Berlin：Springer，2017.

[16] 中华人民共和国国家卫生和计划生育委员会.近视防治指南.中国实用乡村医生杂志,2018,25(8):1-4.

[17] 陶芳标.《儿童青少年近视防控适宜技术指南》专题解读.中国学校卫生,2020,41(2):166-168,172.

[18] 洛尘.国家卫生健康委组织发布《儿童青少年近视防控适宜技术指南(更新版)》.青春期健康,2022,20(4):43.

[19] 李仕明.小学生防控近视手册.北京:人民卫生出版社,2021.

[20] 教育部办公厅关于印发《学前,小学,中学等不同学段近视防控指引》的通知(教体艺厅函[2021]24号).中华人民共和国教育部公报,2021(6):38-41.

[21] 中华预防医学会公共卫生眼科分会,北京预防医学会公共卫生眼科学专委会.关于加强儿童青少年近视防控用眼行为干预的倡议及实施方法共识(2023).中华实验眼科杂志,2023,41(4):297-302.

[22] 中华医学会眼科学分会眼视光学组,中国医师协会眼科医师分会眼视光学专业委员会,中国非公立医疗机构协会眼科专业委员会眼视光学组,等.角膜塑形镜验配流程专家共识(2021).中华眼视光学与视觉科学杂志,2021,23(1):1-5.

[23] 中华医学会糖尿病学分会视网膜病变学组.糖尿病相关眼病防治多学科中国专家共识(2021年版).中华糖尿病杂志,2021,13(11):1026-1042.

[24] 干眼诊疗中心规范化建设专家共识专家组,中国康复医学会视觉康复专委会干眼康复专业组.中国干眼诊疗中心规范化建设专家共识(2021).中华实验眼科杂志,2021,39(6):473-476.